Frauke Harms

ANATOMISCHE ZEICHENVORLAGEN

Dr. med. Frauke Harms
Heikendorfer Weg 118
24248 Mönkeberg

1. Auflage: 1978
2., völlig neu bearbeitete Auflage: 1983
3., völlig neu bearbeitete Auflage: 1990
4., neu bearbeitete Auflage: 1995
5., überarbeitete Auflage: 2004
6., überarbeitete Auflage: 2006
7. Auflage: 2010

ISBN 978-3-86026-132-3

Gesamtherstellung: AZ Druck und Datentechnik GmbH, Kempten
Printed in Germany

ANATOMISCHE ZEICHENVORLAGEN

Zum Gebrauch neben der Vorlesung,
im Präpariersaal, zum Selbststudium und zur
Vorbereitung auf die ärztliche Vorprüfung

von

Frauke Harms

Harms Verlag

Inhaltsverzeichnis

*»Ärzte ohne Anatomie gleichen den Maulwürfen.
Sie arbeiten im Dunkeln,
und ihrer Hände Tagewerk sind – Erdhügel.«*

(Prof. Tiedemann, 1781–1861, Heidelberg)

Vorwort

Die oben zitierten Worte Prof. Tiedemanns gelten auch heute noch, obwohl der Fortschritt anderer medizinischer Grundlagenfächer wie Physiologie und Biochemie die relative Bedeutung der Anatomie für die vorklinische Ausbildung vermindert hat. Anatomische Kenntnisse sind und bleiben die Grundlagen ärztlichen Handelns.

Der Schwerpunkt der *Anatomischen Zeichenvorlagen* wurde auf die Themen gelegt, die auch für die Klinik von Bedeutung sind. Neben den Abbildungen werden jeweils kurz und knapp Untersuchungstechniken, pathologische Veränderungen und ihre klinische Bedeutung erläutert.

Für den Anfänger ist die anatomische Nomenklatur häufig verwirrend. Deshalb werden die Fachausdrücke in Form von Fußnoten kurz erläutert. Die *Anatomischen Zeichenvorlagen* verstehen sich nicht als selbstständiges Lehrbuch, sondern als ein Arbeitsmittel, welches nur gemeinsam mit einem Lehrbuch und Atlas verwendet werden sollte.

In der dritten Auflage wurden die inneren Organe erstmals in einem separaten Kapitel behandelt. Aus dem großen Gebiet der inneren Organe wurden die Themen herausgegriffen, die sich mit der Methode des Zeichnens besonders gut veranschaulichen lassen, z.B. die Gefäßversorgung im Bauchraum.

Die Originalphysikumsfragen, die jeweils den entsprechenden Seiten zugeordnet sind, verdeutlichen die Prüfungsrelevanz und decken im Physikum mehr als ein Drittel aller Fragen aus den Gebieten Anatomie, Histologie und Embryologie ab.

Den Verlagen Urban & Schwarzenberg sowie Enke danke ich für die Überlassung einiger Abbildungen aus dem Lehrbuch der Anatomie von Alfred Benninghoff und dem Lehrbuch der Neurologie von Heinz-Walter Delank.

Ich hoffe, dass dieses Buch dazu beitragen wird, das Studium der Anatomie anschaulich zu gestalten, und bin für Zuschriften, Anregungen und Verbesserungsvorschläge stets dankbar.

Mönkeberg — Dr. med. Frauke Harms

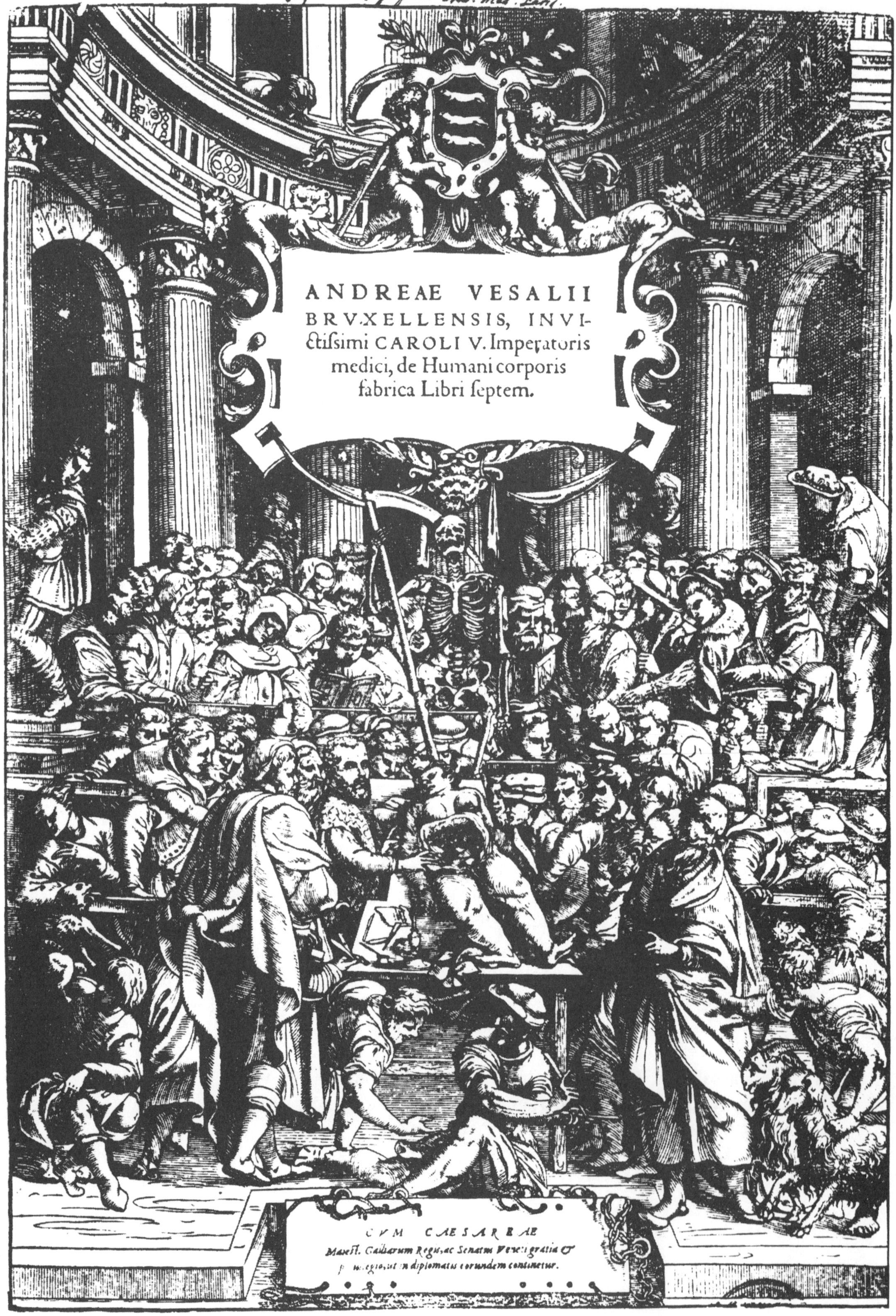

BASILEAE. PER IOANNEM OPORINUM.

Einführung

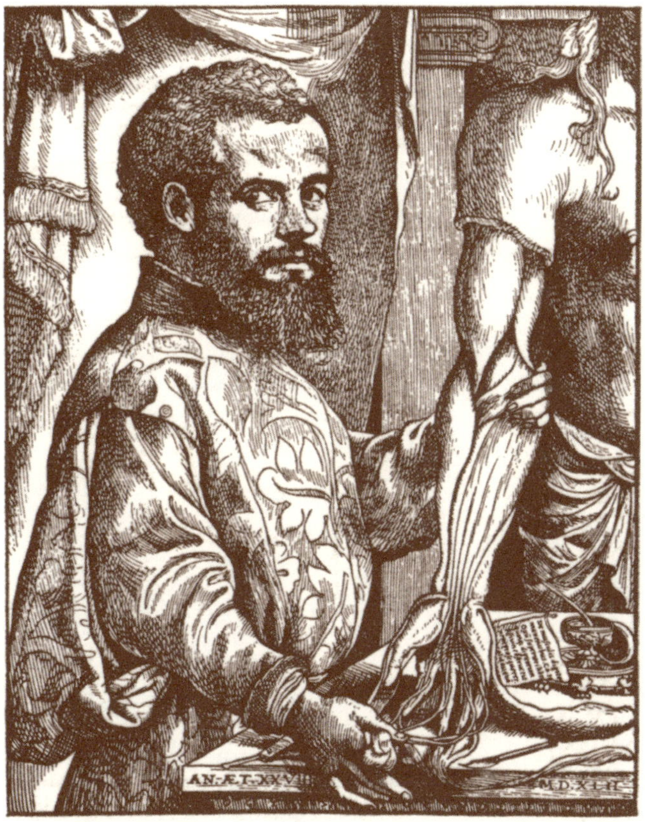

Die nebenstehende Abbildung ist die Titelseite zu Andreas Vesalius' »De Humani Corporis Fabrica Libri VII«, 1. Aufl., Basel 1543. Es ist das erste vollständige Lehrbuch der funktionellen Anatomie. das auf der Sektion menschlicher Leichen beruht. Mit diesem Werk brachte der 28-jährige Vesalius die weitgehend auf Tiersektionen beruhende Anatomie Galens (129 bis 199) ins Wanken, die über ein Jahrtausend lang die Welt beherrscht hatte. Die nebenstehende Abbildung spiegelt die Atmosphäre wider, in der sich die anatomische Lehre und Forschung damals vollzog. Die Sektion menschlicher Leichen war ein revolutionärer Schritt, weil der eigenen Beobachtung größeres Gewicht beigemessen wurde als der Autorität Galens.

Auch heute besitzt die Sektion menschlicher Leichen eine zentrale Rolle für die anatomische Lehre und Forschung. Im Präparierkurs erwirbt der angehende Arzt durch die Präparation an einer menschlichen Leiche anatomische Anschauung und Erfahrung.

Die Zeichenvorlagen wollen zu einem genaueren Studium anatomischer Atlanten anregen und das räumliche Vorstellungsvermögen schulen. Sie gestalten das Lehrbuchstudium interessanter, weil man das frisch erworbene Wissen praktisch anwenden kann, wenn auch nur mit dem Buntstift.
Anatomie ist auf die praktische ärztliche Tätigkeit ausgerichtet. Deshalb betonen Anmerkungen zu pathologischen Veränderungen die klinische Bedeutung des Stoffes und dienen damit auch als Gedächtnisstütze und Motivation.

Die Zeichenvorlagen erheben keinen Anspruch auf Vollständigkeit, sondern sie greifen schwerpunktmäßig einige Themen heraus. Schwerpunkte werden gesetzt bei

- Themen, die sich zum Zeichnen besonders gut eignen, z.B. Muskeln und Bänder
- Themen mit komplizierten topographischen Beziehungen, z.B. Leitungsbahnen am Hals
- Themen mit besonderer klinischer Relevanz, z.B. Bruchpforten
- Themen mit besonderer Prüfungsrelevanz, z.B. Gefäßversorgung innerer Organe.

Eine wichtige Hilfe stellen die vorbereiteten Tabellen über Muskelfunktionen dar, die vom Leser beim Bearbeiten vervollständigt werden und eine schnelle Wiederholung ermöglichen.

In vielen Fällen leitet sich die Bezeichnung einer anatomischen Struktur zwanglos aus ihrer Form oder Funktion ab. Dies ist nur erkennbar, wenn die deutsche Bedeutung der lateinischen und griechischen Termini bekannt ist. Deshalb ist in Fußnoten die deutsche Übersetzung der anatomischen Ausdrücke angegeben.

In den meisten Fällen sollen rein schematische Zeichnungen angefertigt werden, z.B. soll durch einen oder auch mehrere kräftige Striche der Verlauf eines Muskels zwischen seinem Ursprung und Ansatz eingezeichnet werden. Die zeichnerischen Fähigkeiten des Lesers sollen nicht auf die Probe gestellt werden, und das Buch wendet sich ebenso an Studenten, die glauben, keine künstlerische Begabung mitzubringen.

Es ist empfehlenswert. die Zeichnungen farbig zu markieren, weil sich die dargestellten Strukturen auf diese Weise wesentlich besser einprägen. Die Zeichnungen sollten stets nach demselben Schema koloriert werden, z.B. Knorpel und Gelenkflächen: blau; Bänder und Sehnen: Bleistift; Nerven: gelb; Venen: blau; Arterien: rot. Für Muskeln sollte man zwei Farben bereithalten, z.B. hellrot und dunkelrot oder rot und braun, da in vielen Abbildungen Muskeln direkt nebeneinander oder sogar übereinander liegen.

1. Kapitel: Rumpf
Wirbelsäule

Ansicht von ventral

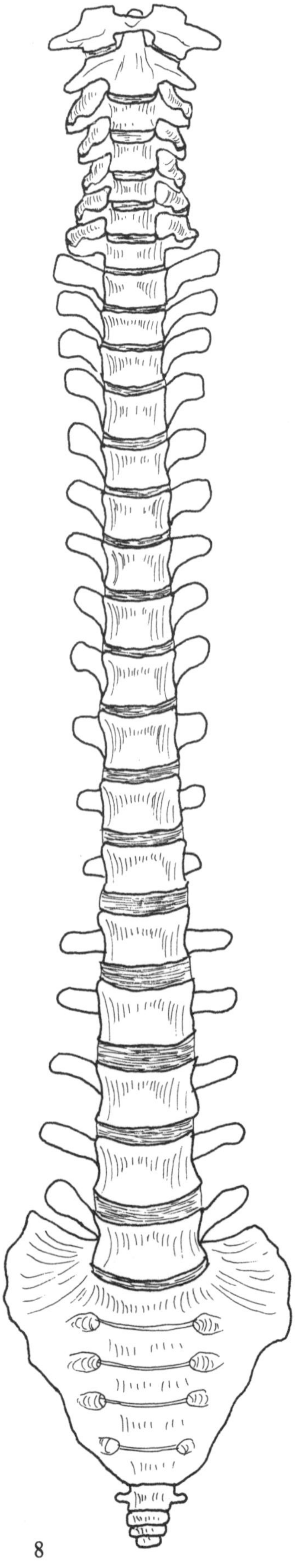

seitliche Ansicht

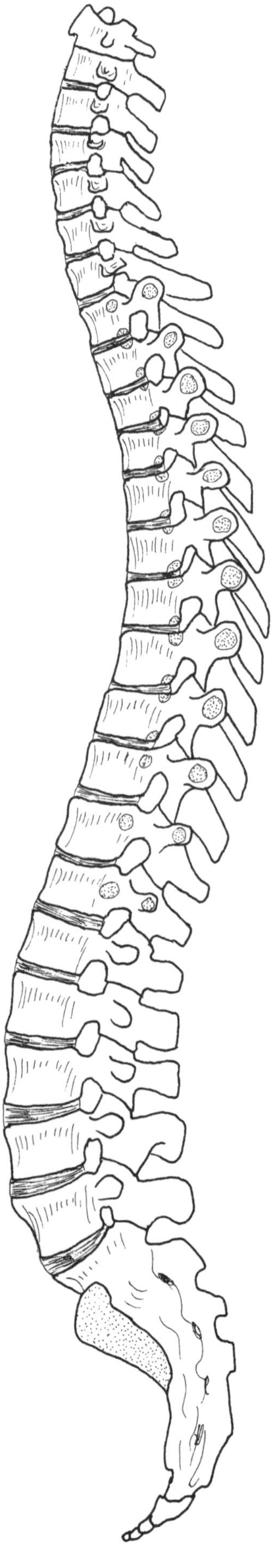

Skoliose (gr. skolios: krumm)
Seitliche Verbiegung der Wirbelsäule, verbunden mit einer Drehung der einzelnen Wirbelkörper und der Versteifung der Wirbelsäule in diesem Abschnitt.
Ursachen:
— angeboren (Fehlbildungen der Wirbelkörperanlagen)
— rachitisch
— statisch (z. B. Beinlängendifferenz, Hüftluxation)

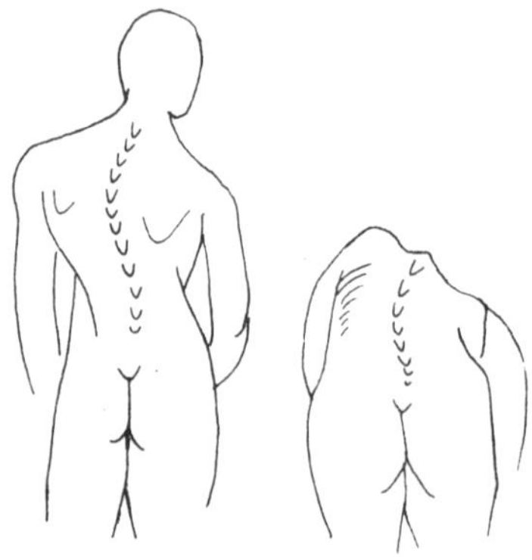

Schobersches Zeichen
Bei der Rumpfbeugung sollte der Abstand zwischen dem 1. und 5. LWK von ca. 10 cm auf ca. 14—16 cm zunehmen. Andernfalls Hinweis auf Bewegungseinschränkung, z. B. Morbus Bechterew.

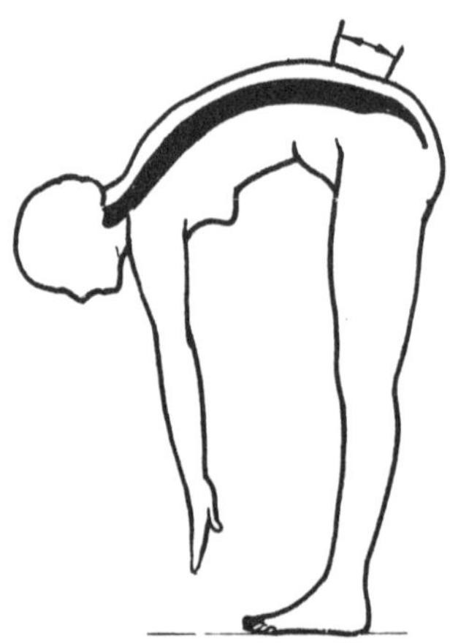

Spina bifida (lat. bifidus: zweigeteilt)
Angeborene Spaltbildung der Wirbelsäule meist an der hinteren Seite des Wirbelbogens des Lumbal- oder Sakralteils.
Hemmungsmißbildung, bei der sich die Anlagen der Wirbelbögen nicht vereinigen.

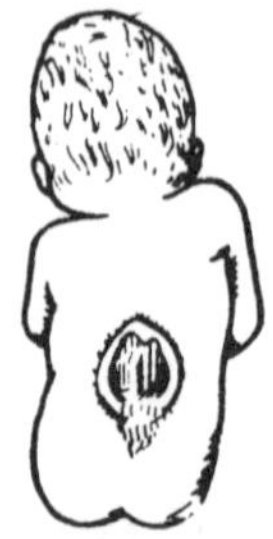

(nach Pschyrembel)

Malen Sie die Gelenkflächen der Rippen-Wirbelgelenke blau aus.
Markieren Sie
1 Atlas
2 Axis
3 Vertebra prominens*
4 Promontorium*
Unterteilen Sie die Wirbelsäule in:
5 Halswirbelsäule HWS
6 Brustwirbelsäule BWS
7 Lendenwirbelsäule LWS
8 Kreuzbein
9 Steißbein
Welche Abschnitte sind
K kyphotisch* und
L lordotisch* gekrümmt?
Welche Bewegungen sind in welchen Abschnitten der Wirbelsäule möglich?

HWS ....

BWS ....

LWS ....

1. Geben Sie bitte an, welche der folgenden Aussagen zutreffen!
(1) Die präsacrale Wirbelsäule besteht in der Regel aus 25 Wirbeln.
(2) An den Lendenwirbeln sind die 'Rippenäquivalente' besonders ausgeprägt.
(3) Die Spina bifida entsteht als Hemmungsmißbildung, wenn sich die Anlagen der Wirbelbögen nicht vereinigen.
(4) In der Lendenwirbelsäule ist nur eine geringfügige Rotation möglich.

(A) nur 1 ist richtig
(B) nur 2 und 3 sind richtig
(C) nur 2 und 4 sind richtig
(D) nur 2, 3 und 4 sind richtig
(E) 1 – 4 = alle sind richtig

2. In welcher Richtung sind Hals- und Lendenwirbelsäule konvex gekrümmt? Nach

(A) dorsal
(B) medial
(C) median
(D) lateral
(E) ventral

3. Die Disci und Menisci der Gelenke tragen außer zur Gelenkführung auch zur Druckverteilung zwischen den artikulierenden Skeletteilen bei,

weil

die Disci und Menisci der Gelenke aus elastischem Knorpel bestehen.

Bitte ordnen Sie den Begriffen der Liste 1 die zutreffende Beschreibung der Liste 2 zu.

Liste 1
4. Lordose
5. Skoliose

Liste 2
(A) S-förmige Krümmung der Wirbelsäule in der sagittalen Ebene
(B) Krümmung der Wirbelsäule in der frontalen Ebene
(C) Spaltbildung zwischen Wirbelkörper und Wirbelbogen
(D) nach ventral konkave Krümmung der Wirbelsäule im Thorakalbereich
(E) nach ventral konvexe Krümmung der Wirbelsäule im Hals- und Lendenbereich

Bitte ordnen Sie den Begriffen der Liste 1 die zutreffende Beschreibung aus Liste 2 zu.

Liste 1
6. Spina bifida
7. Sakralisation

Liste 2
(A) Fehlen des Querfortsatzes
(B) Nichtvereinigung der Anlagen eines Wirbelbogens
(C) Rißbildung im Discus intervertebralis
(D) kyphotische Krümmung des Kreuzbeins
(E) Verschmelzung des 5. Lendenwirbels mit dem Kreuzbein

*) **prominere:** hervorragen; **Promontorium:** Vorgebirge; **kyphos:** (gr.) krumm; **lordosis:** (gr.) nach vorn konvexe Verbiegung.

1 D, 2 E, 3 C, 4 E, 5 B, 6 B, 7 E (Antwortschema für Verknüpfungsfragen auf Seite 122)

Hals-, Brust- und Lendenwirbel

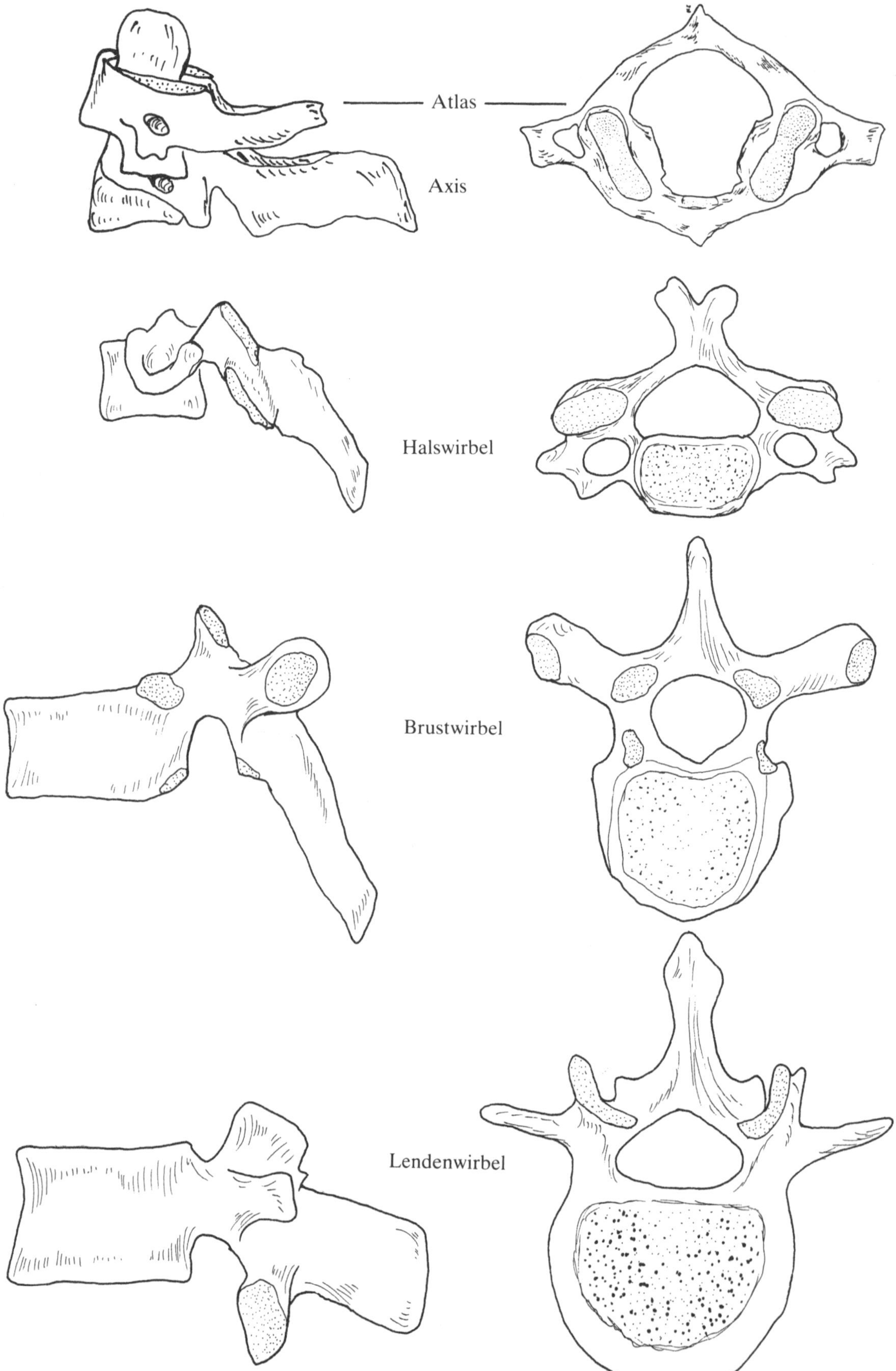

seitliche Ansicht

Ansicht von cranial

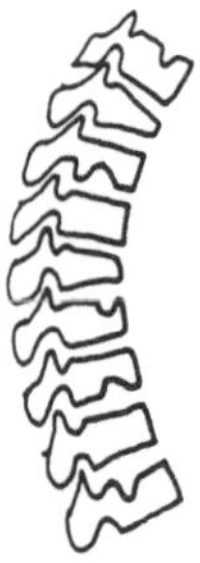

Pathologische Veränderungen

Morbus Scheuermann (Syn.: Adoleszentenkyphose, Osteochondrosis deformans juvenilis)
Hierbei können auftreten
- Keilwirbelbildungen
- Deckplatteneinbrüche (Schmorlsche Knötchen)
- Kyphose
- Schmerzen

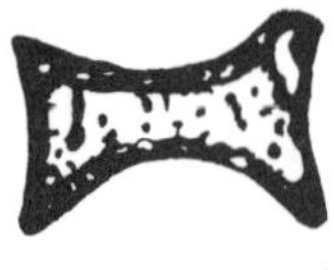

Fischwirbelbildung
Bikonkave Verformung eines Lendenwirbelkörpers durch Druck des Gallertkerns als klassisches Zeichen einer senilen oder praesenilen Osteoporose oder als Zeichen der Osteomalazie. (Osteoporose: quantitative Verminderung des Knochengewebes bei erhaltener Knochenstruktur [os, lat.: Knochen, poros, gr.: Loch], Osteomalazie: Knochenerweichung infolge mangelhafter Kalkeinlagerung).

Malen Sie die Gelenkflächen blau aus, die Wirbel miteinander verbinden, und grün die Gelenkflächen für die Rippen.
Beschriften Sie folgende anatomische Strukturen:

1 Corpus vertebrae*
2 Arcus vertebrae*
3 Foramen vertebrale*
4 Foramen transversarium
5 Processus spinosus*
6 Processus transversus
7 Processus costarius*
8 Processus articularis superior*
9 Processus articularis inferior
10 Fovea costalis inferior*
11 Fovea costalis superior*
12 Fovea costalis transversalis

1. Die Articulatio atlantoaxialis mediana ist ein

(A) Kugelgelenk
(B) Ellipsoidgelenk
(C) Scharniergelenk
(D) Sattelgelenk
(E) Radgelenk

2. Die Drehbewegung des Kopfes im Atlantoaxialgelenk ist nach jeder Seite auf etwa 30° beschränkt,

weil

die Drehbewegung des Kopfes im Atlantoaxialgelenk durch die Lig. alaria eingeschränkt wird.

*) **corpus:** Körper; **arcus:** Bogen; **foramen:** Loch; **processus:** Fortsatz; **spinosus:** dornartig; **costa:** Rippe; **articulatio:** Gelenk; **inferior:** unterer; **superior:** oberer; **fovea:** Grübchen.

1 E, 2 A (Antwortschema für Verknüpfungsfragen auf Seite 122)

Wirbelkanal und Bänder der Wirbelsäule

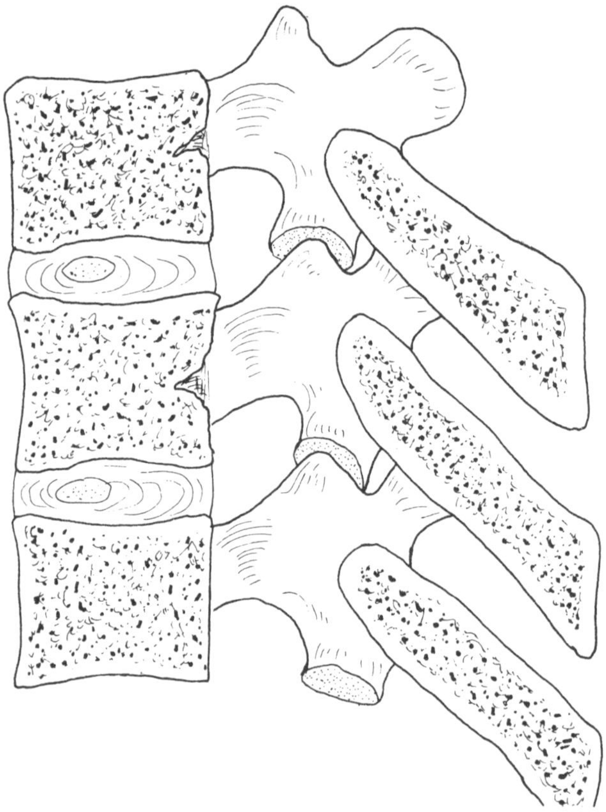

Brustwirbel: Mediosagittalschnitt

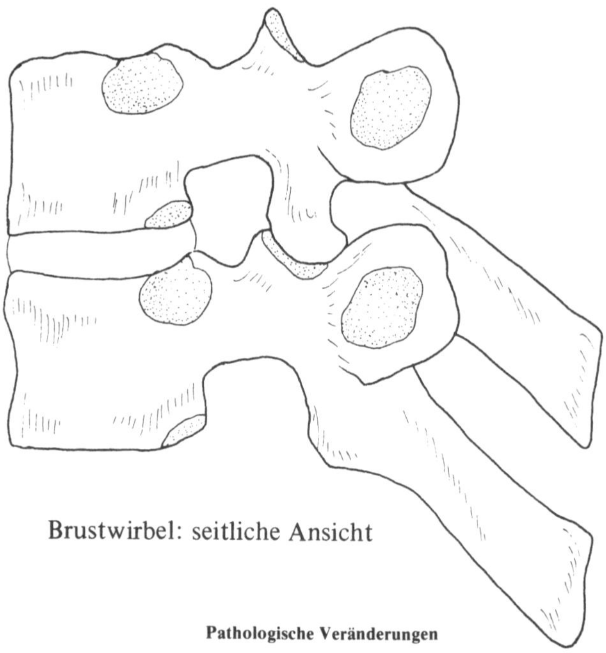

Brustwirbel: seitliche Ansicht

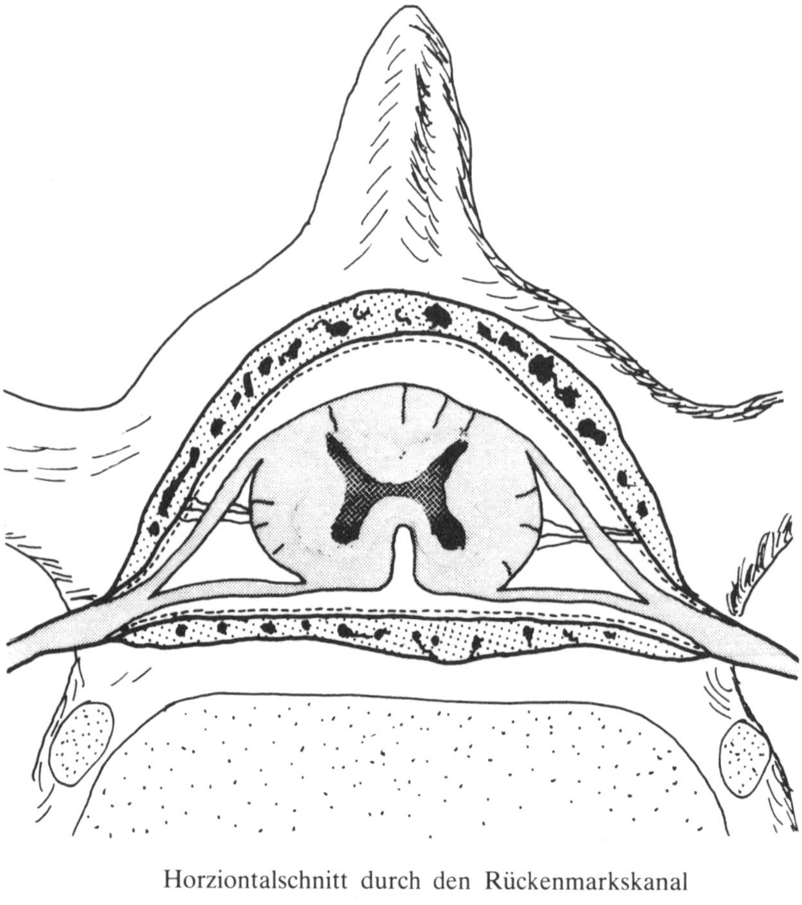

Horziontalschnitt durch den Rückenmarkskanal

Pathologische Veränderungen

Bandscheibenvorfall (syn.: Bandscheibenprolaps, Diskusprolaps): Herausquellen von Nucleus pulposus-Gewebe durch Risse im Anulus fibrosus. Je nach Austrittsstelle wird das Rückenmark oder die durch das Foramen intervertebale hindurchtretende Nervenwurzel komprimiert.
Symptomatik: Schmerzen, Laséguesches Zeichen (Schmerzen beim Anheben des gestreckten Beines; keine Schmerzen beim Anheben des im Kniegelenk gebeugten Beines, weil die Nerven nur beim Anheben des gestreckten Beines gedehnt werden), Par- und Hyperästhesien, motorische Ausfallerscheinungen, trophische Störungen. Diagnose: Myelographie. Therapie: symptomatisch, chirurgisch.

Morbus Bechterew (syn.: Spondylitis ankylopoetica): Chronisch entzündliche Erkrankung des Knochengelenksystems. Im Vordergrund stehen die Zwischenwirbelgelenke, die zunächst fibrös, später häufig auch knöchern verkalken. Auch die Ligg.-anteriora, posteriora, flava, inter- und supraspinalia können verknöchern (Bambusstabwirbelsäule).
Auch andere Gelenke, z. B. Hüft- und Schultergelenk, können befallen werden.
Frühdiagnose: Röntgenuntersuchung der Iliosakralgelenke. Verlauf in Schüben, Beginn meistens im 3. Lebensjahrzehnt, vorwiegend männliches Geschlecht, gehäuft bei Patienten mit M. Crohn, Colitis ulcerosa, Psoriasis.

Klinische Bedeutung

Lumbalpunktion: Punktion des Durasacks zwischen L3 und L4 oder zwischen L4 und L5 zur Gewinnung von Liquor cerebrospinalis. Das Rückenmark endet beim Erwachsenen in Höhe von L2, weiter unten flottieren die Nervenwurzeln frei im Durasack (Cauda equina) und weichen bei der Berührung mit der Punktionsnadel dieser aus. Raumfordernde Prozesse im Schädel stellen eine Kontraindikation für die Lumbalpunktion dar, weil durch die Druckverminderung im Spinalkanal (durch das Ablassen des Liquors) das Gehirn in das Hinterhauptsloch eingeklemmt werden kann.

Spinalanästhesie
Injektion einer anästhesierenden Lösung in den Liquor cerebrospinalis, besonders bei OPs an den unteren Extremitäten.

Epi- oder Periduralanästhesie
Injektion einer anästhesierenden Lösung in den Periduralraum mit Hilfe eines dünnen flexiblen Plastikkatheters. Zur postoperativen Analgesie nach großen Operationen kann der Katheter tagelang liegenbleiben, und es kann bei Bedarf Analgetikum nachgespritzt werden. Vorteil: segmentale Schmerzausschaltung ohne Kreislaufbelastung (z. B. Blutdruckabfall).

Zeichnen Sie bitte in die beiden oberen Skizzen folgende Bänder ein:

1 Lig. interspinale*
2 Lig. supraspinale*
3 Lig. longitudinale anterius*
4 Lig. longitudinale posterius*
5 Lig. flavum*

Ordnen Sie zu:

6 Anulus fibrosus*
7 Nucleus pulposus*
8 Rückenmark
9 Dura mater*
10 Arachnoidea*
11 Subarachnoidalraum
12 Pia mater*
13 Spinalnerv

Markieren Sie mit verschiedenen Farben, wo sich das Lokalanästhetikum bei der Spinal- und bei der Epi- oder Periduralanästhesie verteilt.

1. Welche Aussage trifft nicht zu?
Bei der Lumbalpunktion werden durchstochen

(A) Lig. interspinale
(B) Dura mater
(C) Lig. longitudinale posterius
(D) Lig. supraspinale
(E) Lig. flavum

2. Der Epiduralraum des Wirbelkanals ist im unteren Bereich des Sakralkanals relativ geräumig,

weil

der Duralsack bereits im Niveau des 2. – 3. Sakralwirbels (d.h. in mittlerer Höhe des Kreuzbeins) endet.

3. Welche Aussage trifft nicht zu? Die Dura mater des Rückenmarks

(A) reicht in der Regel eine Strecke weit in den Sakralkanal hinein
(B) umgibt – gemeinsam mit den weichen Hirnhäuten – beim Erwachsenen kaudal vom 2. Lendenwirbel die Cauda equina
(C) setzt die Dura mater des Gehirns in den Wirbelkanal hinein fort
(D) trennt den epiduralen Liquorraum vom subduralen Raum, der von dem Venenplexus der Pia mater spinalis erfüllt wird
(E) ist mit dem Periost des Wirbelkanals nicht verwachsen.

4. Welche Aussage über die Spinalnerven trifft nicht zu?

(A) Spinalnerven entstehen aus der Vereinigung einer Anzahl von vorderen und hinteren Wurzelfäden (Fila radicularia) des Rückenmarks.
(B) Aus dem Zervikalmark entstehen 8 Spinalnervenpaare.
(C) Die Spinalnerven des Lumbal- und Sakralmarkes bilden die Cauda equina.
(D) Das Hautgebiet, das einem Spinalnerven zugeordnet werden kann, wird Dermatom genannt.
(E) Die Rami communicantes albi der Spinalnerven ziehen zu den sympathischen Ganglien des Grenzstrangs.

*) **spina:** Dorn; **inter:** zwischen; **supra:** oberhalb von; **longitudinalis:** längsverlaufend; **flavus:** gelb; **anulus:** kleiner Ring; **fibrosus:** faserig; **pulposus:** gallertartig; **mater:** Mutter, Umhüllung; **durus:** hart; **arachnoidea:** (gr.) Spinnenwebenhaut; **pius:** fromm, weich; **anterius:** vorderes; **posterius:** hinteres.

1 C, 2 A, 3 D, 4 C (Antwortschema für Verknüpfungsfragen auf Seite 122)

Rippenbogen

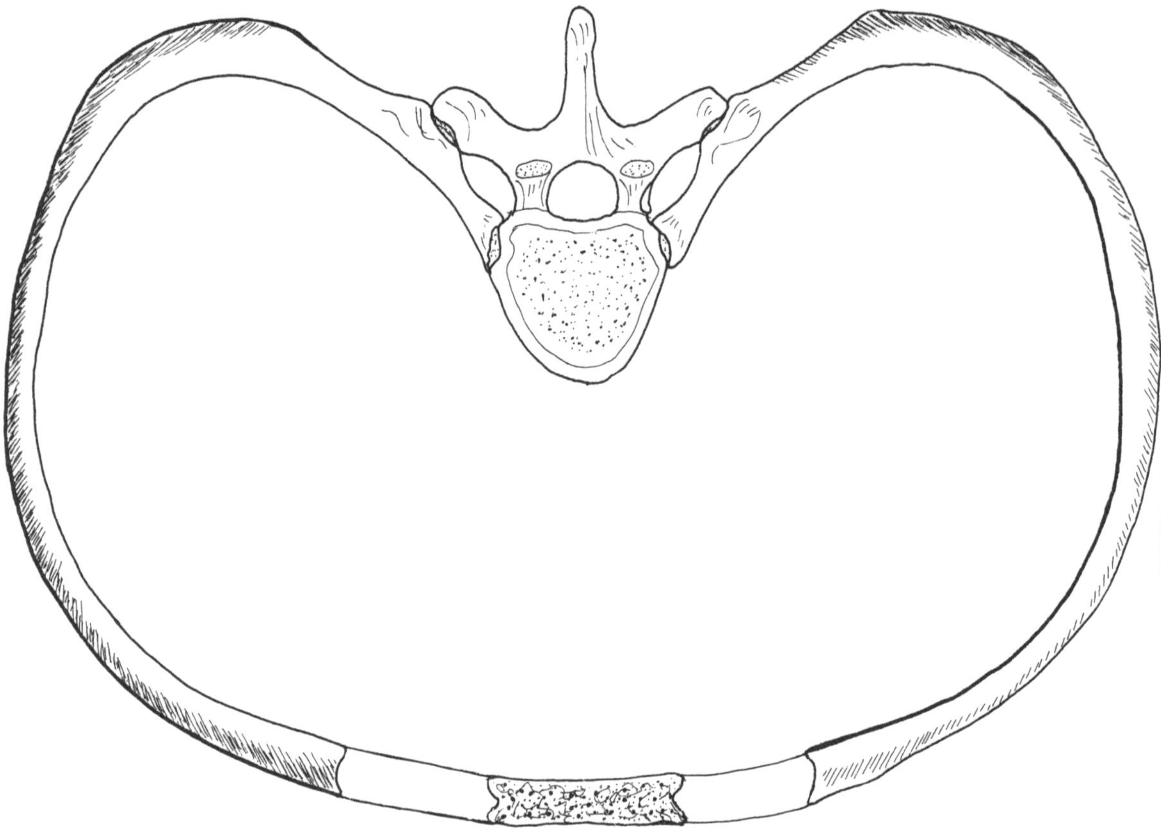

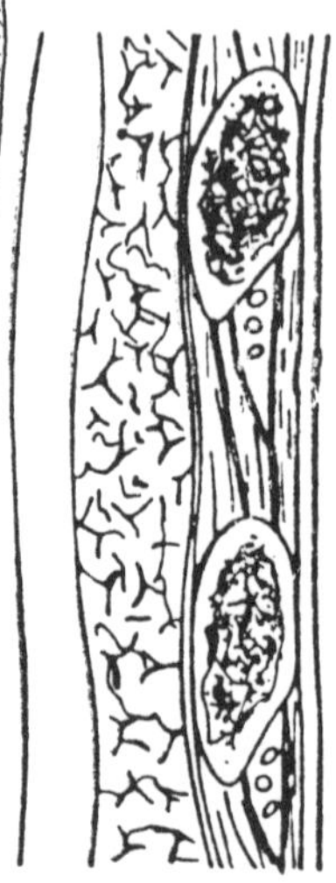

Schnitt durch die Brustwand

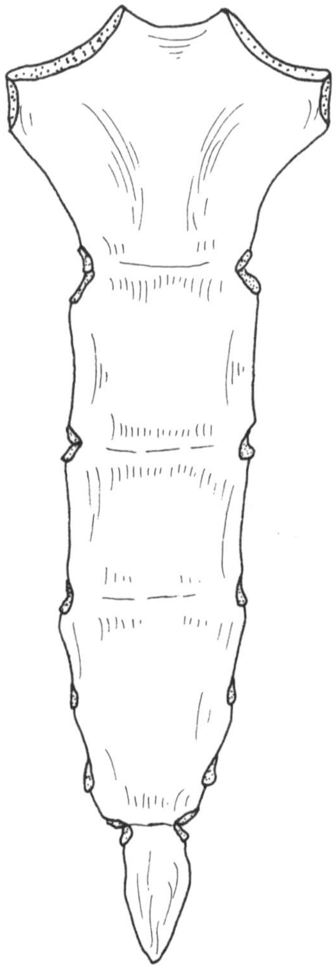

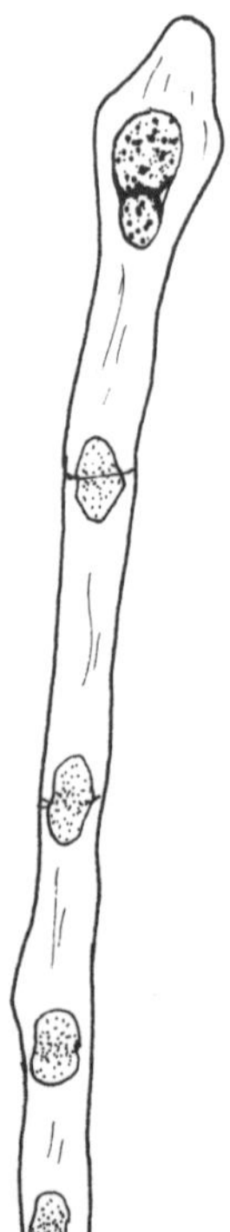

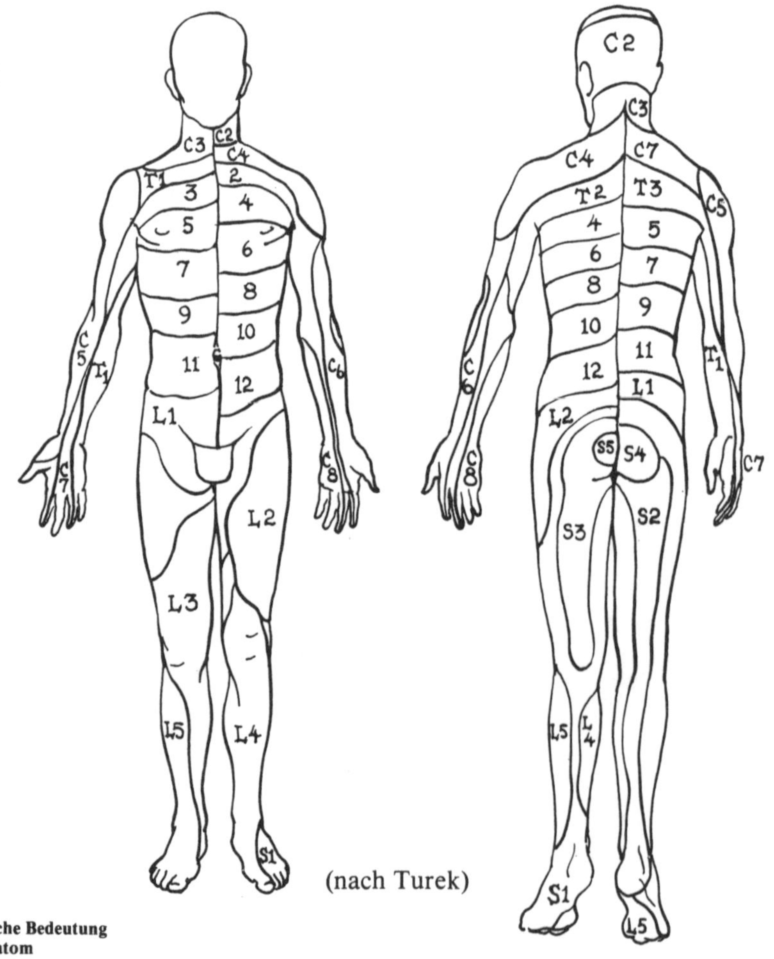

(nach Turek)

Klinische Bedeutung
Dermatom
Innervationsbezirk einer einzelnen Rückenmarkswurzel auf der Haut. Wichtig für die Lokalisation von pathologischen Veränderungen im Rückenmarksbereich, z. B. eines Bandscheibenvorfalls.

Nach dem Sherrington-Gesetz überlappen sich die Dermatome gegenseitig, so wie dies in den beiden Skizzen dargestellt ist.

Messen Sie Ihren eigenen Brustumfang

— bei maximaler Inspiration .... cm

— bei maximaler Exspiration .... cm

Die normale Differenz beträgt ca. 5 cm und ist z. B. beim Emphysem vermindert.

Tasten Sie bei sich selber die 2. Rippe und deuten Sie den Ansatz am Sternum in der oberen Zeichnung durch einen dicken Pfeil an.

Ordnen Sie zu:

1 Manubrium sterni*
2 Corpus sterni
3 Proc. xiphoideus*
4 Incisura jugularis*
5 Incisura clavicularis*
6 Inciusura costalis prima*
7 Caput costae*
8 Collum costae*
9 Tuberculum costae*
10 Angulus costae*
11 Cartilago costalis*

Zeichnen Sie den Verlauf des Thorakalnerven ein.

Kolorieren Sie mit unterschiedlichen Farben

12 Mm. intercostales externi
13 Mm. intercostales interni
14 Mm. intercostales intimi (Abspaltung der Mm. intercostales interni)

Zeichnen Sie an einer Stelle exemplarisch ein (Merkwort: Rippen VAN = Rippe, Vene, Arterie, Nerv).

15 Arteria intercostalis
16 Nervus intercostalis

Befindet sich das Querschnittsbild der beiden Rippen vor oder hinter der mittleren Axillarlinie? Deuten Sie durch einen Pfeil die Einstichstelle für eine Pleurapunktion an.

Kolorieren Sie die im Mediastinum verlaufenden Leitungsbahnen.

1. Welche Aussage trifft nicht zu?
   (A) Als Vertebra prominens bezeichnet man den 7. Halswirbel.
   (B) Die Sternalinsertion der 1. Rippe erfolgt in Höhe des Angulus sterni.
   (C) Die Zwischenrippenräume sind ventral weiter als dorsal, zwischen den oberen Rippen weiter als zwischen den unteren Rippen.
   (D) Beim 'faßförmigen' Thorax des Neugeborenen ist der sagittale Durchmesser relativ größer als beim Erwachsenen.
   (E) Eine nach ventral konvexe Krümmung der Wirbelsäule wird als Lordose bezeichnet.

2. Der Angulus sterni ist ein wichtiger Tastpunkt,

   weil

   der Angulus sterni in Höhe des Ansatzes der nicht palpierbaren 1. Rippe liegt.

3. Die 1. Rippe gehört nicht zu den tastbaren Knochenpunkten am Rumpf

   weil

   das sternale Ende der Clavicula den Ansatz der 1. Rippe verdeckt.

4. Der Ausfall eines Thorakalnerven kann bei der Prüfung der Berührungssensibilität unerkannt bleiben,

   weil

   jedes Hautsegment am Rumpf von den benachbarten Segmenten überlappt, d.h. sensibel mitinnerviert wird.

5. Bei der sensiblen segmentalen Innervation der vorderen Rumpfwand grenzt in der Regel das Dermatom C4 an das Dermatom Th2 (Segmensprung),

   weil

   die Dermatome C5-Th1 der vorderen Rumpfwand in die oberen Extremitäten verlagert sind.

6. Prüfen Sie bitte die folgenden Aussagen über den nebenstehenden schematischen Schnitt durch die Brustwand!
   (1) Die Schnittlinie liegt vor der (mittleren) Axillarlinie.
   (2) Die am weitesten kranial eingezeichnete intercostale Leitungsbahn ist eine A. intercostalis posterior.
   (3) Die am weitesten kaudal eingezeichnete intercostale Leitungsbahn ist ein N. intercostalis.
   (4) Der durch einen Punkt markierte Muskel ist ein M. intercostalis intimus.

   (A) nur 1 und 2 sind richtig
   (B) nur 3 und 4 sind richtig
   (C) nur 1 und 3 sind richtig
   (D) nur 2 und 4 sind richtig
   (E) 1 – 4 = alle sind richtig

7. Prüfen Sie bitte die folgenden Aussagen über den nebenstehenden schematischen Schnitt durch die Brustwand!
   (1) Die mittlere der drei in kraniokaudaler Folge eingezeichneten Leitungsbahnen ist eine A. intercostalis posterior.
   (2) Die Fascia endothoracia ist durch einen Kreis markiert.
   (3) Der M. intercostalis internus ist durch ein X gekennzeichnet.
   (4) Die Schnittebene liegt hinter der (mittleren) Axillarlinie.

   (A) nur 1 und 2 sind richtig
   (B) nur 1 und 3 sind richtig
   (C) nur 2 und 4 sind richtig
   (D) nur 1, 2 und 4 sind richtig
   (E) 1 – 4 = alle sind richtig

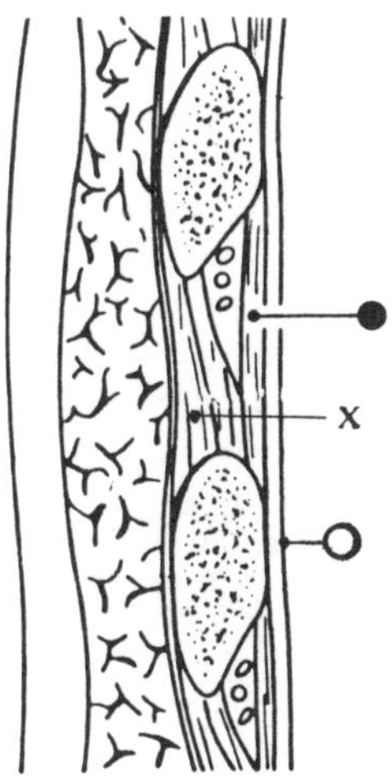

*) **exspirieren:** ausatmen; **inspirieren:** einatmen; **manubrium:** Handgriff; **xiphoideus:** schwertförmig; **incisura:** Einschnitt; **jugulum:** Drosselgrube; **clavicula:** Schlüsselbein; **cartilago:** Knorpel; **caput:** Kopf; **collum:** Hals; **angulus:** Winkel; **tuberculum:** kleiner Höcker.

1 B, 2 C, 3 A, 4 A, 5 A, 6 B, 7 D (Antwortschema für Verknüpfungsfragen auf Seite 122)

Bauchmuskulatur

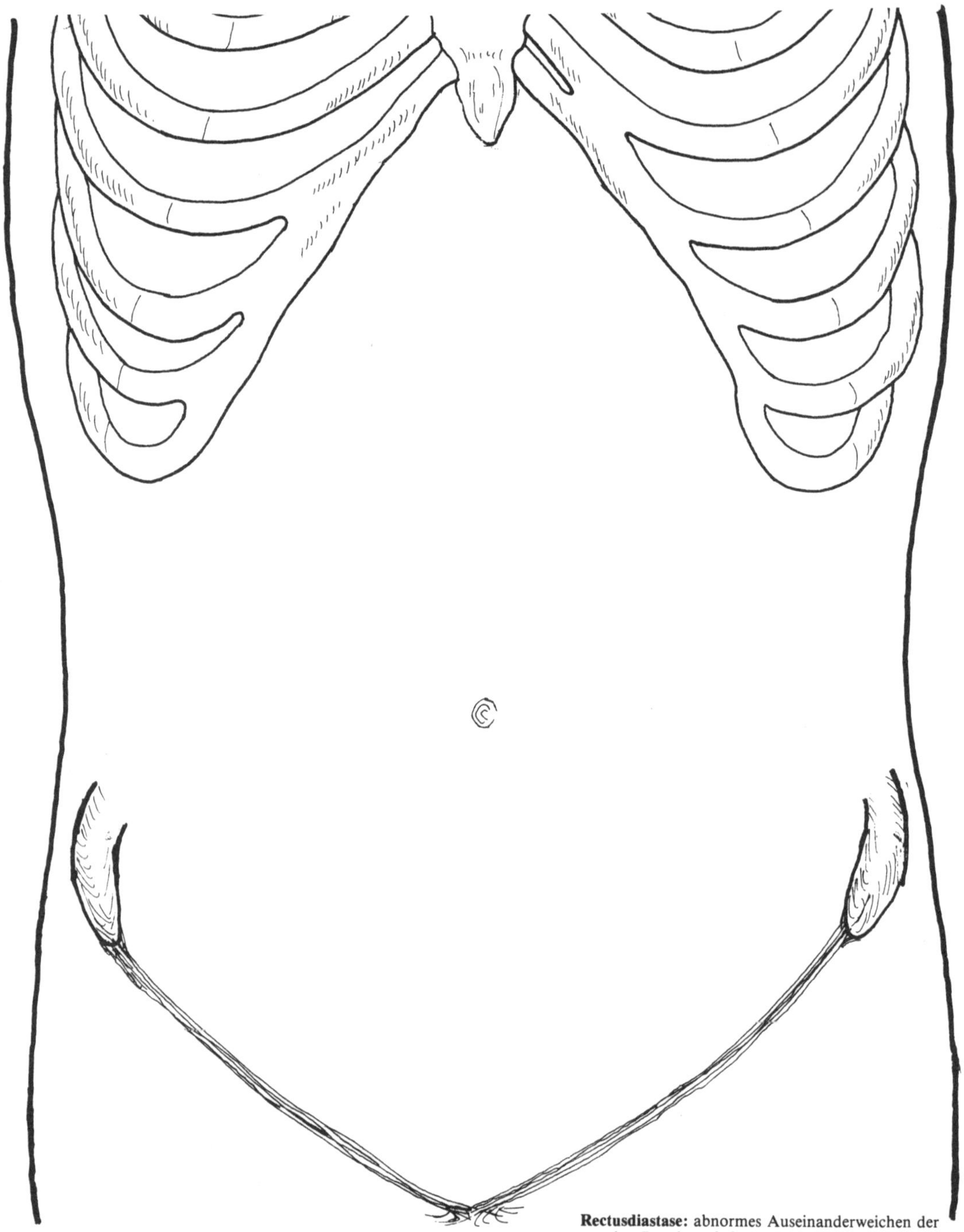

Rectusdiastase: abnormes Auseinanderweichen der geraden Bauchmuskeln, z. B. bei Frauen nach der Geburt.

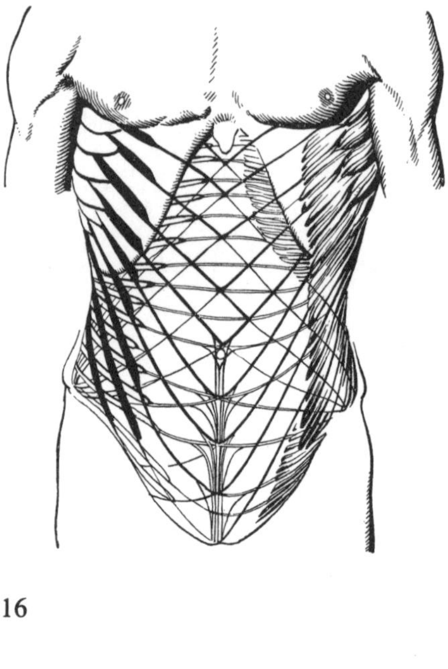

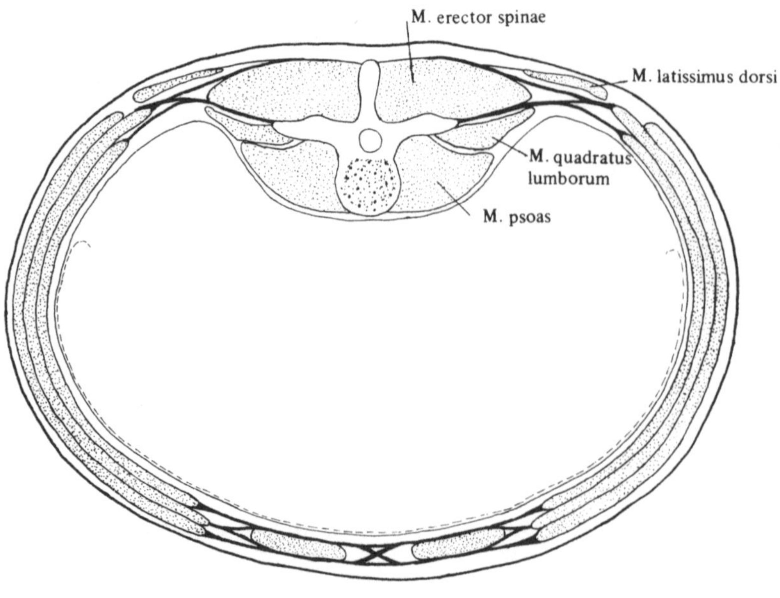

Tragen Sie den geraden Bauchmuskel in die Skizze ein. Zeichnen Sie links den M. obliquus externus abdominis und rechts den M. obliquus internus abdominis sowie (schematisch) den M. cremaster.
Ordnen Sie im Querschnitt zu:

1 M. obliquus externus abdominis* (Th 5 — Th 12)
2 M. obliquus internus abdominis (Th 10 — L 2)
3 M. transversus abdominis* (Th 7 — L 2)
4 M. rectus abdominis* (Th 7 — Th 12)
5 Rektusscheide
6 Fascia transversalis*
7 Peritoneum

1. Welche der genannten Muskeln arbeiten zur Verkleinerung des Bauchraumes (Presse) zusammen?

(1) M. obliquus internus abdominis
(2) M. rectus abdominis
(3) M. obliquus externus abdominis
(4) M. erector spinae (trunci)

(A) nur 1 und 3 sind richtig
(B) nur 2 und 3 sind richtig
(C) nur 1, 2 und 3 sind richtig
(D) nur 1, 3 und 4 sind richtig
(E) nur 2, 3 und 4 sind richtig

2. Welche Aussage trifft nicht zu?

(A) Im Bereich der 'mittleren' Axillarlinie verlassen die Aa. intercostales posteriores den Schutz der Rippe.
(B) Die Vv. intercostales posteriores (IV – XI) münden rechts in die V. azygos, links in die V. hemiazygos bzw. V. hemiazygos accessoria.
(C) Der R. ventralis des 1. Thorakalnerven entsendet einen Teil seiner Fasern zum Plexus brachialis.
(D) Die vordere und seitliche Bauchmuskulatur wird nur durch Rr. ventrales der Nn. lumbales innerviert.
(E) Bei Verschluß der unteren Hohlvene können die Vv. epigastricae inferiores durch ihre Anastomosen mit den Vv. epigastricae superiores eine Umgehungsstraße zum System der V. cava superior herstellen.

3. Welche Angaben zum Aufbau der Leibeswand treffen zu?

(1) Oberhalb der Spina iliaca anterior superior verlaufen die Muskelfasern der Mm. obliquus abdominis externus, internus und des M. transversus abdominis in je unterschiedlichen, sich kreuzenden Richtungen.
(2) Unterhalb der Spina iliaca anterior superior ist der Faserverlauf im M. obliquus internus und M. transversus abdominis annähernd parallel.
(3) Die Muskelsehnengrenze der drei seitlichen Bauchmuskeln liegt unmittelbar am Rand der Rectusscheide.
(4) An der Bildung der Rectusscheide sind die Aponeurosen der drei seitlichen Bauchmuskeln nur oberhalb des Nabels beteiligt.

(A) nur 1 und 2 sind richtig
(B) nur 2 und 3 sind richtig
(C) nur 3 und 4 sind richtig
(D) nur 1, 2 und 4 sind richtig
(E) nur 1, 3 und 4 sind richtig

4. Welche Aussage trifft nicht zu?

Beim mageren, muskelkräftigen Erwachsenen wird das Relief der vorderen Bauchwand bestimmt durch die

(A) Linea alba
(B) Muskel-Sehnen-Grenze des M. obliquus abdominis externus
(C) lateralen Ränder der Mm. recti abdominis
(D) Intersectiones tendineae des M. rectus abdominis
(E) Linea arcuata der Rectussscheide

5. Welche Aussagen über die Bauchmuskulatur treffen zu?

(1) Die schrägen Bauchmuskeln wirken bei der aktiven Rumpfdrehung mit.
(2) Die Mm. recti abdominis wirken bei der aktiven Rumpfdrehung mit.
(3) Die Innervation der Bauchmuskeln erfolgt über die Interkostalnerven Th 5 und folgende sowie durch Äste des Plexus lumbalis.
(4) Bei der Atmung sind die Bauchmuskeln Antagonisten des Zwerchfells und der Beckenbodenmuskeln.
(5) Bei der Baupresse sind die Bauchmuskeln Synergisten des Zwerchfells.

(A) nur 1 und 2 sind richtig
(B) nur 3, 4 und 5 sind richtig
(C) nur 1, 2, 3 und 4 sind richtig
(D) nur 2, 3, 4 und 5 sind richtig
(E) 1 – 5 = alle sind richtig

*) **abdomen:** Bauch; **obliquus:** schräg; **rectus:** gerade;**transversus:** quer; **peritoneum:** (gr.) Bauchfell

1 C, 2 D, 3 A, 4 E, 5 E

Bruchpforten

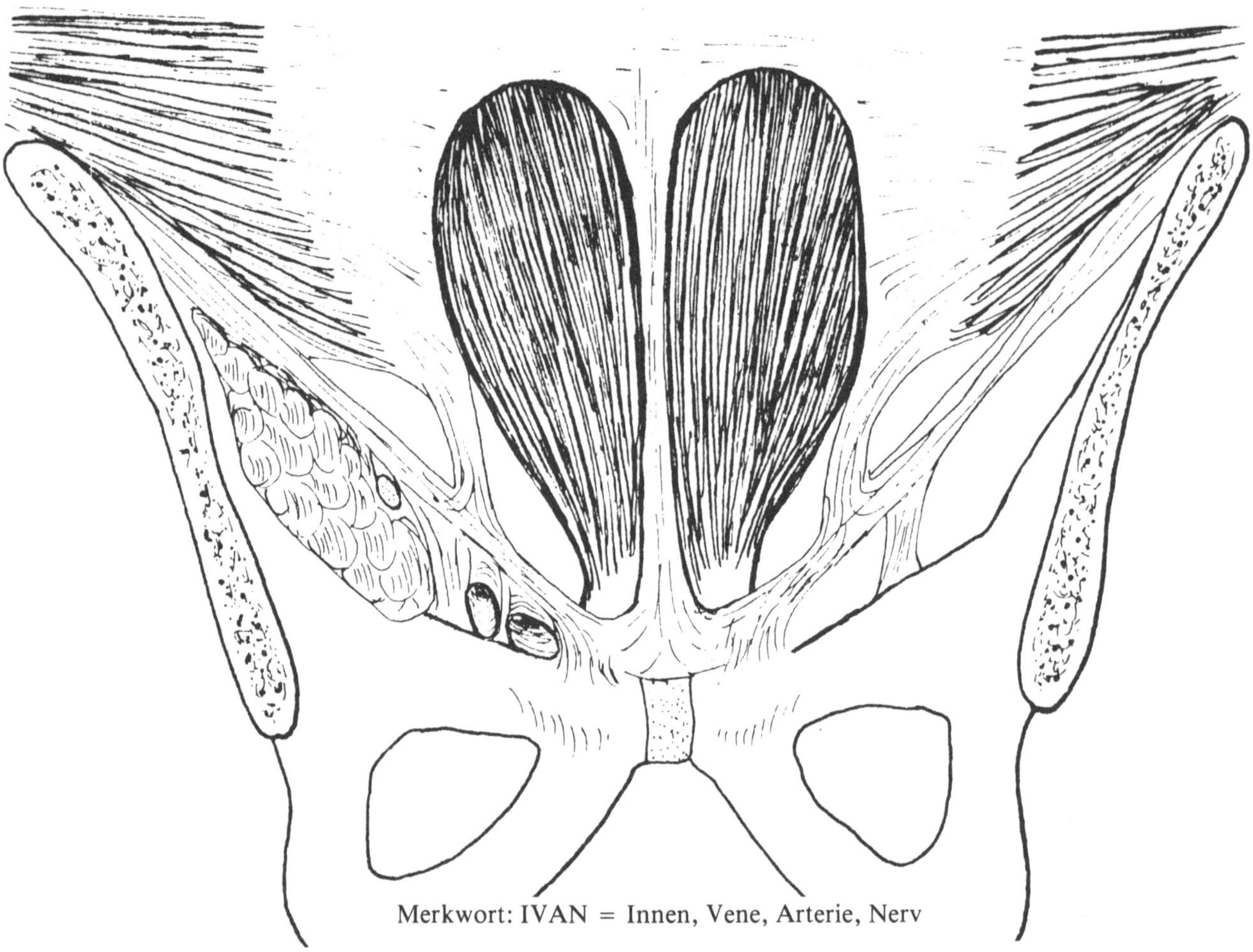

Vordere Bauchwand von innen

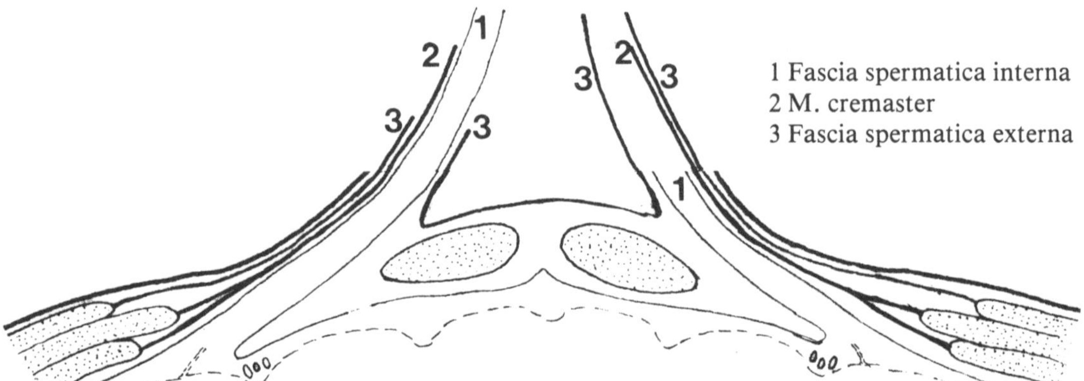

1 Fascia spermatica interna
2 M. cremaster
3 Fascia spermatica externa

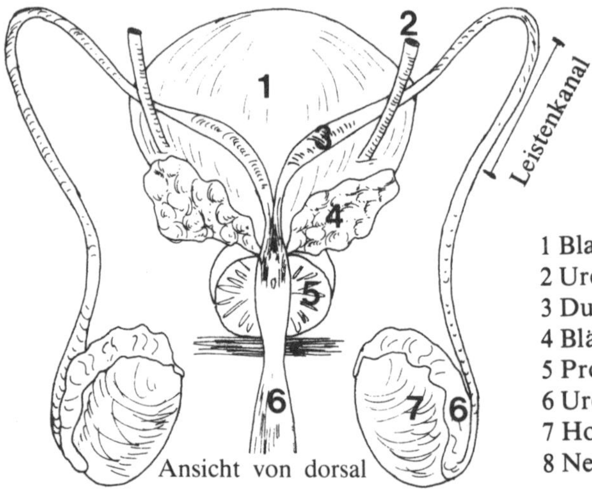

1 Blase
2 Ureter
3 Ductus deferns
4 Bläschendrüse
5 Prostata
6 Urethra
7 Hoden
8 Nebenhoden

Hernie (lat. Bruch) Vorfall von Eingeweideteilen in einen vom Bauchfell überzogenen Bruchsack. Der Bruchsack entsteht als pathologische Ausstülpung der Bauchwand bzw. von Teilen der Bauchwand.
Wichtige Formen:
indirekte Leistenhernie (60%), Bruchpforte liegt lateral der vasa epigastrica inferiora, der Bruchsack schiebt sich innerhalb des Leistenkanals vor. Merkwort: Ali = Angeboren, lateral indirekt.
direkte Leistenhernie (15%), Bruchpforte liegt medial der vasa epigastrica inferora, der Bruchsack ist durch die Fascia spermatica interna vom ductus deferens getrennt. Der Bruchsack schiebt sich auf »direktem« Weg quer durch die Bauchwand von der Fossa inguinalis medialis zum Anulus inguinalis superficialis.
Schenkelhernie (3%), Bruchpforte liegt medial der Vena femoralis in der lacuna vasorum.
Nabelhernie (9%) besonders bei Neugeborenen
Narbenhernien (9%)
Epigastrische Hernie (3%)
Andere Formen ca. 1%, (Prozentzahlen nach M. Reifferscheid)

Ordnen Sie zu:

1 M. obliquus externus abdominis	7 Lig. interfoveolare*	13 Lacuna musculorum*
2 M. obliquus internus abdominis	8 Arcus iliopectineus*	14 Lacuna vasorum
3 M. transversus abdominis	9 Fossa inguinalis medialis*	15 M. cremaster*
4 M. rectus abdominis	10 Fossa inguinalis lateralis*	16 A. femoralis*
5 Linea arcuata*	11 Peritoneum	17 V. femoralis
6 Lig. inguinale	12 Fascia transversalis	18 N. femoralis

Zeichnen Sie die Vasa* epigastrica inferiora ein, kennzeichnen Sie den Anulus inguinalis superficialis und profundus.
Markieren Sie in allen Abbildungen durch Pfeile den Verlauf eines
— direkten Leistenbruchs
— indirekten Leistenbruchs
— Schenkelbruchs

1. Welches ist die häufigste Pforte für Hernien?

(A) Canalis inguinialis
(B) Lacuna vasorum
(C) Canalis obturatorius
(D) Foramen infrapiriforme
(E) Fossa supravesicalis

2. Die direkten Leistenhernien liegen

(A) medial von der A. epigastrica inferior
(B) medial der Plica umbilicalis medialis
(C) lateral der Plica umbilicalis lateralis
(D) lateral der A. epigastrica inferior
(E) unterhalb des Lig. inguinale

3. Beurteilen Sie bitte die folgenden Aussagen auf ihre Richtigkeit

(1) Der Leistenkanal verbindet denAnulus inguinalis profundus mit dem Anulus inguinalis superficialis.
(2) Im Leistenkanal der Frau verläuft das 'Lig. cardinale'.
(3) Bei angeborenen Leistenhernien ist der Processus vaginalis peritonei stets geschlossen.
(4) Die Vasa epigastrica inferiora begrenzen den Anulus inguinalis profundus von lateral.

(A) nur 1 ist richtig
(B) nur 2 und 3 sind richtig
(C) nur 2 und 4 sind richtig
(D) nur 1, 2 und 4 sind richtig
(E) 1 – 4 = alle sind richtig

4. Welche Aussage trifft nicht zu?
Zum Inhalt des Funiculus spermaticus gehören

(A) Ductus deferens
(B) A. testicularis
(C) Plexus pampiniformis
(D) R. femoralis des N. genitofemoralis
(E) Fascia spermatica interna

5. Welche Aussage trifft nicht zu?

(A) Der Leistenkanal hat eine Länge von ungefähr 40 mm, obwohl die muskulös-sehnige Bauchwand hier nur etwa 6 mm stark ist.
(B) Beim Mann setzen sich oberflächliche Bauchfaszie und Externusaponeurose als Fascia spermatica externa auf den Samenstrang fort.
(C) Die Fossa inguinalis medialis wird lateral durch die Plica umbilicalis lateralis begrenzt, die durch die Vasa epigastrica inferiora aufgeworfen wird.
(D) Das Leistenband trennt die Lacuna musculorum von der Lacuna vasorum.
(E) Mit dem M. iliopsoas zieht der N. femoralis durch die Lacuna musculorum zum Oberschenkel.

Geben Sie bitte an, welchen der in Liste 2 aufgezählten Schichten der Bauchwand die in Liste 1 genannten Schichten des Funiculus spermaticus entsprechen

Liste 1	Liste 2
6. Fascia spermatica interna	(A) Allgemeine äußere Körperfaszie im Bereich des Bauches
7. M. cremaster	(B) M. obliquus externus abdominis
	(C) M. obliquus internus abdominis
	(D) M. rectus abdominis
	(E) Fascia transversalis

8. Der äußere Leistenring projiziert sich auf die

(A) Vasa epigastrica
(B) Fossa inguinalis medialis
(C) Plica umbilicalis medialis
(D) Fossa supravesicalis
(E) Fossa inguinalis lateralis

9. Geben Sie bitte an, welche der folgenden Aussagen zutreffen!

(1) In der Linea alba durchflechten sich die Aponeurosen der schrägen und queren Bauchmuskeln.
(2) Die vordere und seitliche Bauchwandmuskulatur wird oberhalb des Nabels durch Rr. ventrales der 1. – 5. Lumbalnerven innerviert.
(3) Die Länge des männlichen Leistenkanals beträgt etwa 10 cm.
(4) Der äußere Leistenring liegt etwa 0,5 cm unterhalb der Mitte des Lig. inguinale.

(A) nur 1 ist richtig
(B) nur 2 und 3 sind richtig
(C) nur 2 und 4 sind richtig
(D) nur 1, 2 und 4 sind richtig
(E) 1 – 4 = alle sind richtig

10. Welche Aussage trifft nicht zu?
Wandstrukturen des Canalis inguinalis sind

(A) Fascia transversalis
(B) unterer freier Rand vom M. obliquus abdominis internus und M. transversus abdominis
(C) Ligamentum inguinale
(D) M. pyramidalis
(E) Aponeurose des M. obliquus abdominis externus

*) **arcuatus:** gebogen; **Lig.** = Abkürzung für ligamentum: Band; **fovea:** Grube; **ilia:** Gedärme; **pecten:** Kamm; **inguen:** Leistengegend; **fossa:** Grube; **lacuna:** Lücke; **vas:** Gefäß; **cremaster:** Aufhänger; **femur:** Oberschenkel.

1 A, 2 A, 3 A, 4 D, 5 D, 6 E, 7 C, 8 B, 9 A, 10 D

2. Kapitel: Obere Extremität
Schulterblatt

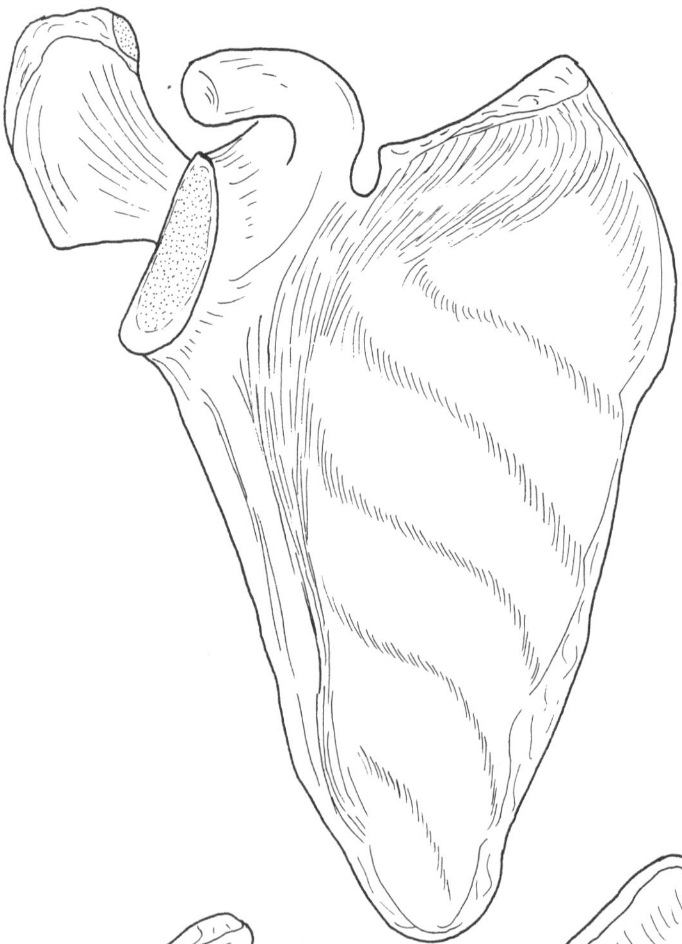

Schulterluxationen:

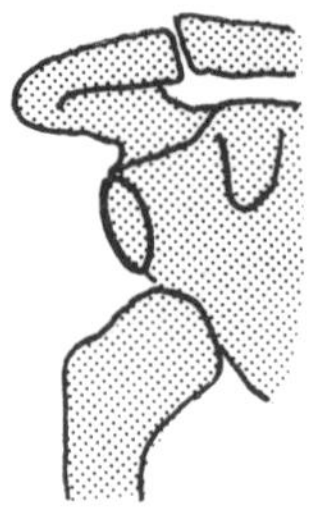

subglenoidal

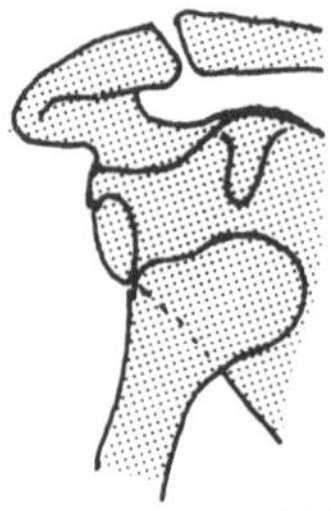

subkorakoidal

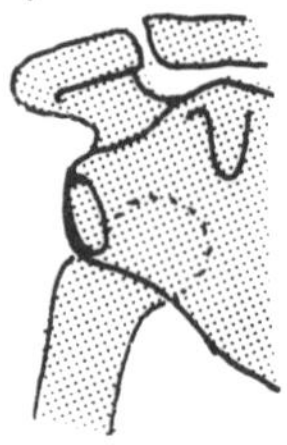

subspinal

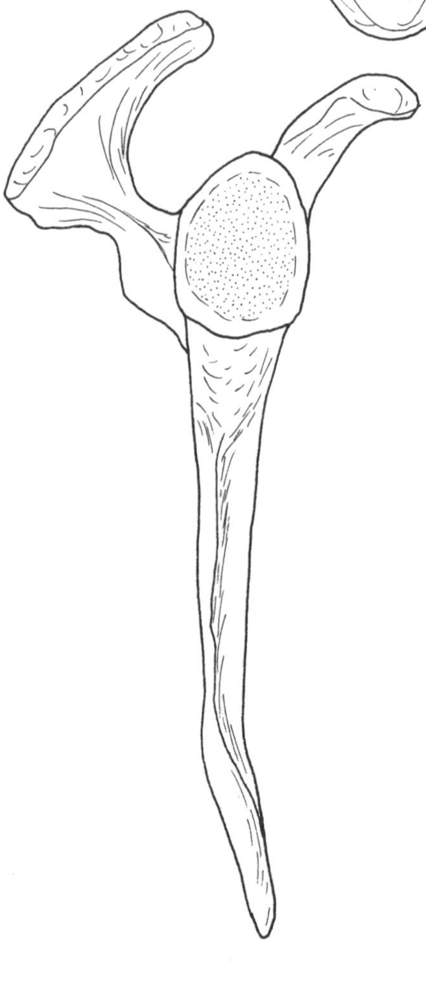

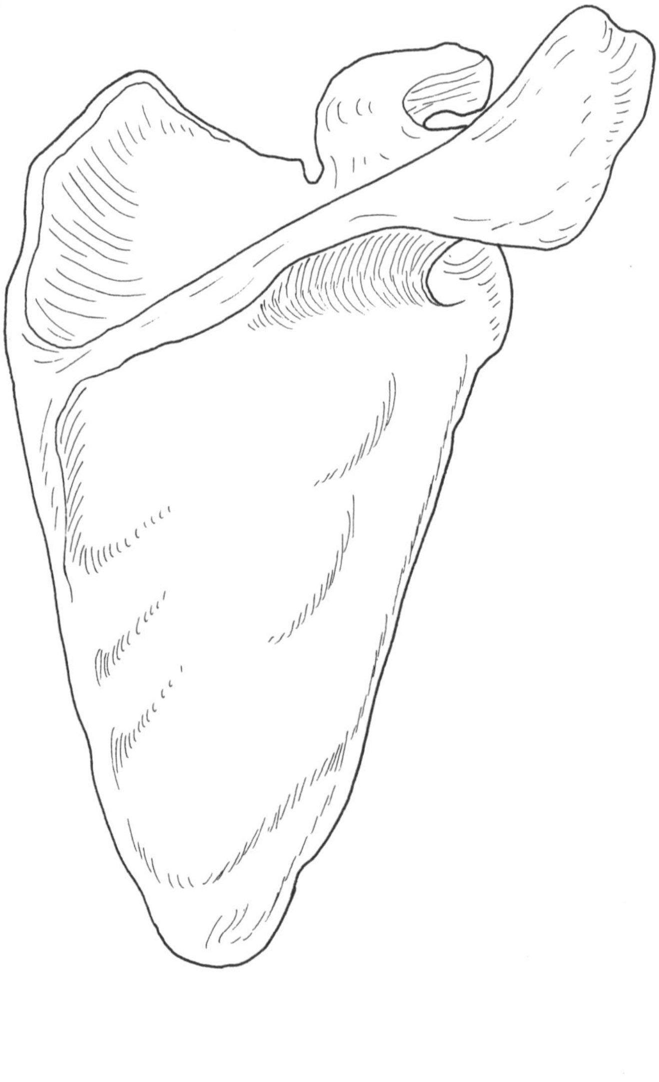

Handelt es sich um das rechte oder um das linke Schulterblatt?
Ordnen Sie zu:

1 Spina scapulae*
2 Acromion*
3 Proc. coracoideus*
4 Angulus superior*
5 Margo medialis*
6 Margo lateralis*
7 Angulus inferior
8 Fossa supraspinata*
9 Fossa infraspinata
10 Facies costalis*
11 Incisura scapulae*
12 Cavitas glenoidalis*
13 Tuberculum supraglenoidale*
14 Tuberculum infraglenoidale
15 Articulatio acromioclaviculare*

Unterstreichen Sie die Strukturen, die Sie bei sich tasten können.

1. Welche Aussage trifft nicht zu?
Beim Lebenden sind folgende Knochenpunkte im Bereich der Schulter tastbar:

(A) Acromion
(B) Tuberculum supraglenoidale
(C) Spina scapulae
(D) Processus coracoideus
(E) Angulus inferior

*) **spina:** Dorn; **scapula:** Schulterblatt; **acromion:** (gr.) Schulterhöhe; **proc.** = Abkürzung für processus: Fortsatz; **coracoideus:** (gr.) rabenschnabelähnlich; **angulus:** Winkel; **superior:** oberer; **margo:** Rand; **medial:** zur Mitte hin gelegen; **lateral:** seitlich; **inferior:** unterer; **fossa:** Graben; **supra:** oberhalb; **infra:** unterhalb; **facies:** Gesicht, Fäche; **incisura:** Einschnitt; **cavitas:** Höhlung; **glenoides:** Gelenkgrübchen; **tuberculum:** kleiner Höcker; **clavis:** Schlüssel.

Schultergelenk

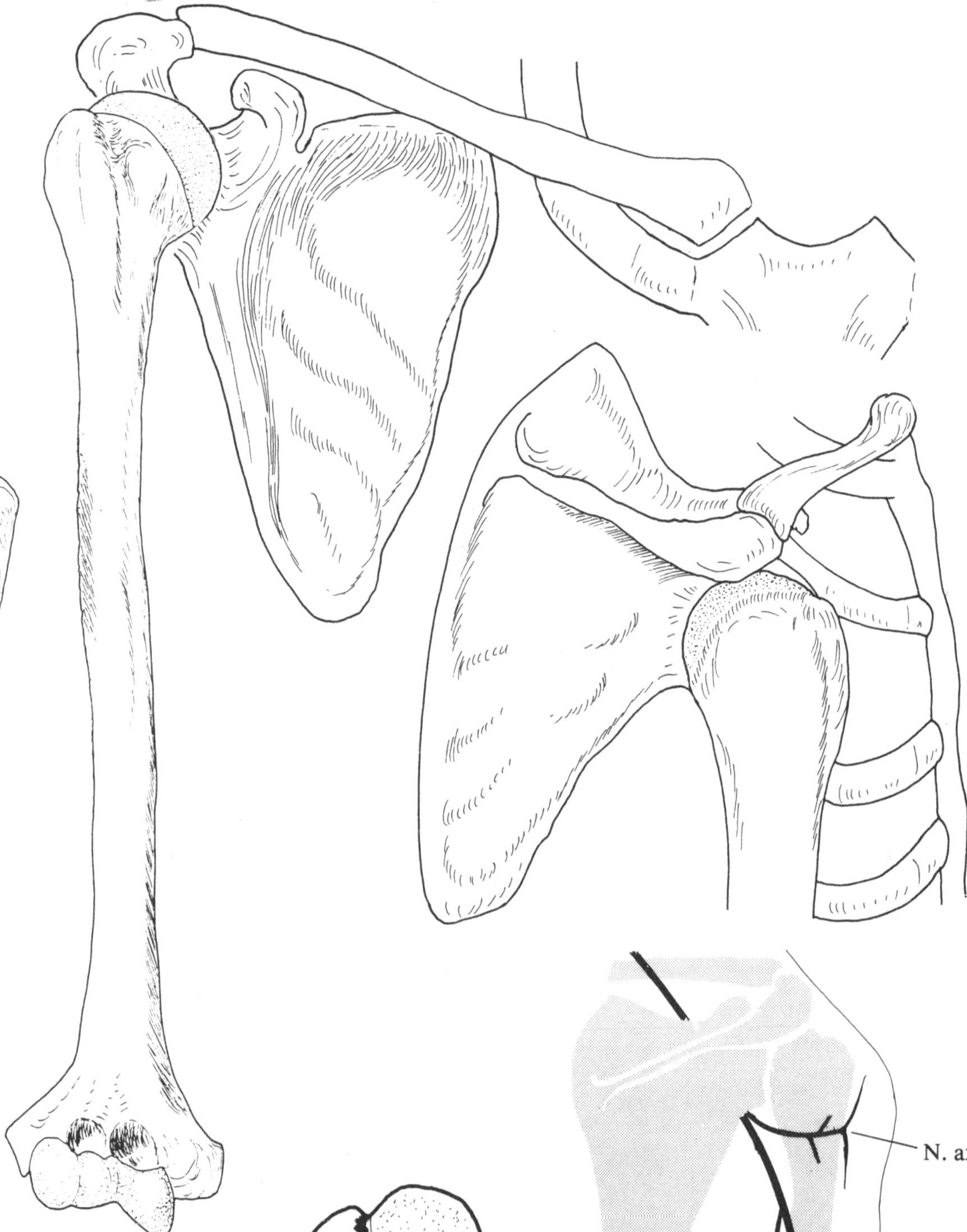

von vorn

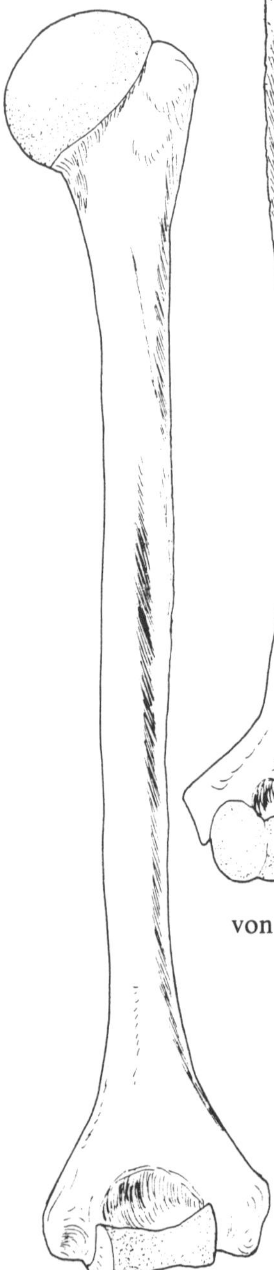

von hinten

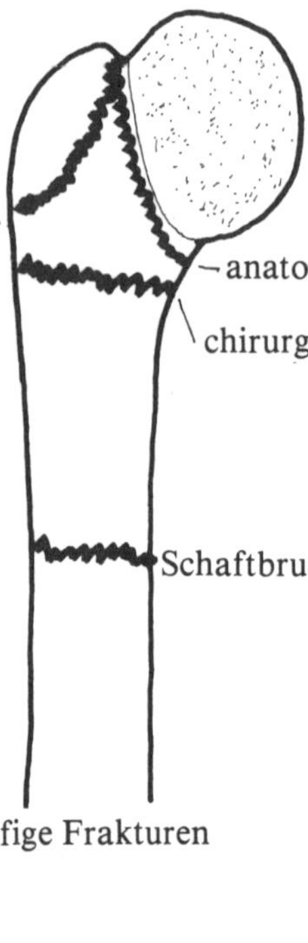

häufige Frakturen

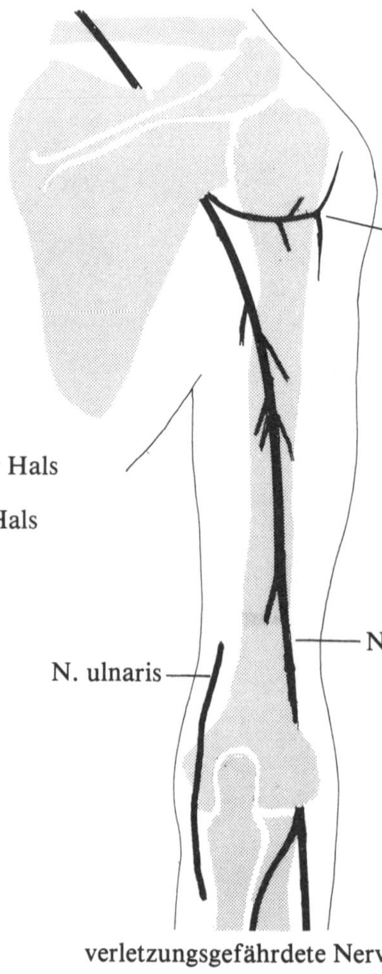

verletzungsgefährdete Nerven

Ordnen Sie zu:

1 Caput humeri*
2 Tuberculum majus
3 Tuberculum minus
4 Collum chirurgicum*
5 Collum anatomicum
6 Sulcus intertubercularis*
7 Tuberositas deltoidea*
8 Sulcus nervi radialis
9 Fossa radialis
10 Fossa coronoidea
11 Fossa olecrani
12 Epicondylus medialis*
13 Epicondylus lateralis
14 Trochlea humeri*
15 Capitulum humeri*
16 Sulcus nervi ulnaris

Zeichnen Sie folgende Bänder ein:

17 Lig. interclaviculare
18 Lig. sternoclaviculare*
19 Lig. costoclaviculare*
20 Lig. coracoclaviculare
21 Lig. acromioclaviculare
22 Lig. coracoacromiale
23 Capsula articularis humeri
24 Tendo m. bicipitis* (Caput longum)

Fühlen Sie bei sich selbst: Clavicula, Acromion, Coracoid, Spina scapulae, Tuberkulum majus u. minus. Tasten Sie das innere und äußere Schlüsselbeingelenk, kreisen Sie hierbei Ihre Schulter bzw. Ihren Arm.

1. Der Humerus kann im Schultergelenk nur bis etwa 90 Grad abduziert werden,

weil

das Lig. coracoacromiale eine Abduktion des Humerus um mehr als 90 Grad unmöglich macht.

2. Der Humerus kann im Schultergelenk nur bis etwa 90 Grad abduziert werden,

weil

das Schulterdach eine Abduktion des Humerus um mehr als 90 Grad unmöglich macht.

3. Welche Aussage trifft nicht zu? – Beim Lebenden sind folgende Knochenpunkte im Bereich der Schulter tastbar:

(A) Acromion
(B) Tuberculum supraglenoidale
(C) Tuberculum minus
(D) Processus coracoideus
(E) Tuberculum majus

Geben Sie bitte zu den in Liste 1 genannten Skelettstellen jeweils den Nerven (Liste 2) an, der wegen seiner Nähe zum Knochen durch Fraktur gefährdet ist!

Liste 1	Liste 2
4. Collum chirurgicum (humeri)	(A) N. medianus
	(B) N. axillaris
5. Collum radii	(C) R. profundus n. radialis
	(D) R. superficialis n. radialis
6. Epicondylus medialis humeri	(E) N. ulnaris

*) **caput:** Kopf; **humerus:** Oberarm; **sulcus:** Rinne; **tuberositas:** Rauhigkeit; **deltoideus:** delta - dreiecksförmig; **epicondylus:** Knochenvorsprung; **trochlea:** (gr.) Rolle; **capitulum:** kleiner Kopf; **biceps:** zweiköpfig.

1 A, 2 A, 3 B, 4 B, 5 C, 6 E (Antwortschema für Verknüpfungsfragen auf Seite 122)

Muskeln des Schultergürtels I

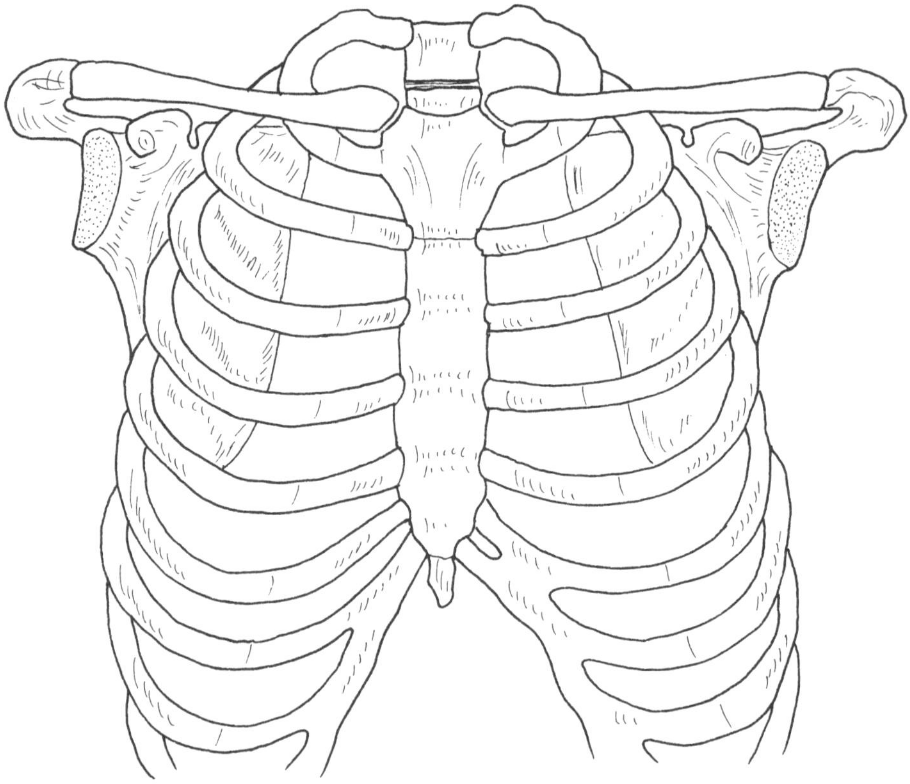

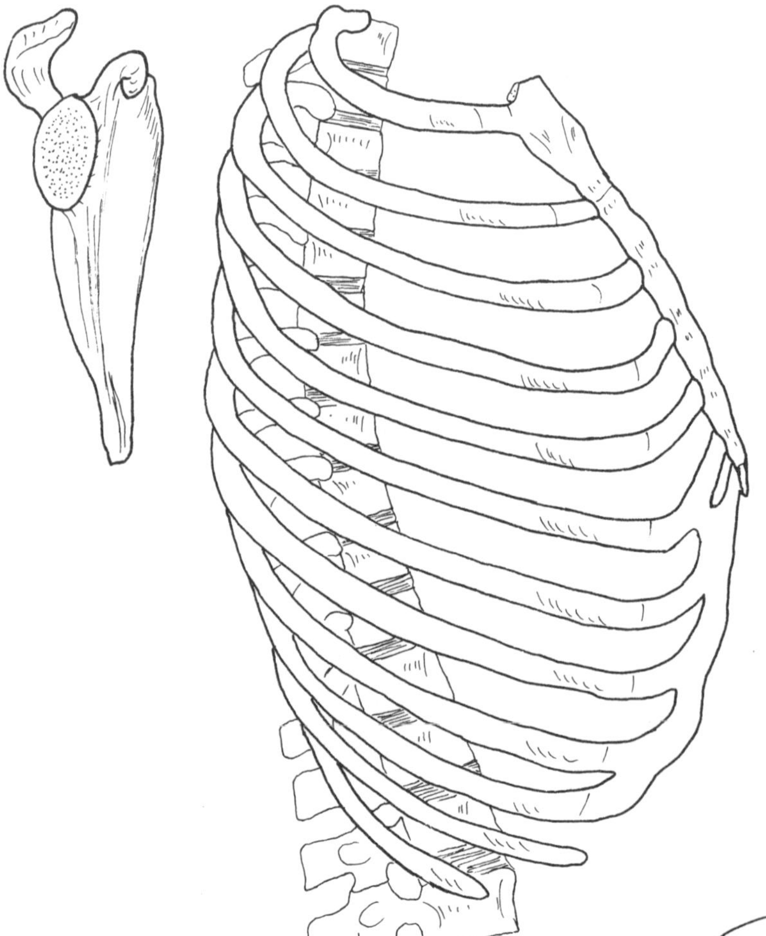

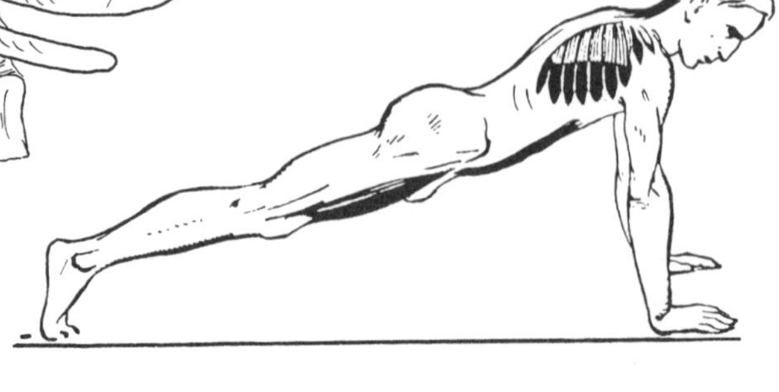

Serratuslähmung:
Bei einer Läsion des N. thoracicus longus (meist durch Verletzungen) kann der nach vorne gedrehte Arm nicht über die Horizontale erhoben werden. Beim Vorstrecken des Armes steht das Schulterblatt (bes. der untere Winkel) flügelförmig ab: **Engelflügelstellung.**

Zeichnen Sie im oberen Bild:
1 M. subclavius (N. subclavius)
2 M. pectoralis minor* (Nn. thoracici ventrales)
3 Ursprünge des M. serratus anterior*
im unteren Bild:
3 M. serratus anterior* (N. thoracicus longus)
2 Ursprünge des M. pectoralis minor

1. Welcher der folgenden Muskeln wird durch den N. thoracicus longus versorgt?

(A) M. deltoideus
(B) M. subscapularis
(C) M. subclavius
(D) M. serratus anterior
(E) M. pectoralis minor

2. Bei einer Lähmung des M. serratus anterior kann der Arm im Schultergelenk nicht mehr abduziert werden,

weil

nach Lähmug des M. serratus anterior das Schulterblatt nicht mehr aktiv bewegt werden kann.

3. Bei Unterbrechung des N. thoracicus longus kann der Arm nicht über die Horizontale hinaus gehoben werden,

weil

bei Unterbrechung des N. thoracicus longus der Angulus inferior des Schulterblattes nicht mehr nach vorne gezogen werden kann.

*) **pectus:** Brust; **serratus:** sägeförmig.

1 D, 2 E, 3 A (Antwortschema für Verknüpfungsfragen auf Seite 122)

Muskeln des Schultergürtels II

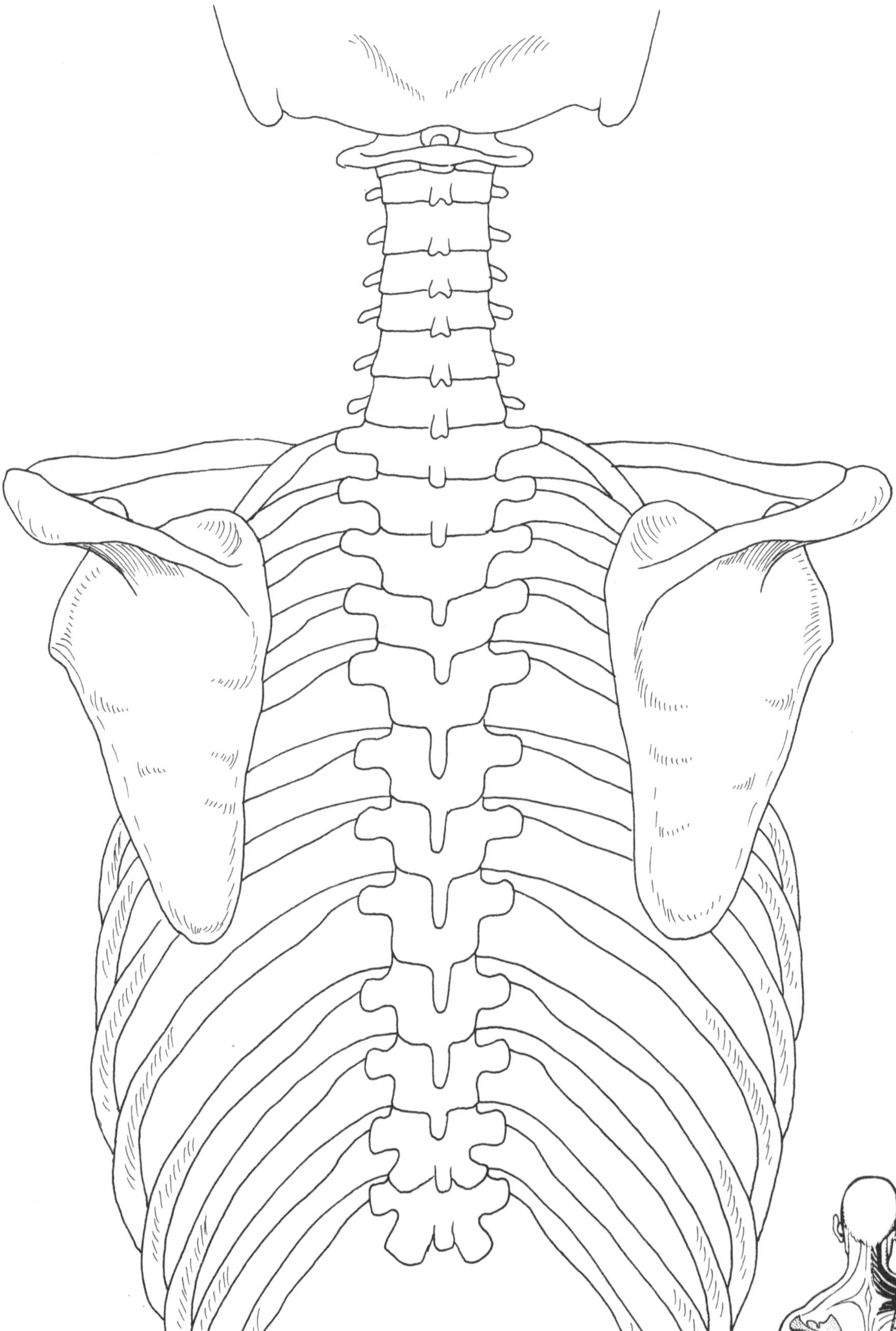

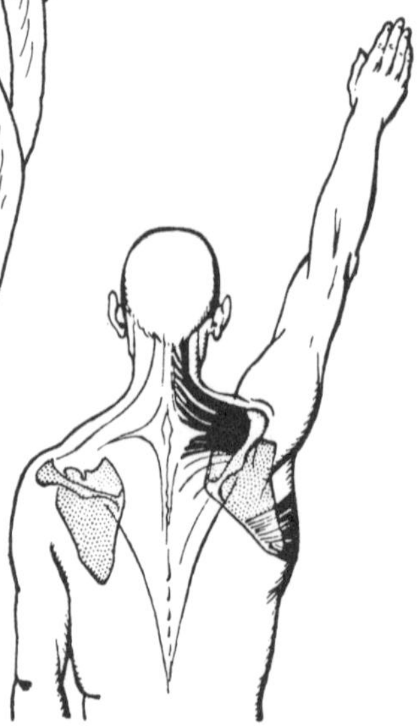

Trapeziuslähmung:
Die Schulter steht tiefer als auf der gesunden Seite, die Seitwärtshebung des Armes ist stark behindert.

Zeichnen Sie rechts:

1 M. levator scapulae* (Plexus cervicalis u. N. dorsalis scapulae)
2 M. rhomboideus* (N. dorsalis scapulae)

links den M. trapezius* (N. accessorius sowie Äste d. Plexus cervicalis) mit seinen drei Anteilen:

3 Pars descendens*
4 Pars transversa
5 Pars ascendens

1. Welche Aussage trifft nicht zu?

Bei einer vollständigen Lähmung des M. trapezius

(A) ist der obere Schulterblattwinkel der Wirbelsäule angenähert
(B) steht die Schulter auf der kranken Seite tiefer als auf der gesunden Seite
(C) kann die Schulter nur noch mit geringer Kraft durch den M. levator scapulae gehoben werden
(D) ist die Seitwärtshebung des Armes über die Horizontale zumindest deutlich behindert
(E) ist die Beweglichkeit des Schultergelenkes nicht eingeschränkt

2. Der M. trapezius kann die Gelenkpfanne des Schulterblatts kranialwärts drehen,

weil

die absteigenden und aufsteigenden Fasern des M. trapezius unterschiedlich weit lateral an der Spina scapulae inserieren.

3. Welcher der angegebenen Muskeln ist sowohl als Heber als auch als Senker des Schultergürtels zu bezeichnen?

(A) M. rhomboideus
(B) M. levator scapulae
(C) M. trapezius
(D) M. latissimus dorsi
(E) M. teres major

*) **levator:** Heber; **rhomboideus:** rautenförmig; **pars:** Teil; **descendens:** absteigend; **trapezius:** trapezförmig; **transversus:** querverlaufend; **ascendens:** aufsteigend.

1 A, 2 A, 3 C (Antwortschema für Verknüpfungsfragen auf Seite 122)

Muskeln des Schultergelenks I

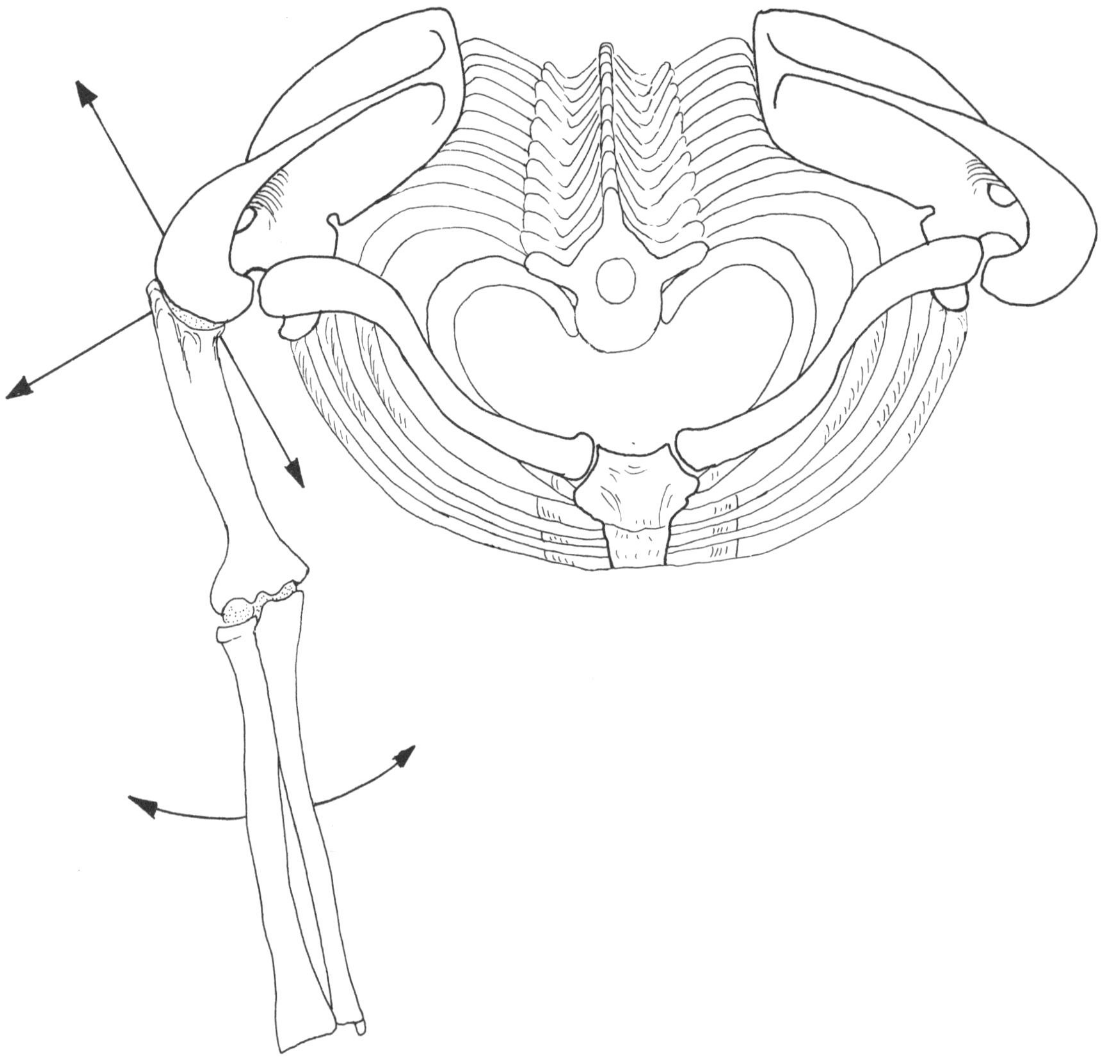

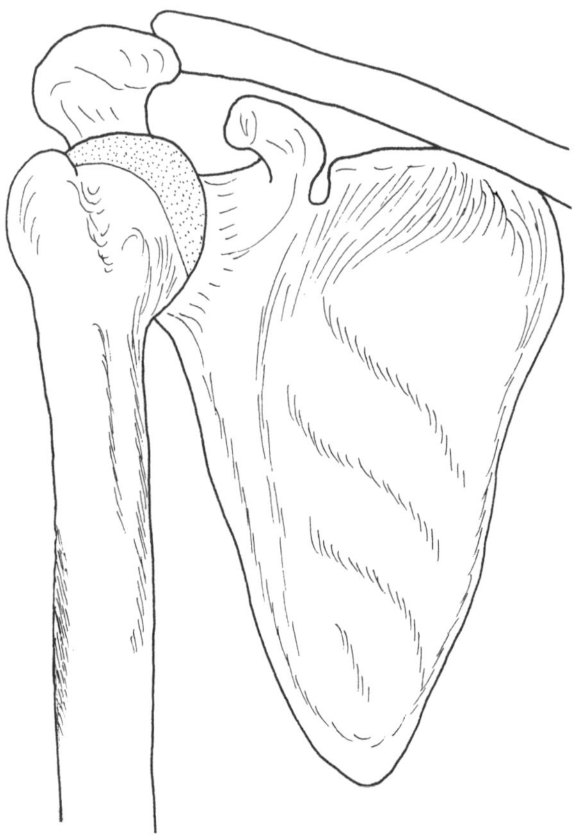

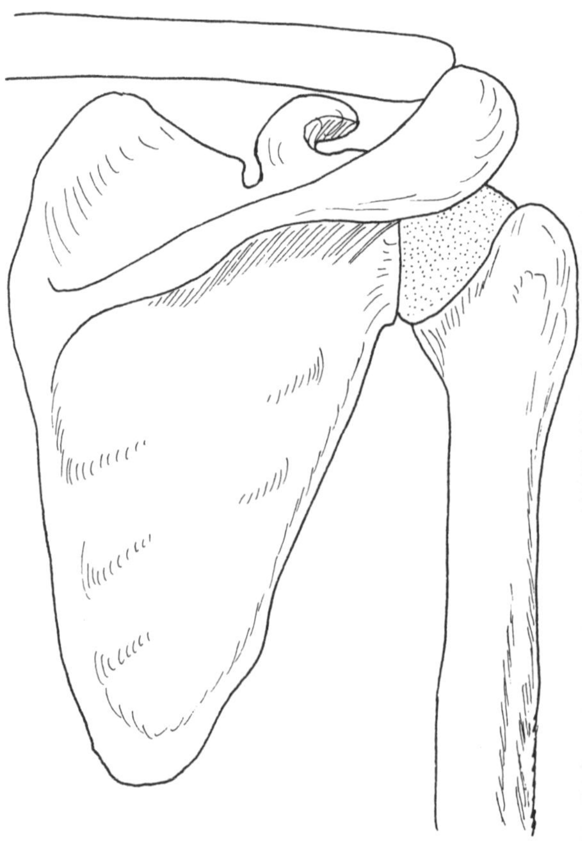

In der oberen Zeichnung geben die Pfeile folgende Bewegungsmöglichkeiten an:

1 reine Anteversion
2 reine Retroversion
3 reine Abduktion
4 Innenrotation
5 Außenrotation

Kreuzen Sie bei der Bearbeitung dieser und der folgenden Seiten an, bei welchen Bewegungen die folgenden Muskeln beteiligt sind:

	Abduktion	Adduktion	Retroversion	Anteversion
M. supraspinatus				
M. teres major				
M. coracobrachialis				
M. latissimus dorsi				
M. deltoideus, pars clavicularis				
pars acromialis				
pars spinalis				
M. pectoralis major				

Tragen Sie in den unteren Zeichnungen folgende Innen- und Außenrotatoren ein:

Außenrotation

6 M. supraspinatus (N. suprascapularis)
7 M. infraspinatus (N. suprascapularis)
8 M. teres minor (N. axillaris)

Innenrotation

9 M. coracobrachialis (N. musculocutaneus)
10 M. subscapularis (N. subscapularis)
11 M. teres major (N. subscapularis und/oder N. thoracodorsalis)

Außenrotatorisch wirkt außerdem die Pars spinalis des M. deltoideus, innenrotatorisch wirken außerdem die Pars clavicularis und der M. latissimus dorsi.

1. Die Außenrotation im Schultergelenk wird bewirkt durch den

(1) M. teres major
(2) M. infraspinatus
(3) M. teres minor
(4) M. latissimus dorsi

(A) nur 1 ist richtig
(B) nur 2 und 3 sind richtig
(C) nur 2 und 4 sind richtig
(D) nur 1, 2 und 4 sind richtig
(E) 1 – 4 = alle sind richtig

Welche funktionelle Wirkung (A) bis (E) auf das Schultergelenk wird von den aufgeführten Muskeln der Liste 1 erzeugt?

Liste 1	Liste 2
2. M. serratus anterior	(A) Abduktion
	(B) Innenrotation u. Adduktion
3. M. teres minor	(C) Außenrotation
	(D) Schrägstellung der Ebene der Gelenkpfanne
	(E) Retroversion

Welche der unter (A) bis (E) genannten Muskeln werden von den Nerven in Liste 1 innerviert?

Liste 1	Liste 2
4. N. thoracicus longus	(A) M. infraspinatus
	(B) M. teres minor
5. N. suprascapularis	(C) M. serratus anterior
	(D) M. latissimus dorsi
	(E) M. deltoideus

6. Welche Aussage trifft nicht zu?
Innenrotatoren des Armes im Schultergelenk sind

(A) M. latissimus dorsi
(B) M. teres major
(C) M. teres minor
(D) M. subscapularis
(E) M. pectoralis major

7. Welche Aussage über das Schultergelenk trifft zu?

(A) Die Sehnenfasern des M. deltoideus strahlen in die Schultergelenkkapsel ein.
(B) Zur Rotatorenmanschette des Schultergelenks gehört der M. supraspinatus.
(C) Der M. latissimus dorsi wirkt im Schultergelenk bei der Außenrotation mit.
(D) Der M. serratus anterior wirkt im Schultergelenk bei der Außenrotation mit
(E) Der M. teres minor wirkt im Schultergelenk bei der Innenrotation mit.

*) **anteversio:** Neigung nach vorn; **retroversio:** Neigung nach hinten; **teres:** rund; **latissimus:** der breiteste; **dorsum:** Rücken.

1 B, 2 D, 3 C, 4 C, 5 A, 6 C, 7 B

Muskeln des Schultergelenks II

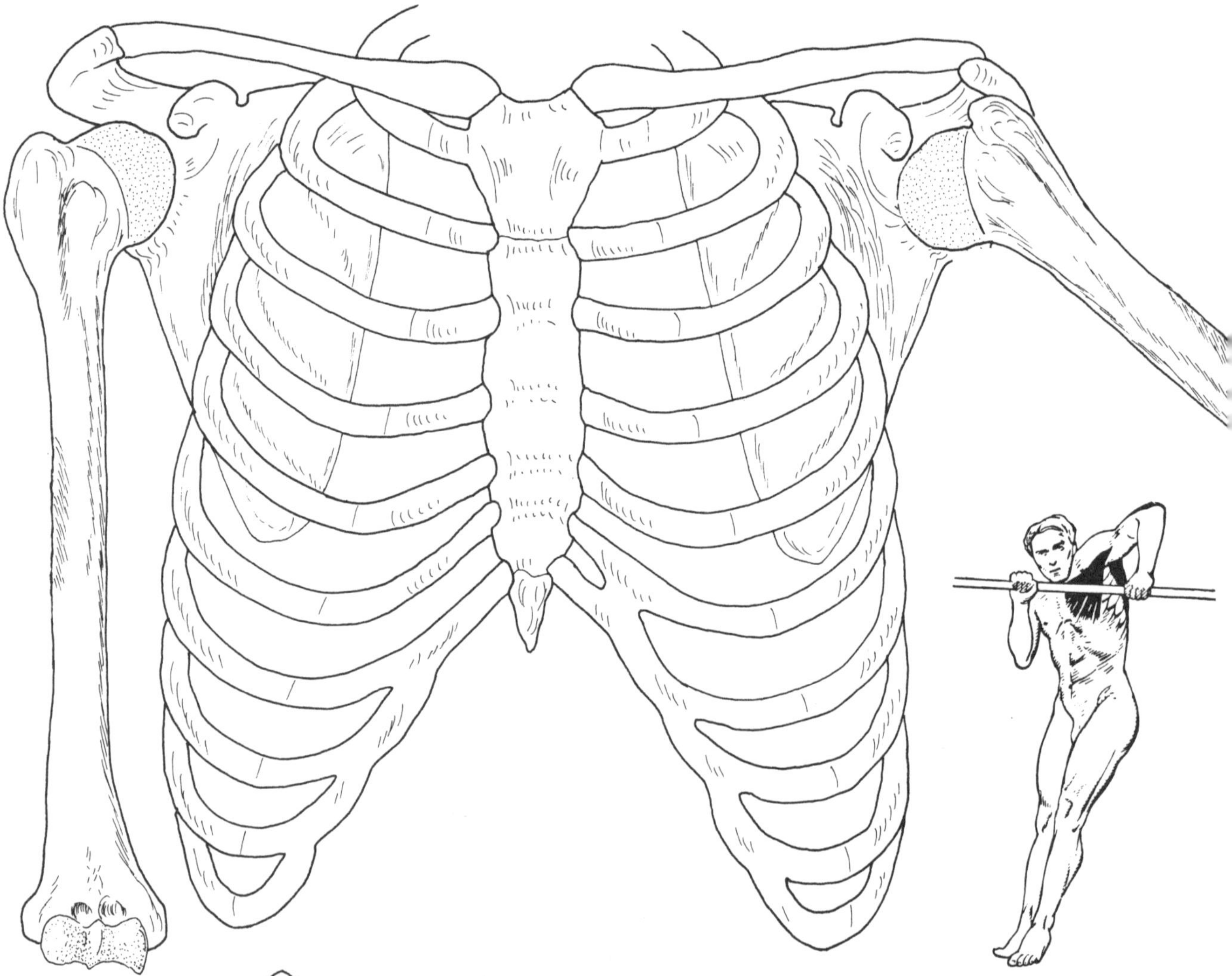

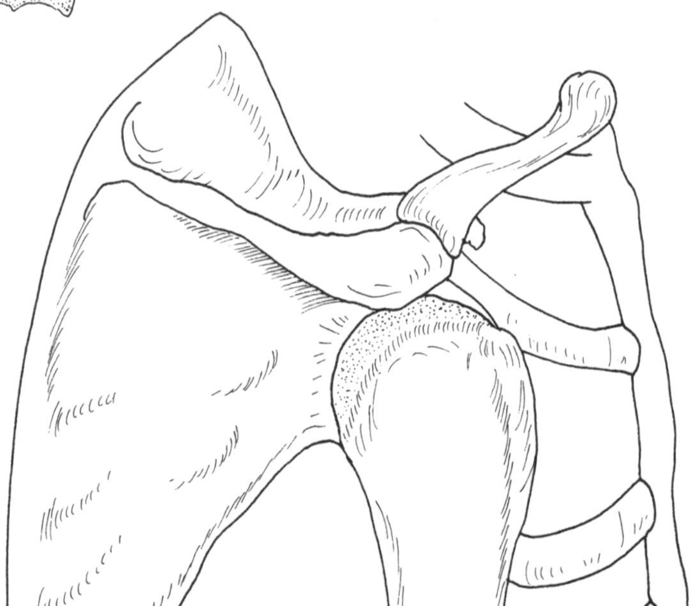

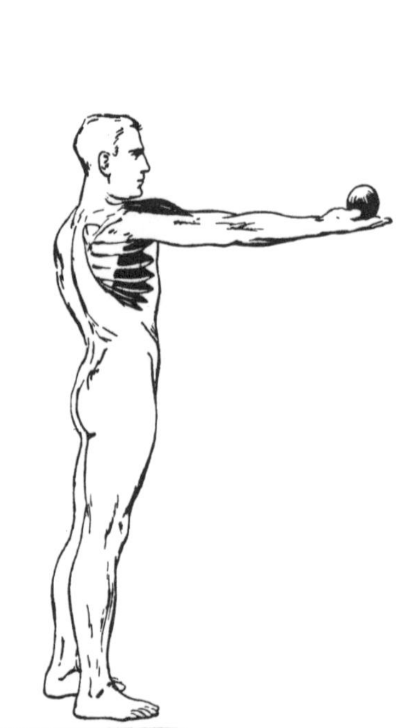

Deltoideuslähmung (N. axillaris): Der Arm kann nicht über die Horizontale gehoben werden. Durch Atrophie der Muskulatur ist das Schulterrelief abgeflacht. Weil der M. deltoideus der stärkste Muskel des Schultergelenks ist, droht die Bildung eines Schlottergelenkes.
Therapie: Schulterversteifung, der Oberarm kann dann durch die Schulterblattmuskeln bewegt werden.

Zeichnen Sie in die obere Abbildung den M. pectoralis major (Nn. thoracici ventrales) mit allen seinen Ursprüngen ein.

In die untere Abbildung zeichnen Sie bitte den M. deltoideus (N. axillaris) mit seinen drei Anteilen ein:

1 Pars clavicularis
2 Pars acromialis
3 Pars spinalis

1. Beim Ausfall des abgebildeten Nerven am Oberarm ist in der Regel gelähmt der

(A) M. coracobrachialis
(B) M. biceps brachii
(C) M. triceps brachii
(D) M. deltoideus
(E) M. brachioradialis

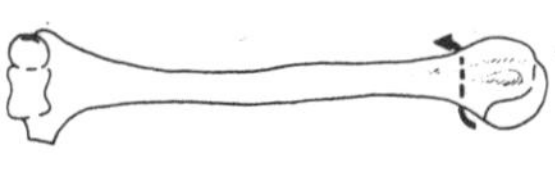

Muskeln des Schultergelenks III

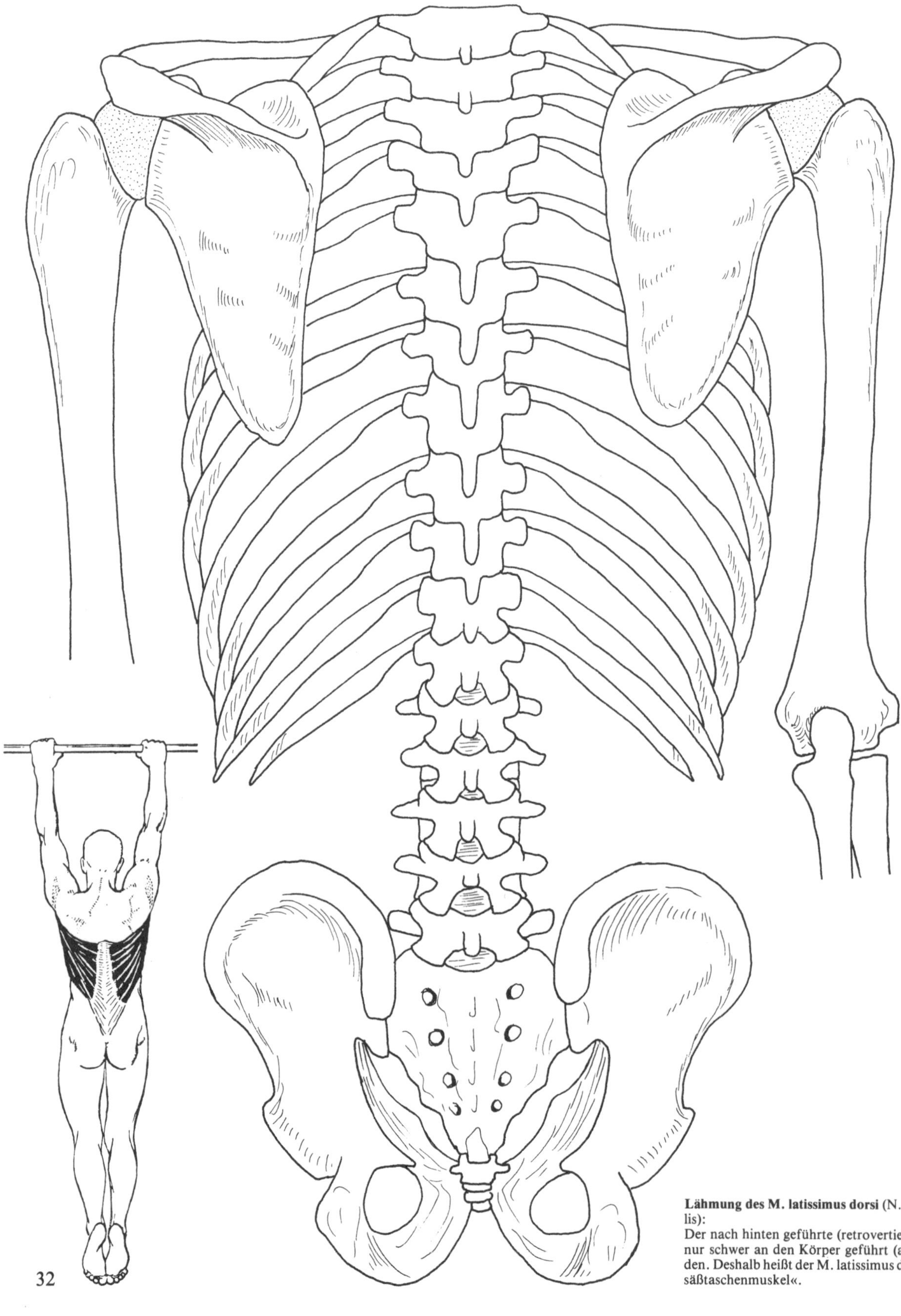

Lähmung des M. latissimus dorsi (N. thoracodorsalis):
Der nach hinten geführte (retrovertierte) Arm kann nur schwer an den Körper geführt (adduziert) werden. Deshalb heißt der M. latissimus dorsi auch »Gesäßtaschenmuskel«.

Zeichnen Sie den M. latissimus dorsi (N. thoracodorsalis) mit seinen 4 Ursprüngen:

1 Pars vertebralis
2 Pars iliaca
3 Pars costalis
4 Pars scapularis
5 Fascia thoracolumbalis

Geben Sie bitte für die in Liste 1 genannten Muskeln jeweils den Nerven (Liste 2) an, dessen Schädigung eine Lähmung des betreffenden Muskels verursachen kann!

	Liste 1	Liste 2
1.	M. serratus anterior	(A) N. thoracodorsalis
		(B) N. accessorius
2.	M. latissimus dorsi	(C) N. thoracicus longus
		(D) N. axillaris
3.	M. trapezius	(E) N. suprascapularis

Welche der in Liste 2 genannten Muskeln werden von den Nerven in Liste 1 innerviert?

	Liste 1	Liste 2
4.	N. thoracodorsalis	(A) M. infraspinatus
		(B) M. teres minor
5.	N. axillaris	(C) M. serratus anterior
		(D) M. latissimus dorsi
		(E) M. coracobrachialis

*) **lumbus:** Lende.

1 C, 2 A, 3 B, 4 D, 5 B

Ellenbogengelenk

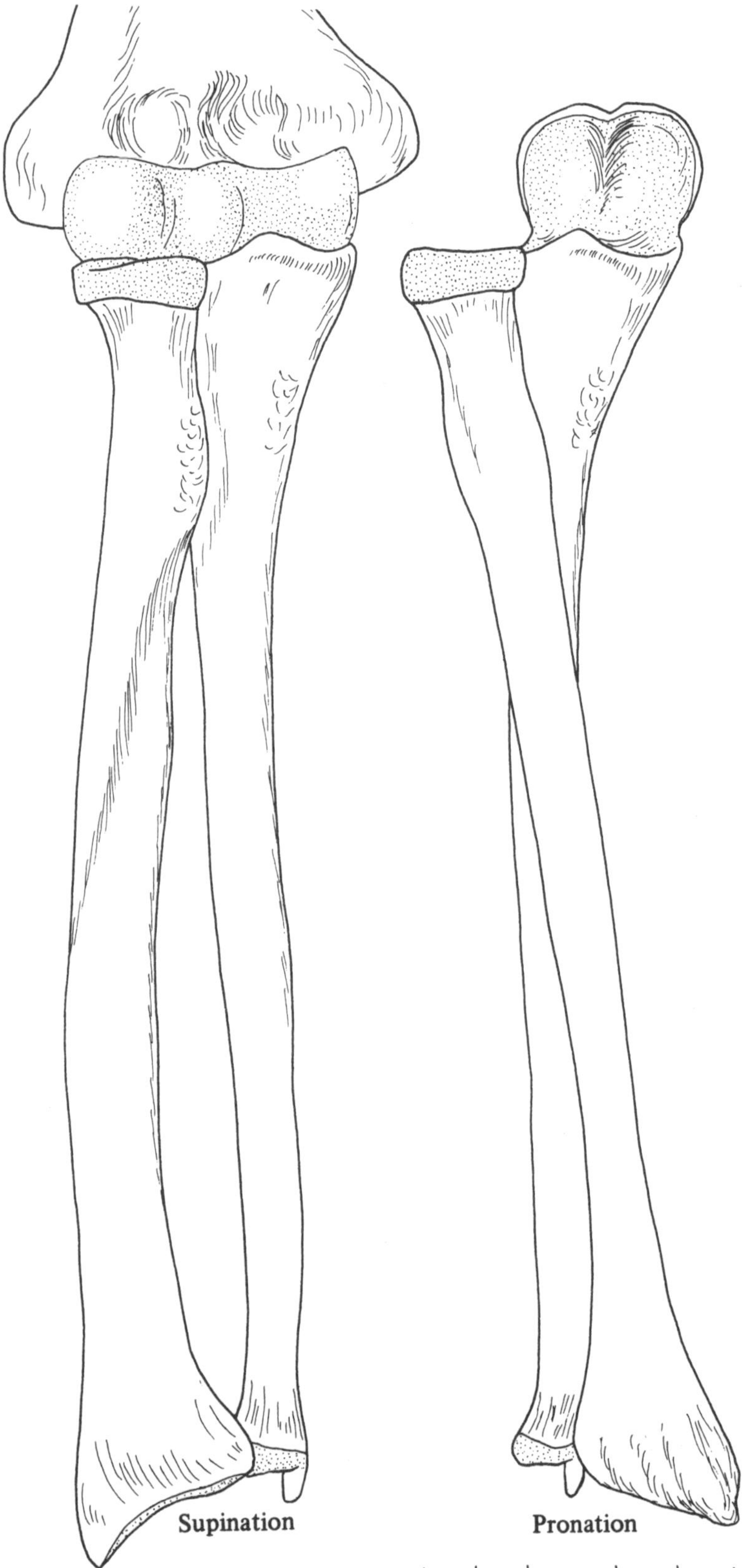

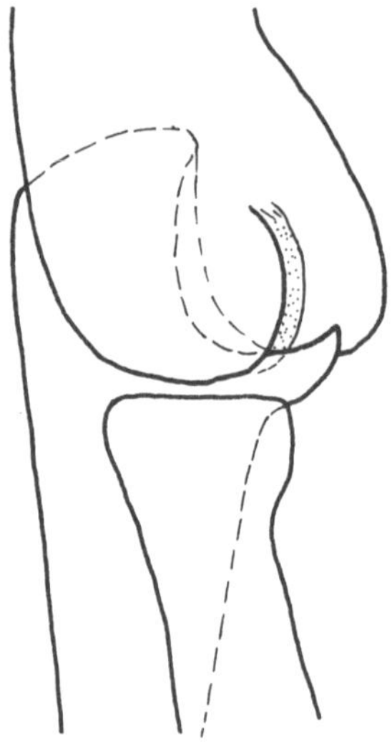

Ellenbogengelenk von der Seite

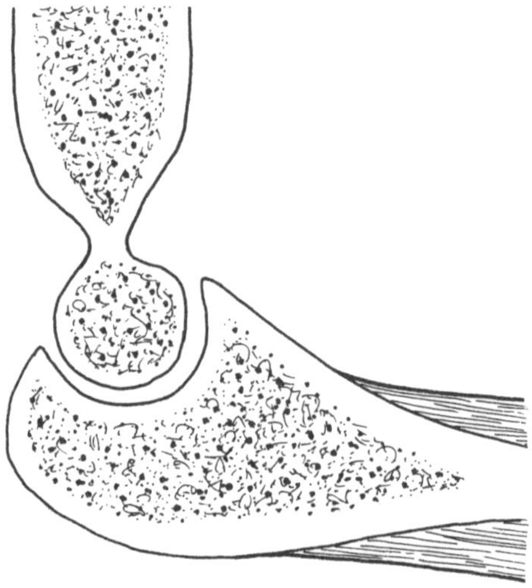

Längsschnitt durch das Ellenbogengelenk

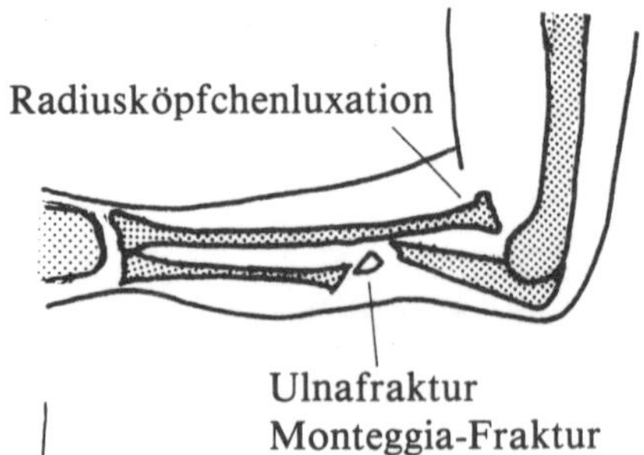

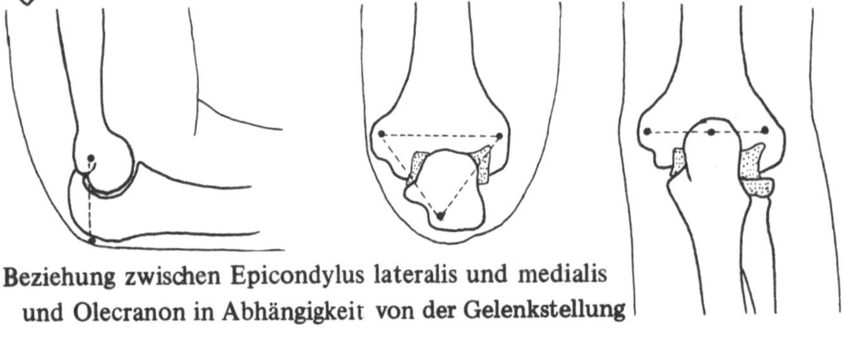

Beziehung zwischen Epicondylus lateralis und medialis und Olecranon in Abhängigkeit von der Gelenkstellung

Handelt es sich um den rechten oder linken Unterarm? Deuten Sie in beiden Zeichnungen durch einen Pfeil die Lage des Daumens an.

Ordnen Sie zu:

1 Ulna
2 Radius
3 Epicondylus medialis
4 Epicondylus lateralis
5 Trochlea
6 Capitulum humeri
7 Caput radii
8 Collum radii
9 Tuberositas radii
10 Tuberositas ulnae
11 Incisura trochlearis*
12 Margo interosseus radii, ulnae
13 Proc. styloideus radii*
14 Proc. styloideus ulnae
15 Olecranon

Malen Sie die

16 Articulatio humeroradialis
17 Articulatio humeroulnaris
18 Articulatio radioulnaris proximalis*

jeweils mit einer anderen Farbe aus.

Zeichnen Sie ein:

19 Lig. collaterale ulnare*
20 Lig. collaterale radiale
21 Lig. anulare radii*
22 Capsula articularis

Messen Sie an Ihrem eigenen Ellenbogengelenk den Abstand von Olecranon zum Epicondylus medialis und lateralis bei gestrecktem und gebeugtem Unterarm. Tragen Sie die gemessenen Werte in die Zeichnung ein.

1. Das Ligamentum anulare radii
   (A) hat seine Fixpunkte nur an der Ulna
   (B) verhindert die Ulnaabduktion
   (C) hemmt die Überstreckung
   (D) umfaßt das Collum radii
   (E) hat seine Fixpunkte an Humerus und Radius

2. Das Ligamentum anulare radii
   (A) hat seine Fixpunkte nur an der Ulna
   (B) verhindert die Radialabduktion
   (C) hemmt die Überstreckung
   (D) umfaßt das Collum radii
   (E) hat seine Fixpunkte an Humerus und Radius

Bitte ordnen Sie den Begriffen der Liste 1 das zutreffende Gelenk (Teilgelenk) aus Liste 2 zu:

Liste 1
3. Incisura trochlearis
4. Incisura radialis ulnae

Liste 2
(A) Articulatio humeroradialis
(B) Articulatio humeroulnaris
(C) Articulatio radioulnaris proximalis
(D) Articulatio radioulnaris distalis
(E) Articulatio radiocarpea

5. Welche der folgenden Aussagen über die Bänder des Ellenbogengelenks treffen zu?
   (1) Das Lig. anulare radii beginnt und endet an der Ulna.
   (2) Das Lig. anulare radii umläuft den Radiuskopf.
   (3) Das Lig. collaterale ulnare entspringt vom Epicondylus medialis humeri und setzt an der Ulna an.
   (4) Das Lig. collaterale radiale entspringt vom Epicondylus lateralis humeri und setzt am Radius an.
   (A) nur 1 und 2 sind richtig
   (B) nur 2 und 3 sind richtig
   (C) nur 1, 2 und 3 sind richtig
   (D) nur 1, 2 und 4 sind richtig
   (E) 1 – 4 = alle sind richtig

*) **incisura:** Einschnitt; **stylos:** Griffel; **proximalis:** rumpfwärts (im Gegensatz zu distalis); **collateralis:** seitlich; **anulus:** kleiner Ring.

1 A, 2 A, 3 B, 4 C, 5 C

Strecker des Arms

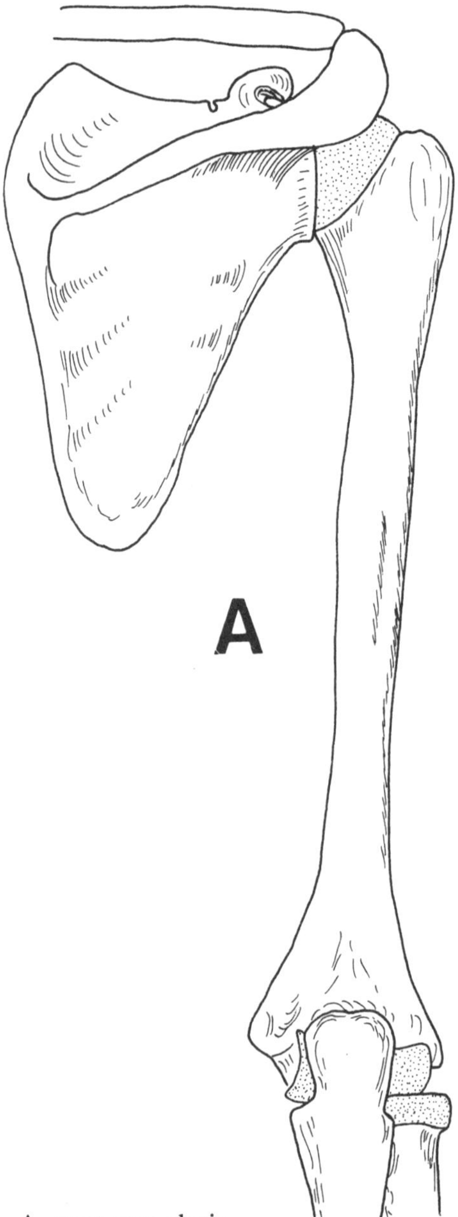

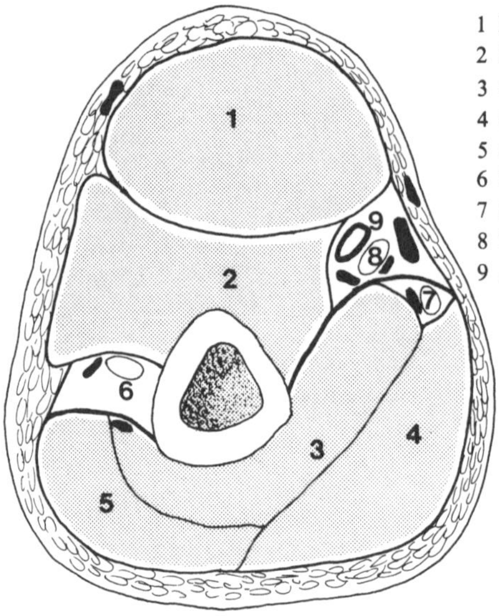

1 M. biceps brachii
2 M. brachialis
3 Caput mediale m. tricipitis brachii
4 Caput longum m. tricipitis brachii
5 Caput laterale m. tricipitis brachii
6 N. radialis
7 N. ulnaris
8 N. medianus
9 A. brachialis

Schnitt durch d. mittl. Drittel d. re. Oberarmes

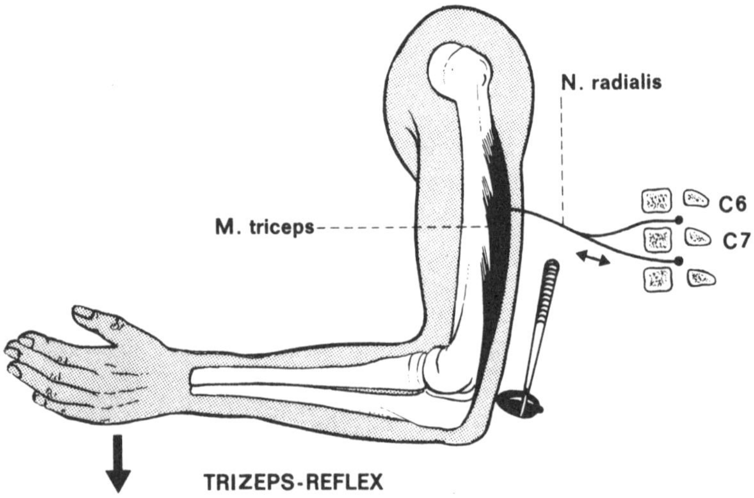

TRIZEPS-REFLEX
(nach Delank)

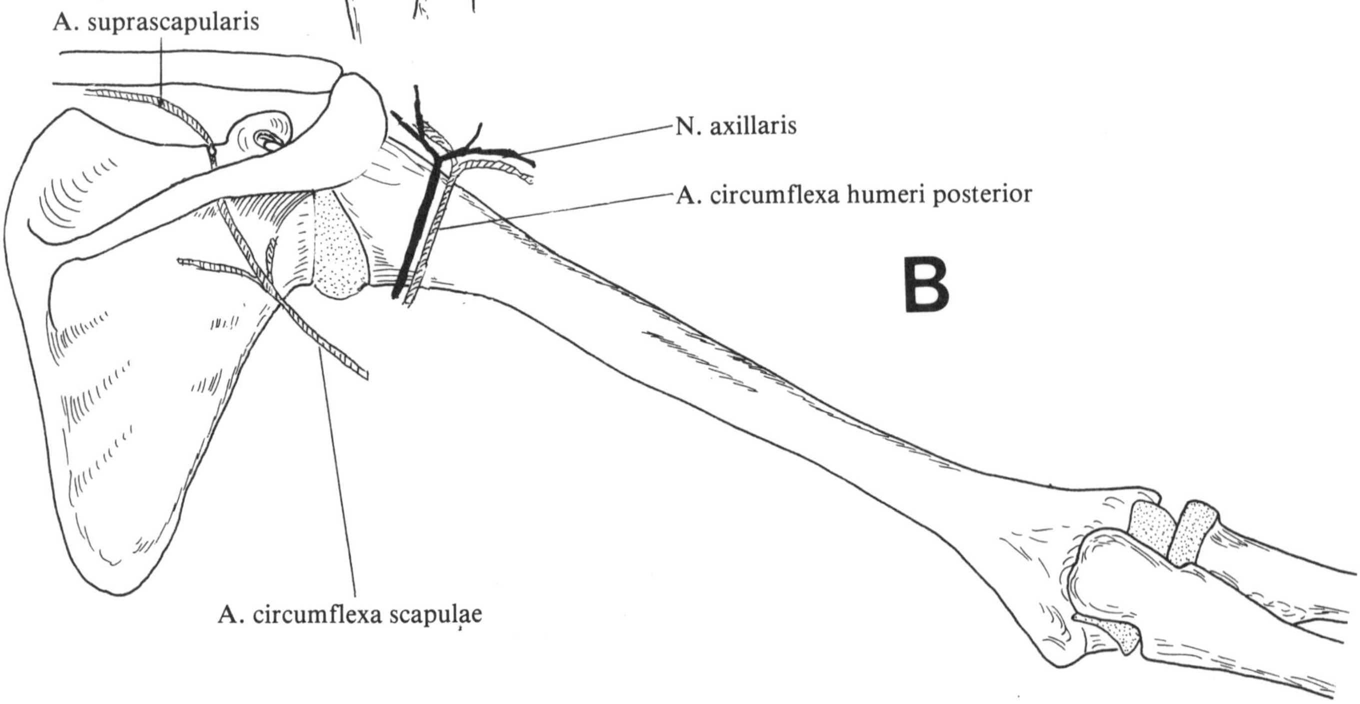

Zeichnen Sie folgende Muskeln ein:

Abbildung A:
1 M. triceps brachii (N. radialis)*
 a Caput longum
 b Caput laterale
 c Caput mediale
2 M. anconeus (N. radialis)*

Abbildung B:
1a Caput longum
3 M. teres major (N. subscapularis
4 M. teres minor (N. axillaris)

Kennzeichnen Sie die mediale und laterale Achsellücke.

1. Der M. triceps brachii ist bei einer frakturbedingten Durchtrennung des N. radialis in Höhe des Sulcus n. radialis meist nicht gelähmt,

 weil

 der M. triceps brachii von Radialisästen innerviert wird, die den Nerven in der Regel vor Eintritt in den "Radialiskanal" verlassen.

2. Welche Aussage trifft nicht zu?

 (A) Der Processus coracoideus ist unterhalb der Clavicula tastbar
 (B) Der M. latissimus dorsi bildet gemeinsam mit dem M. teres major den Inhalt der hinteren Achselfalte
 (C) An der Begrenzung der medialen Achsellücke ist das Collum chirurgicum beteiligt
 (D) Der M. subscapularis inseriert am Tuberculum minus humeri
 (E) Der M. supraspinatus ist ein (schwacher) Abduktor des Oberarms

3. Prüfen Sie bitte, welche Aussagen über die laterale Achsellücke zutreffen!

 (1) Durch sie tritt die A. circumflexa scapulae.
 (2) Durch sie treten die A. circumflexa humeri posterior und der N. axillaris.
 (3) Sie wird lateral vom Humerusschaft begrenzt.
 (4) Durch sie tritt der N. radialis.

 (A) nur 1 ist richtig
 (B) nur 2 ist richtig
 (C) nur 2 und 3 sind richtig
 (D) nur 1, 3 und 4 sind richtig
 (E) nur 2, 3 und 4 sind richtig

4. Durch die laterale Achsellücke verlaufen gemeinsam

 (A) A. circumflexa humeri anterior + N. axillaris
 (B) A. circumflexa scapulae + N. axillaris
 (C) A. circumflexa humeri posterior + N. axillaris
 (D) A. axillaris + N. axillaris
 (E) A. axillaris + N. dorsalis scapulae

5. Welche Aussage trifft nicht zu?

 Im Bereich der Ellenbeuge und des Ellenbogens ist/sind

 (A) bei gestrecktem Arm Epicondylus medialis, Epicondylus lateralis und Olecranon in einer Linie liegend tastbar
 (B) der N. ulnaris dorsal des Epicondylus medialis zu tasten
 (C) bei gestrecktem Arm die Aponeurosis m. bicipitis brachii gespannt
 (D) die Vena intermedia cubiti und die A. brachialis durch die Aponeurosis m. bicipitis brachii getrennt
 (E) der Verlauf des N. medianus oberflächlich zur Aponeurosis m. bicipitis brachii

*) **triceps:** dreiköpfig; **anconeus:** zum Ellenbogen gehörig.

1 A, 2 C, 3 C, 4 C, 5 E (Antwortschema für Verknüpfungsfragen auf Seite 122)

Beuger des Arms

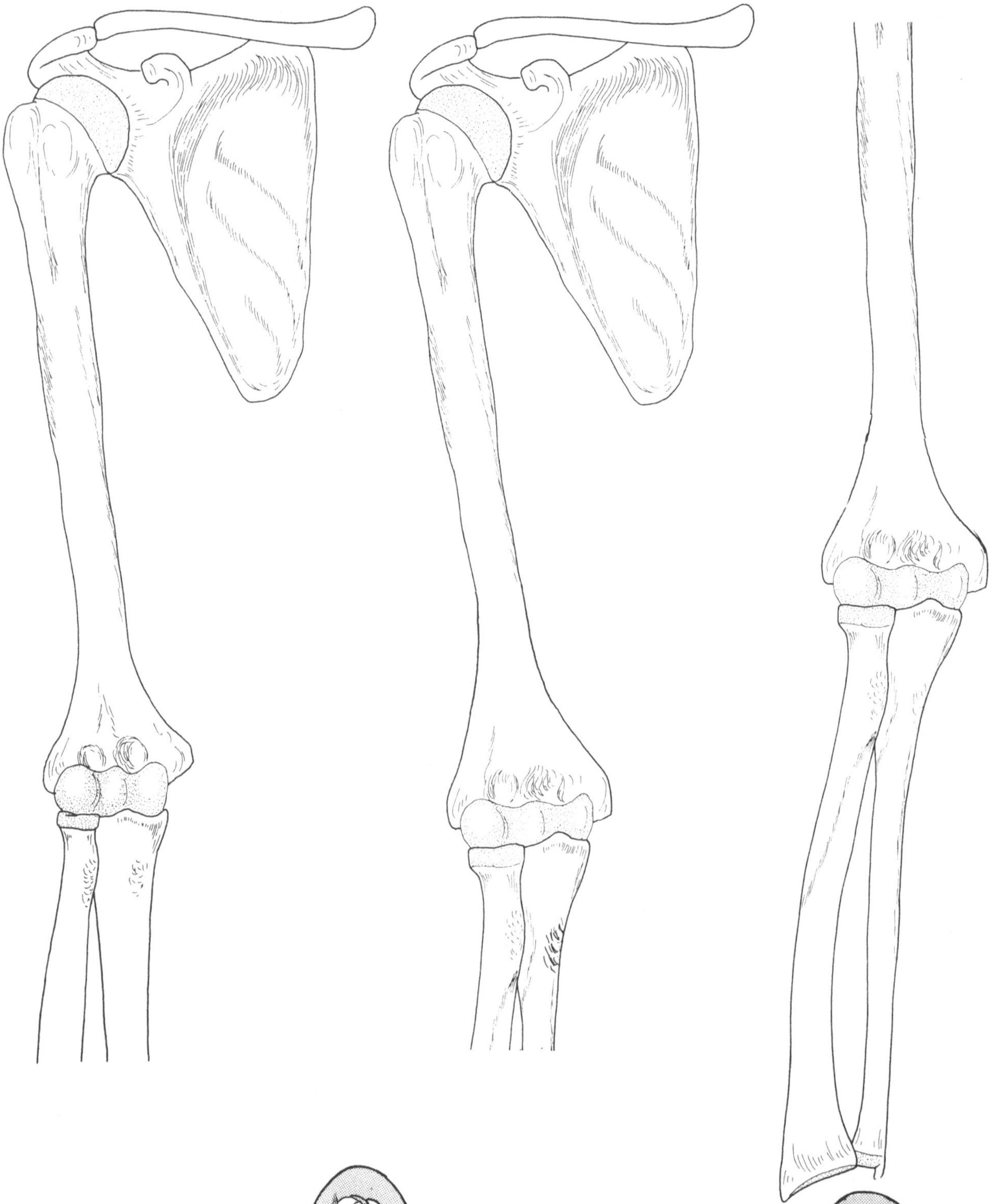

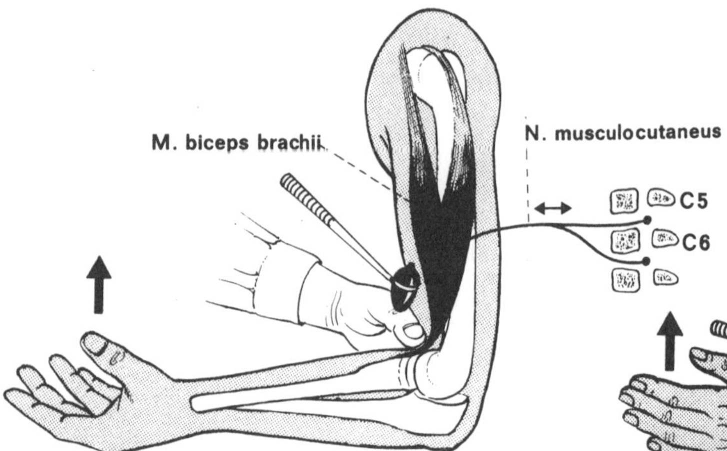

BIZEPSREFLEX

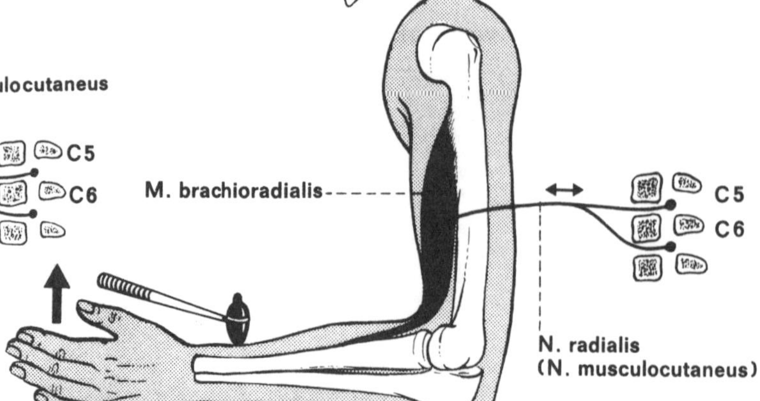

BRACHIORADIALIS-REFLEX
(sog. Radius-Periost-Reflex)

(nach Delank)

Zeichnen Sie folgende Muskeln ein:
1 M. biceps brachii (N. musculocutaneus)
  a Caput longum
  b Caput breve
2 M. brachialis (N. musculocutaneus)
3 M. brachioradialis (N. radialis)

Tasten Sie diese Muskeln an ihrem eigenen Arm.

1. Welche Aussage(n) über den M. biceps brachii trifft (treffen) zu?

(1) Der Bauch des M. biceps brachii wandert bei Supination nach proximal.
(2) Der M. biceps brachii wirkt bei der Pronation mit.
(3) Bei Ausfall der Innervation des M. biceps brachii ist eine Beugung im Ellenbogengelenk nicht mehr möglich.
(4) Die Ursprungssehne des kurzen Kopfes des M. biceps brachii verläuft durch die Gelenkhöhle des Schultergelenkes.

(A) nur 1 ist richtig
(B) nur 1 und 4 sind richtig
(C) nur 2 und 3 sind richtig
(D) nur 3 und 4 sind richtig
(E) 1 – 4 = alle sind richtig

2. Bei Ausfall des Nerven, dessen Verlauf in der nebenstehenden Zeichnung schematisch angedeutet ist, wird in der Regel gelähmt

(A) M. coracobrachialis
(B) M. biceps brachii
(C) M. brachioradialis
(D) M. flexor carpi radialis
(E) M. brachialis

3. Die Beugefunktion des Ellenbogens ist bei einer Lähmung des N. musculocutaneus vollständig aufgehoben,

weil

der N. musculocutaneus sämtliche Flexoren am Oberarm innerviert.

1 A, 2 C, 3 D (Antwortschema für Verknüpfungsfragen auf Seite 122)

Supination und Pronation

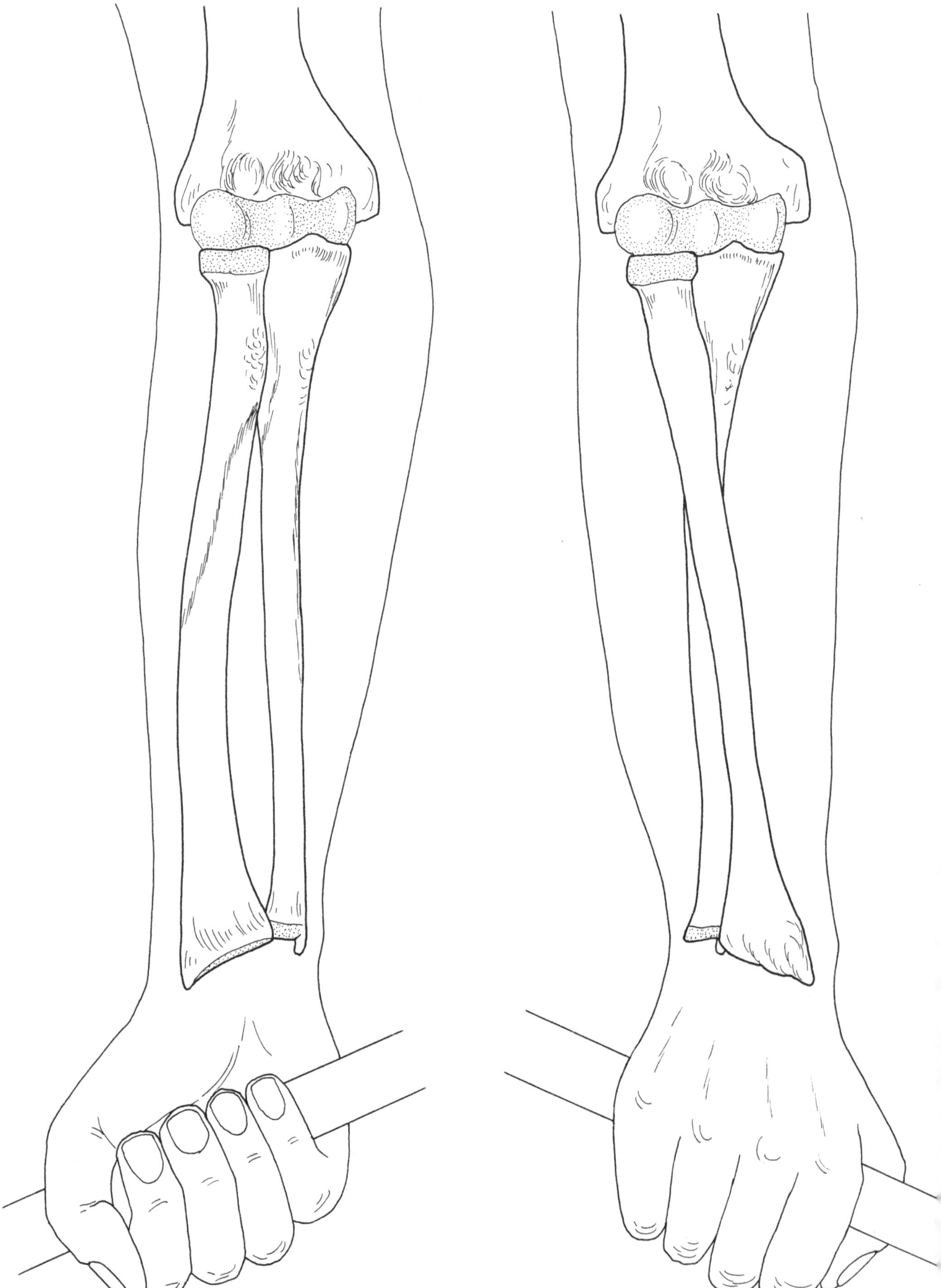

Zeichnen Sie in die Supinationsstellung die Pronatoren* und in die Pronationsstellung die Supinatoren* ein:

1 M. pronator teres (N. medianus)*
2 M. pronator quadratus (N. interosseus anterior des N. medianus)
3 M. supinator (R. profundus n. radialis)
4 Sehne des M. biceps brachii

1. Bei einer Radialislähmung kann der gebeugte Unterarm mit Hilfe des M. biceps brachii noch supiniert werden,

   weil

   der M. biceps brachii in der Regel vom N. medianus innerviert wird.

2. Der M. biceps brachii ist ein wichtiger Pronator der Hand,

   weil

   der M. biceps brachii an der Tuberositas radii inseriert.

*) **pronator:** Einwärtsdreher (lautverwandt mit »Brot«, Handhaltung wie beim Brotschneiden); **supinator:** Auswärtsdreher (lautverwandt mit »Suppe«); **profundus:** tiefliegend.

1 C, 2 D (Antwortschema für Verknüpfungsfragen auf Seite 122)

Skelett der Hand

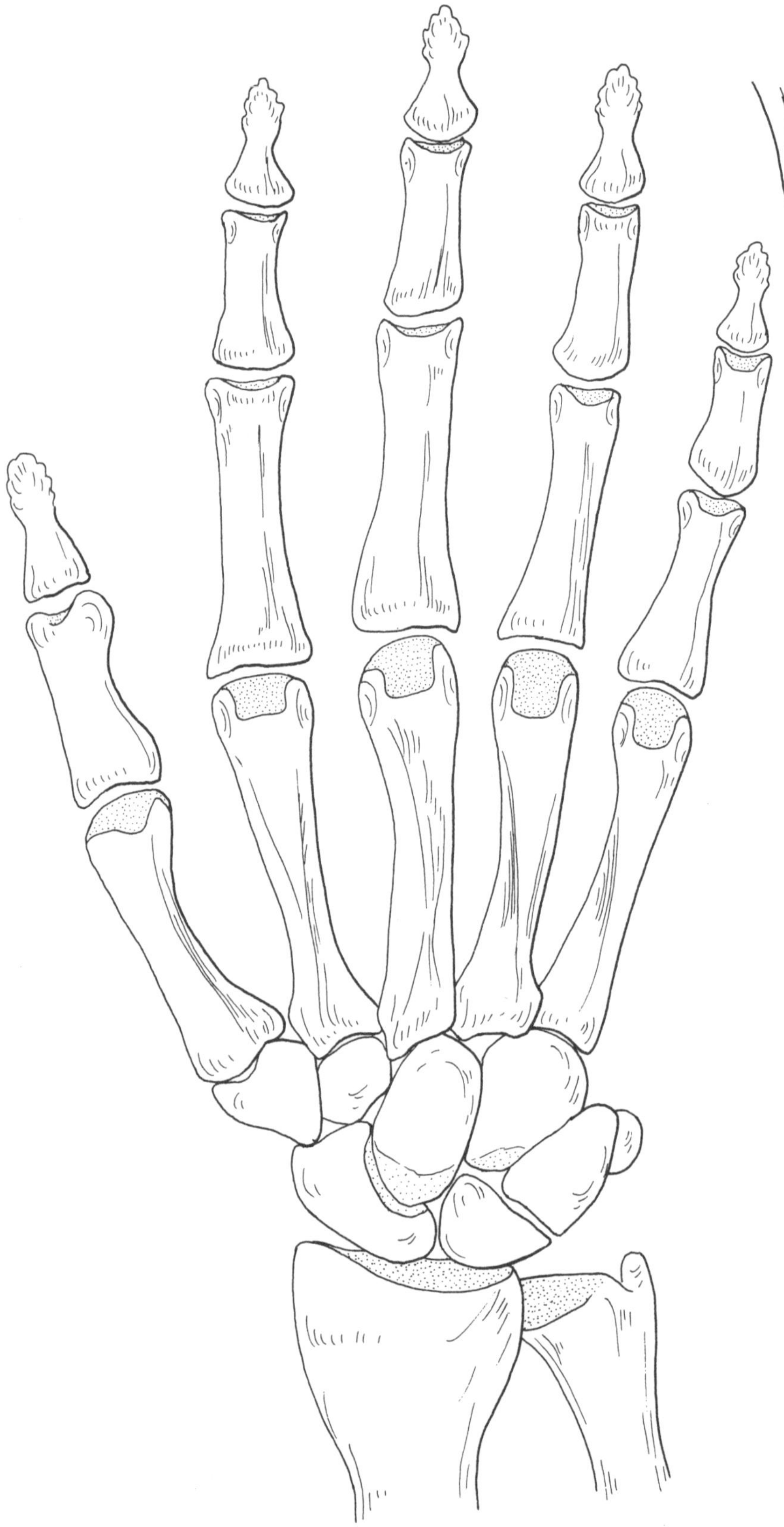

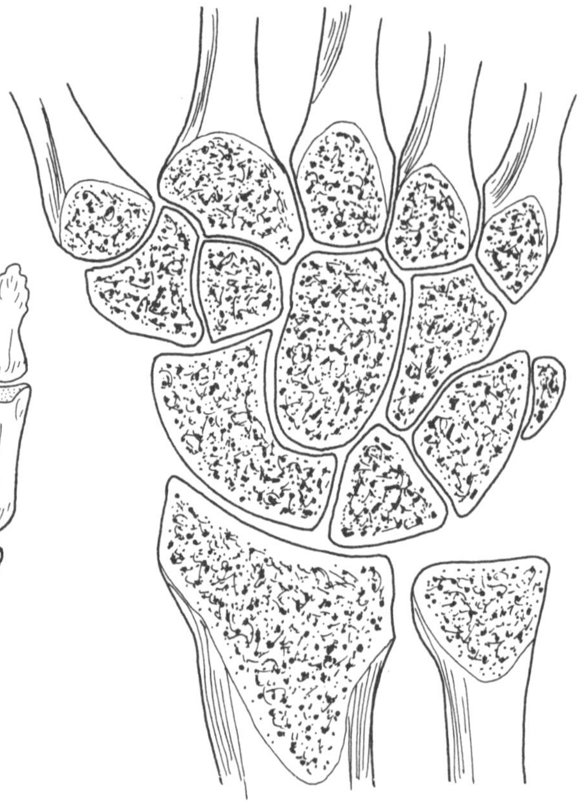

Handwurzelknochen im Flachschnitt

Merkspruch:
Ein Schifflein fuhr im Mondenschein ums Dreieck und ums Erbsenbein,
Vieleck groß, Vieleck klein, ein Kopf, der muß beim Haken sein.

Pathologische Veränderungen
»Der Radius trägt die Hand«, deshalb bricht beim Fall auf die Hand der Radius und nicht die Ulna, obwohl die Ulna distal erheblich schwächer als der Radius ist.
Der am häufigsten **frakturierende** Mittelhandknochen ist das **Os naviculare.** In ca. 30% der Fälle wird dabei ein Fragment des Knochens von der Blutversorgung abgeschnitten und nekrotisiert.
Das **Mondbein** ist der am häufigsten **dislozierte** (verrenkte) Mittelhandknochen. Auch hier ist eine Unterbrechung der Blutversorgung und Nekrose des Knochens möglich.
Außerdem kommt auch eine spontane Nekrose des Mondbeins (Lunatummalazie) vor, meist im Anschluß an Mikrotraumen (Preßlufthammer).

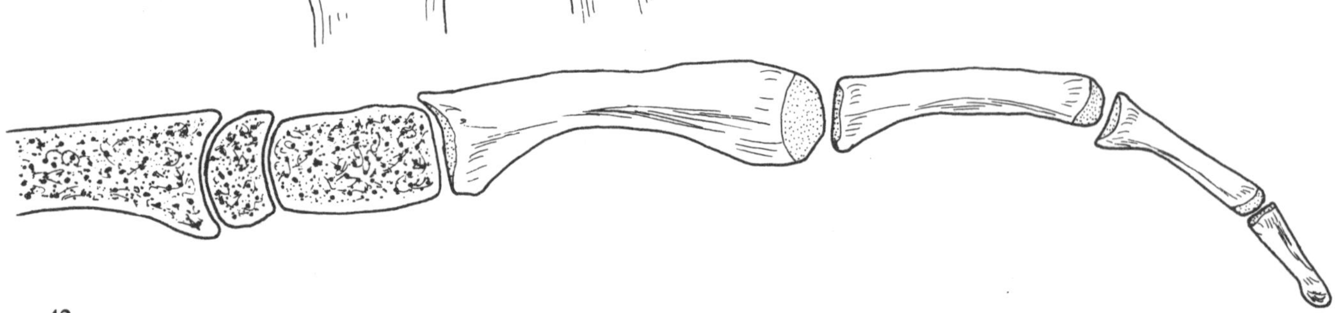

Ordnen Sie zu:

1 Radius
2 Ulna
3 Os scaphoideum (naviculare)*
4 Os lunatum*
5 Os triquetrum*
6 Os pisiforme*
7 Os trapezium
8 Os trapezoideum
9 Os capitatum
10 Os hamatum*
11 Os metacarpale pollicis*
12 Ossa metacarpalia II—V
13 Phalanx proximalis*
14 Phalanx media
15 Phalanx distalis
16 Tuberositas phalangis distalis

Tasten Sie an Ihrer eigenen Hand das Os naviculare. Sie finden diesen Knochen am Unterrand des Daumenballens, besonders wenn Sie Ihre Hand nach radial abduzieren.

Markieren Sie mit verschiedenen Farben:

17 proximales Handgelenk (Articulatio radiocarpea)
18 distales Handgelenk (Articulatio mediocarpea)
19 gemeinsames Handwurzel-Mittelhandgelenk (Articulatio carpometacarpea communis)
20 Handwurzel-Mittelhandgelenk des Daumens (Articulatio carpometacarpea pollicis)

Veranschaulichen Sie sich die Bewegungsmöglichkeiten aller genannten Gelenke an Ihrer eigenen Hand.

Zeichnen Sie in die untere Abbildung die Ligg. collateralia und die Sehnen folgender Muskeln ein:

21 M. extensor digitorum*
22 M. flexor digitorum profundus*
23 M. flexor digitorum superficialis*

1. Das proximale Handgelenk wird im wesentlichen vom Radius getragen,

weil

die Ulna nur durch einen Discus schmal angelagert und der Radius distal verbreitert ist.

*) **scaphoideus:** kahnförmig; **lunatus:** mondförmig; **triquetrus:** dreieckig; **pisiformis:** erbsenförmig; **hamatus:** mit Haken versehen; **metacarpus:** Mittelhand; **pollex:** Daumen; **phalanx:** (gr.) Glied, Reihe, Kette; **extensor:** Strecker; **flexor:** Beuger; **digitus:** Finger.

1 A (Antwortschema für Verknüpfungsfragen auf Seite 122)

Muskeln des Handgelenks

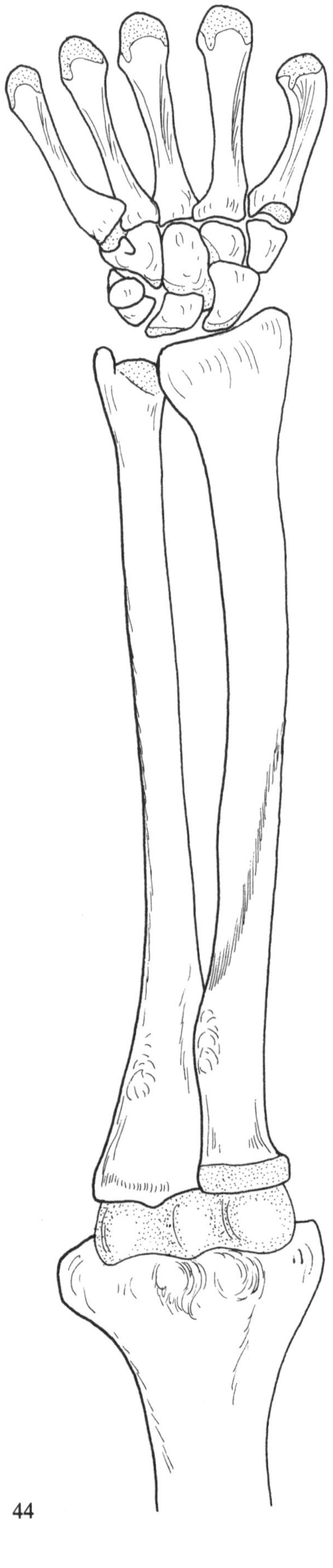

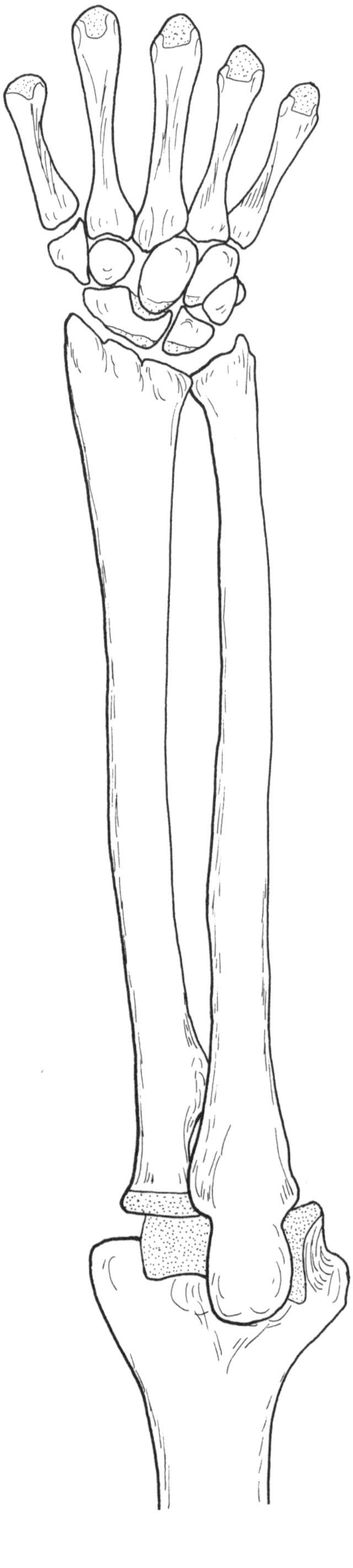

Klinische Bedeutung
Die Palmaraponeurose schützt zusammen mit dem umgebenden straffen Bindegewebe und der Haut die Gefäße und Nerven der Hohlhand.
Der **Lymphabfluß** erfolgt über den Handrücken. Bei einer Verletzung auf der Volarseite bildet sich leicht ein massives Lymphödem am Handrücken aus. Der Unerfahrene kann dieses Lymphödem leicht für eine Eiteransammlung halten und fälschlicherweise inzidieren.

Dupuytrensche Faszienfibrose
Hierbei handelt es sich um eine knötchen- oder strangförmige Verhärtung und Schrumpfung der Palmaraponeurose und des umgebenden Bindegewebes (Die Palmaraponeurose ist immer vorhanden, auch bei Fehlen des M. palmaris longus). Vorkommen besonders bei älteren Männern.
Folgen: Beugekontraktur der Finger, erhebliche Funktionseinschränkung.
Therapie: Im Anfangsstadium konservativ, im Spätstadium Excision der Palmaraponeurose.

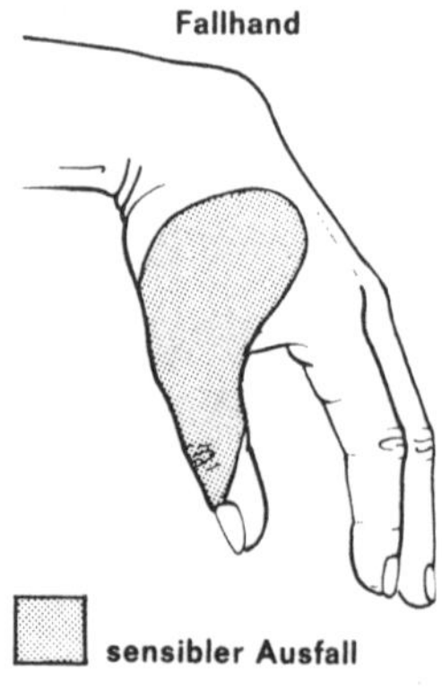

N. radialis-Schaden
(nach Delank)

Zeichnen Sie folgende Muskeln ein:

1 M. flexor carpi ulnaris (N. ulnaris)
2 M. flexor carpi radialis (N. medianus)
3 M. palmaris longus (N. medianus)
4 M. extensor carpi radialis longus (N. radialis)
5 M. extensor carpi radialis brevis (N. radialis)
6 M. extensor carpi ulnaris (N. radialis)

Tasten Sie an Ihrer Hand die Sehne des M. flexor carpi radialis. Diese springt medial von der A. radialis (Stelle des Pulsfühlens) bei palmarflektierter Hand deutlich hervor.

Besitzen Sie einen M. palmaris longus? (Fehlt häufig.)

1. Bei Ausfall des abgebildeten Nerven am Oberarm ist in der Regel gelähmt der

(A) M. brachioradialis
(B) M. brachialis
(C) M. pronator teres
(D) M. flexor carpi radialis
(E) M. flexor carpi ulnaris

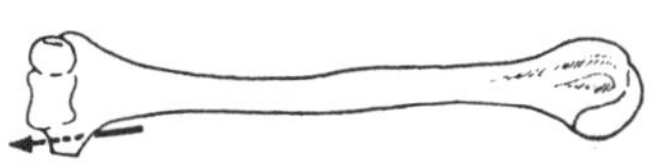

2. Zur typischen Handhaltung der Fallhand kommt es bei Lähmug des

(A) R. superficialis n. radialis
(B) N. ulnaris
(C) R. profundus n. radialis
(D) N. medianus
(E) N. musculocutaneus

*) **palma:** Palme, Handfläche.

1 E, 2 C

Lange Fingermuskeln

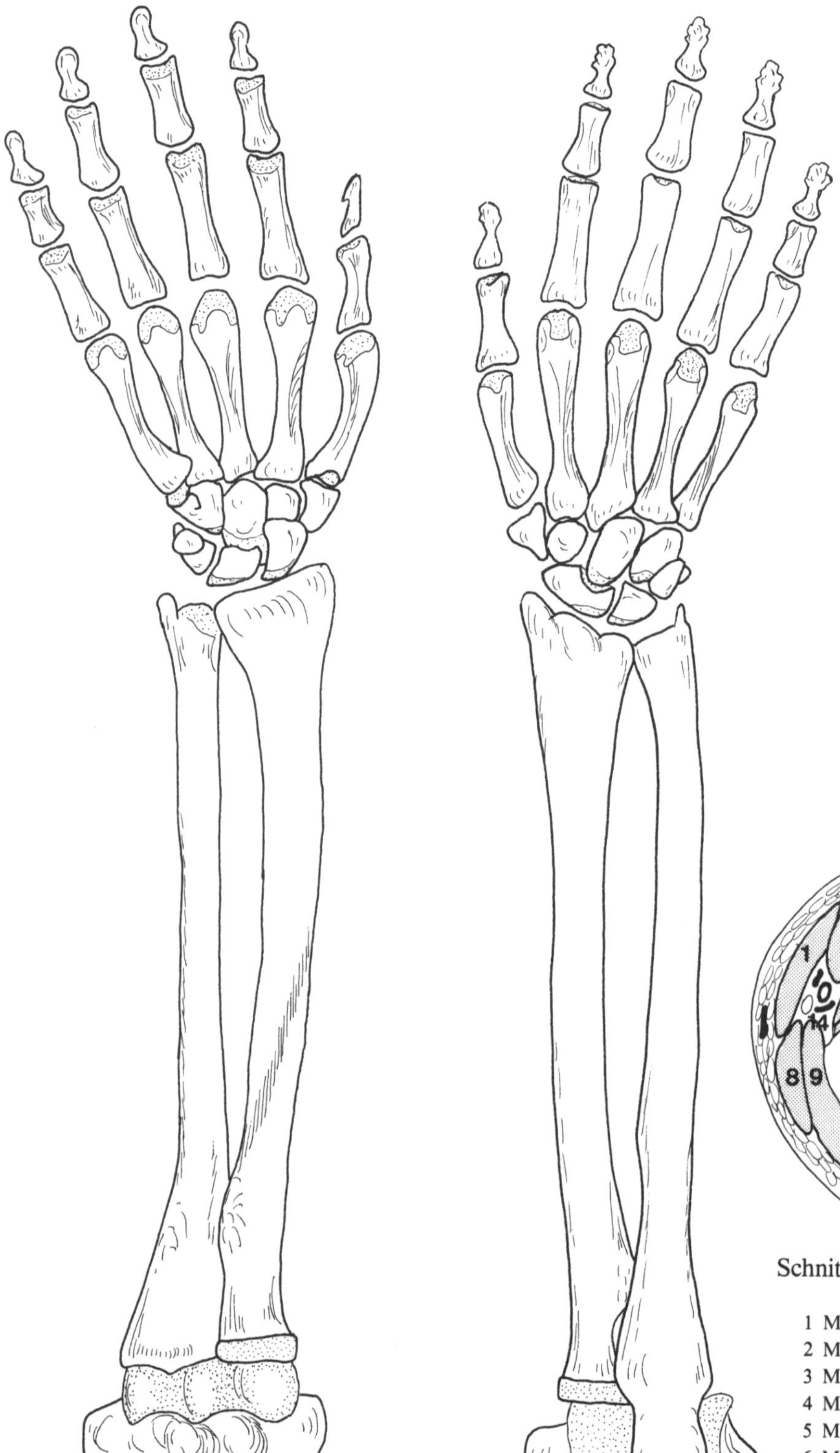

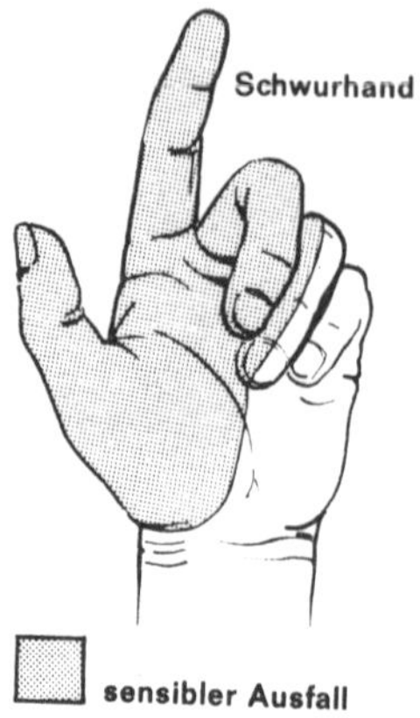

N. medianus-Schaden

Schwurhand
Bei der **Medianuslähmung** entsteht beim Versuch, die Faust zu schließen, die typische Schwurhand, weil die Finger nicht gebeugt werden können. Die Finger 4 und 5 bilden eine Ausnahme, weil der ulnare Teil des M. flexor digitorum profundus vom N. ulnaris versorgt wird.

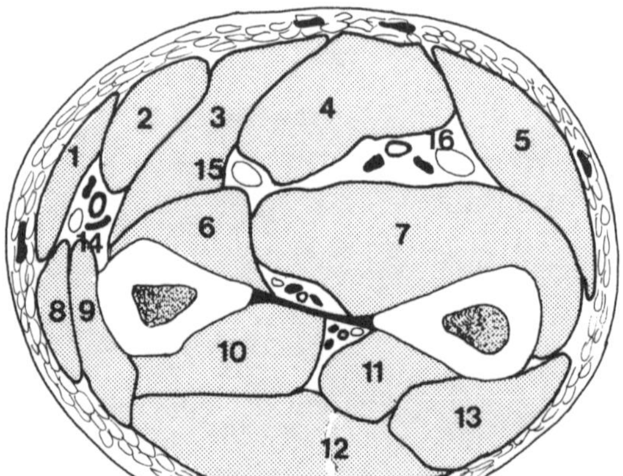

Schnitt durch das mittl. Drittel d. re. Unterarmes

1 M. brachioradialis
2 M. pronator teres
3 M. flexor carpi radialis
4 M. flexor digitorum superficialis
5 M. flexor carpi ulnaris
6 M. flexor pollicis longus
7 M. flexor digitorum profundus
8 M. extensor carpi radialis longus
9 M. extensor carpi radialis brevis
10 M. ext. poll. long., M. abd. poll., M. ext. indicis
11 M. supinator
12 M. extensor digitorum
13 M. extensor carpi ulnaris
14 N. radialis
15 N. medianus
16 N. ulnaris

Pathologische Veränderungen
Epicondylitis humeri (Tennisellenbogen):
Lokaler Druckschmerz am radialen Epicondylus humeri durch Überbeanspruchung der Extensoren.

Zeichnen Sie folgende Muskeln ein:

1 M. flexor digitorum profundus (N. medianus und N. ulnaris)
2 M. flexor digitorum superficialis (N. medianus)

3 M. extensor digitorum (N. radialis)
4 M. extensor digiti minimi (N. radialis)
5 M. extensor indicis (N. radialis)

Beobachten Sie den Verlauf der Strecksehnen an Ihrem Handrücken und strecken Sie die Finger 2—5 einzeln, während die übrigen Finger gebeugt sind. Warum kann der 4. Finger nicht selbständig gestreckt werden?

1. Der N. medianus versorgt die folgenden Muskeln. Welche Angabe ist unzutreffend?

(A) M. flexor pollicis longus
(B) M. flexor digitorium profundus
(C) M. flexor carpi radialis
(D) M. flexor carpi ulnaris
(E) M. pronator teres

Ordnen Sie bitte den in Liste 1 genannten Schädigungen den zutreffenden, vermutlich von einer Schädigung betroffenen Nerv der Liste 2 zu.

Liste 1

2. Lähmung des M. brachioradialis
3. Unfähigkeit zur Opposition des Daumens

Liste 2

(A) N. axillaris
(B) N. musculocutaneus
(C) N. radialis
(D) N. medianus
(E) Ramus dorsalis n. ulnaris

1 D, 2 C, 3 D

Kurze Fingermuskeln

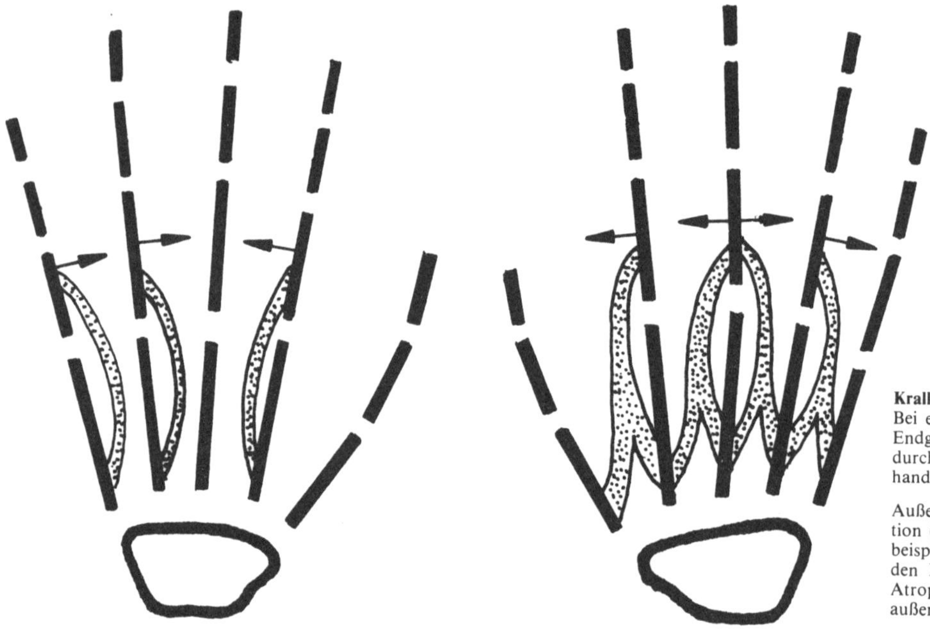

Skelett der rechten Hand schematisch (nach Voss-Herrlinger)

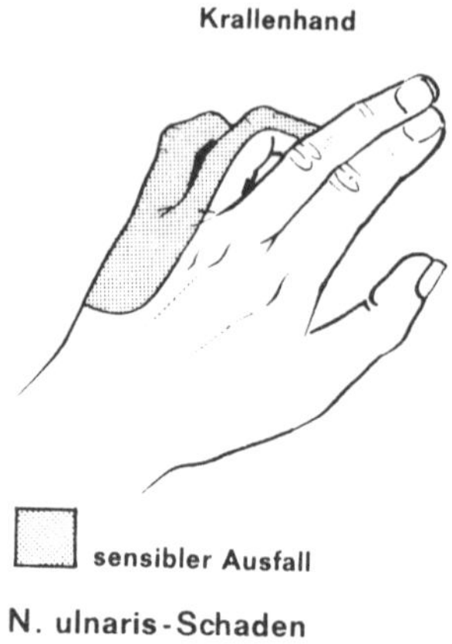

Krallenhand
Bei einer **Ulnarislähmung** können die Mittel- und Endglieder der Finger nicht gestreckt werden, dadurch Entstehung der charakteristischen Krallenhand.

Außerdem ist die Abduktion (Spreizen) und Adduktion (Zusammenführen) der Finger nicht möglich, beispielsweise kann ein Blatt Papier nicht zwischen den Fingern gehalten werden. Außerdem ist die Atrophie der Mm. interossei am Handrücken von außen sichtbar.

Merkspruch:
Ich schwöre beim heiligen Medianus,
daß ich der Ulna die Augen auskralle,
wenn ich vom Rad falle.

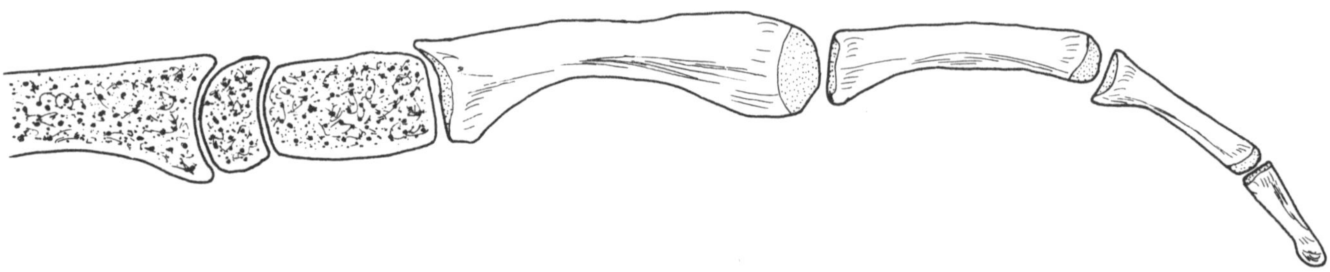

Funktion der Fingermuskeln

	Grundgelenk				Mittelgelenk		Endgelenk	
	Adduktion	Abduktion	Beugung	Streckung	Beugung	Streckung	Beugung	Streckung
M. extensor digit. (R)								
M. flex. digit. superf. (M)								
M. flex. digit. prof. (M, U)								
Mm. lumbricales (M, U)								
Mm. interossei palm. (U)								
Mm. interossei dors. (U)								

M = N. medianus, R = N. radialis, U = N. ulnaris

Ordnen Sie in der schematischen Abbildung (nach Voss Herrlinger) zu:

1 Mm. interossei dorsales (N. ulnaris)
2 Mm. interossei palmares (N. ulnaris)

Zeichnen Sie in die Abbildung des Fingerskeletts:

3 Dorsalaponeurose des M. extensor digitorum
4 Sehne des M. flexor digitorum superficialis
5 Sehne des M. flexor digitorum profundus
6 M. lumbricalis (I u. II: N. medianus, III u. IV: N. ulnaris)

Markieren Sie sich den Verlauf der Mm. lumbricales an Ihrer eigenen Hand und verdeutlichen Sie sich ihre Wirkung.
Vervollständigen Sie das nebenstehende Schema über die Funktion der Fingermuskeln.
Bilden Sie mit einer Hand eine Faust, umschließen Sie mit der Faust einen Finger der anderen Hand (oder einen Bleistift) und drücken Sie die Faust so fest zusammen, wie Sie können. Abduzieren Sie die zur Faust geballte Hand abwechselnd palmar- und dorsalwärts. Können Sie Ihre Beobachtung erklären?

1. Welche Aussage trifft nicht zu?
   (A) Eine Spreizung der Metacarpalia II – V ist unmöglich.
   (B) Mit zunehmender Beugung in den Fingergrundgelenken nimmt die Abduktionsmöglichkeit in diesen Gelenken ab.
   (C) Der M. opponens pollicis wirkt auf das Gelenk zwischen Os trapezium und Os metacarpale I.
   (D) Zum kraftvollen Faustschluß beugt man die Hand stark palmarwärts und verhindert so die aktive Insuffizienz der Fingerbeuger.
   (E) Die Mm. interossei und lumbricales können den II. – V. Finger in den Mittel- und Endgelenken strecken.

2. Der Zeigefinger kann gleichzeitig im Grundgelenk gebeugt und im Mittel-und Endgelenk gestreckt werden durch den
   (A) M. flexor digitorium profundus
   (B) M. flexor digitorum superficialis
   (C) M. interosseus dorsalis I
   (D) M. extensor indicis
   (E) M. extensor digitorum

3. Die Mm. lumbricales beugen in den Fingergrundgelenken und strecken im Mittel- und Endgelenk,

   weil

   die Mm. lumbricales an den Sehnen des M. flexor digitorum profundus entspringen und somit über einen 'transportablen Ursprung' verfügen.

4. Zur typischen Handhaltung der Fallhand kommt es bei Lähmung des
   (A) R. superficialis n. radialis
   (B) N. ulnaris
   (C) R. profundus n. radialis
   (D) N. medianus
   (E) N. musculocutaneus

5. Bei Lähmung des N. ulnaris kommt es zur sog. Krallenhand,

   weil

   nach Lähmung des N. ulnaris die Mm. interossei palmares et dorsales gelähmt sind.

6. Bei Lähmung des N. ulnaris können Gegenstände nicht mehr zwischen den Fingern gehalten werden,

   weil

   durch die Lähmung der Mm. interossei palmares und des M. adductor pollicis die Adduktion der Finger unmöglich wird.

7. Eine Krallenhand entsteht bei Lähmung des
   (A) N. ulnaris
   (B) N. radialis
   (C) N. medianus
   (D) N. musculocutaneus
   (E) Keine Aussage trifft zu

8. Bei Lähmung des N. ulnaris können die Finger weder aktiv abduziert (gespreizt) noch adduziert (geschlossen) werden,

   weil

   bei Lähmung des N. ulnaris die Mm. interossei der Hand ausfallen.

9. Bei Lähmung des N. ulnaris ist die Beugung der Finger 2 – 5 in den Grundgelenken beeinträchtigt,

   weil

   der N. ulnaris den M. flexor digitorum superficialis innerviert.

1 D, 2 C, 3 B, 4 C, 5 A, 6 A, 7 A, 8 A, 9 C (Antwortschema für Verknüpfungsfragen auf Seite 122)

Muskeln des Daumens

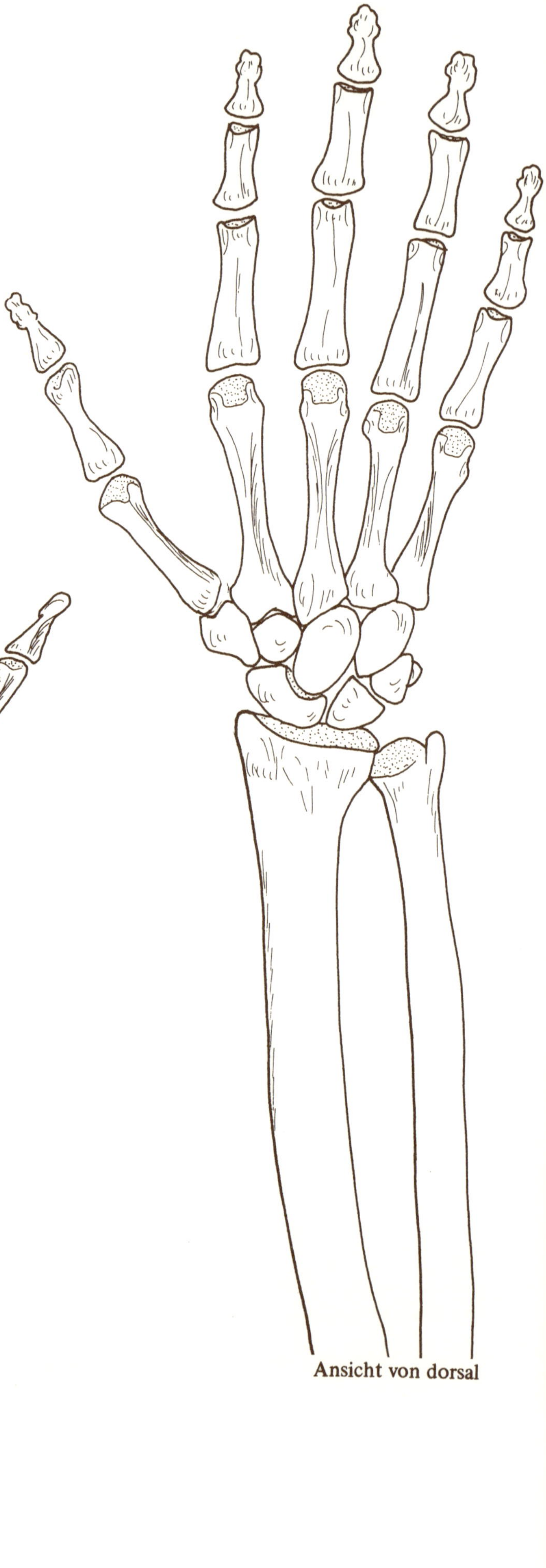

Ansicht von dorsal

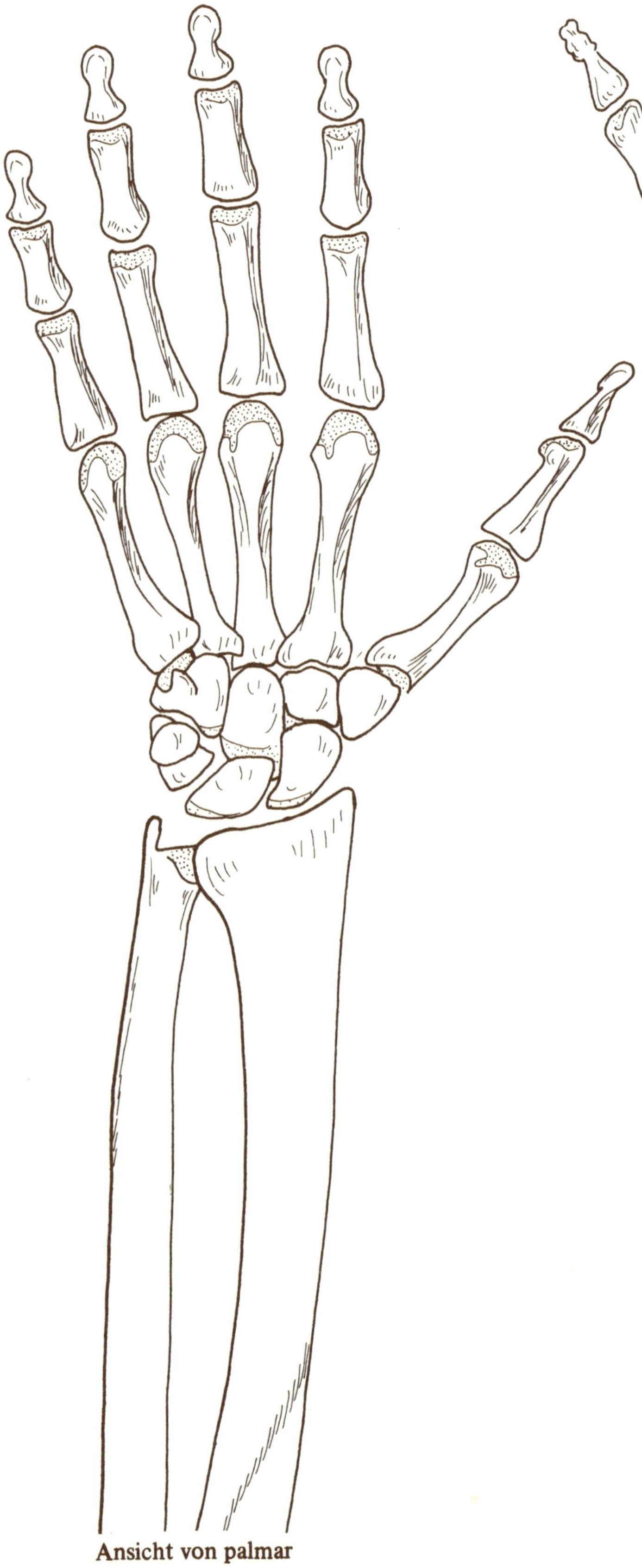

Ansicht von palmar

Erwerbsminderung: In der gesetzlichen Unfallversicherung wird der Verlust eines Daumens (ebenso wie der Verlust eines Auges!) mit ca. 25% bewertet, der Verlust eines Fingers jedoch nur mit ca. 5—10%.

Zeichnen Sie die 8 Muskeln des Daumens in die beiden nebenstehenden Zeichnungen ein.

1 M. abductor pollicis longus (N. radialis)
2 M. extensor pollicis brevis (N. radialis)
3 M. extensor pollicis longus (N. radialis)
4 M. flexor pollicis longus (N. medianus)

5 M. adductor pollicis (N. ulnaris)
6 M. flexor pollicis brevis (Nn. ulnaris et medianus)
7 M. abductor pollicis brevis (N. medianus)
8 M. opponens pollicis (N. medianus)*

Vergleichen Sie die Bewegungsmöglichkeiten des Carpometacarpalgelenkes des Daumens mit den Bewegungsmöglichkeiten der Carpometacarpalgelenke der Finger.

1. Beim Ausfall des N. ulnaris ist in der Regel gelähmt der

(A) ulnare Teil des M. flexor digitorum superficialis
(B) M. palmaris longus
(C) M. adductor pollicis, Caput transversum
(D) M. opponens pollicis
(E) M. abductor pollicis brevis

1 C

Sehnen und Sehnenscheiden

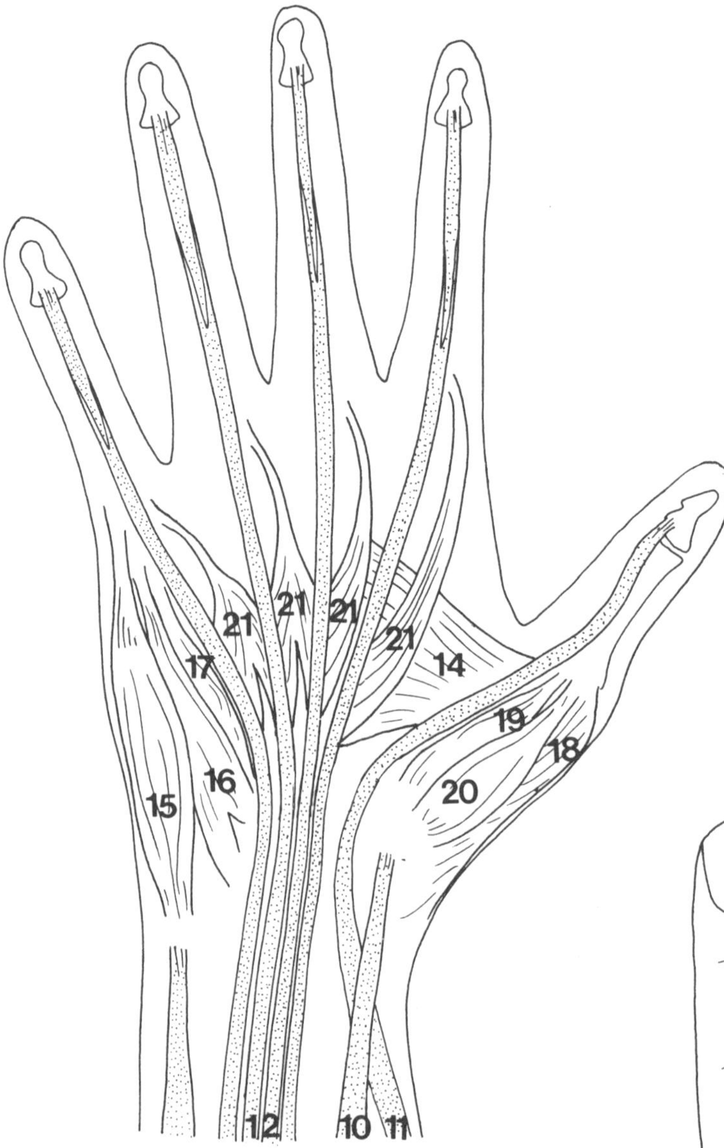

Karpaltunnel-Syndrom (syn. genuine Daumenballenatrophie)
Mechanische Kompression des N. medianus im Karpaltunnel mit sensiblen und motorischen Störungen. Typisch ist nächtlicher Schmerz. Nach Durchtrennung des Retinaculum flexorum schlagartige Besserung.

Panaritium: Eitrige Entzündung an den Fingern oder der Hand.

Panaritium tendinosum
Phlegmone der Sehnenscheide, meist durch tiefe Schnitt- oder Stichverletzung.
Symptome: Schwellung und Schmerzhaftigkeit entlang dem Verlauf der Sehnenscheide, leichte Beugehaltung des Fingers, Schmerzen bei der Streckung des Fingers. Im Gegensatz dazu sind bei einem Panaritium subcutaneum Schmerz und Schwellung örtlich begrenzt, keine Schmerzen bei der Streckung des Fingers.

V-Phlegmone
Ausbreitung eines Panaritiums tendinosum vom Daumen auf den kleinen Finger oder umgekehrt auf dem Weg über die karpalen Sehnenscheiden.

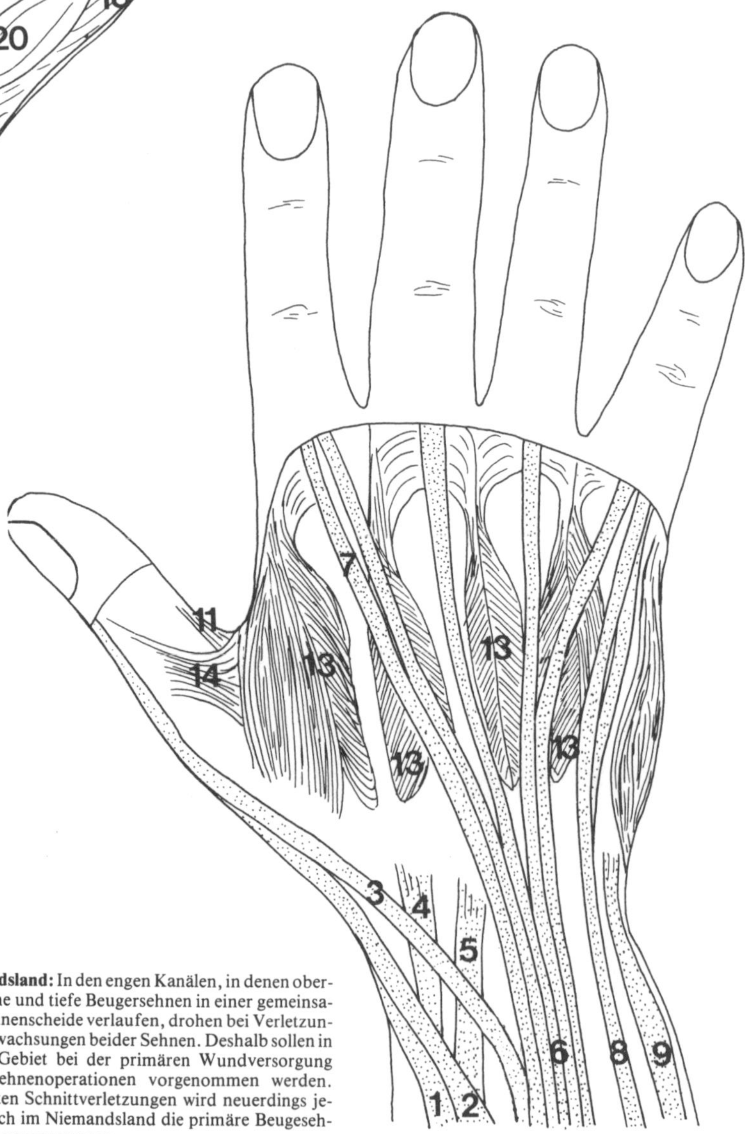

Sehne des
1 M. abductor pollicis longus
2 M. extensor pollicis brevis
3 M. extensor pollicis longus
4 M. extensor carpi radialis longus
5 M. extensor carpi radialis brevis
6 M. extensor digitorum
7 M. extensor indicis
8 M. extensor digiti minimi
9 M. extensor carpi ulnaris
10 M. flexor carpi radialis
11 M. flexor pollicis longus
12 M. flexor digitorum

13 Mm. interossei dorsales
14 M. adductor pollicis
15 M. abductor digiti minimi
16 M. flexor digiti minimi brevis
17 M. opponens digiti minimi
18 M. opponens pollicis
19 M. abductor pollicis brevis
20 M. flexor pollicis brevis
21 Mm. lumbricales I—IV

Niemandsland: In den engen Kanälen, in denen oberflächliche und tiefe Beugersehnen in einer gemeinsamen Sehnenscheide verlaufen, drohen bei Verletzungen Verwachsungen beider Sehnen. Deshalb sollen in diesem Gebiet bei der primären Wundversorgung keine Sehnenoperationen vorgenommen werden. Bei glatten Schnittverletzungen wird neuerdings jedoch auch im Niemandsland die primäre Beugesehnennaht vorgenommen.

Zeichnen Sie karpale* und digitale Sehnenscheiden, das Retinaculum extensorum mit seinen 6 Sehnenfächern und das Retinaculum flexorum ein.

Markieren Sie, auf welchem Weg sich eine sog. V-Phlegmone ausbreitet. Kennzeichnen Sie den Karpaltunnel.

1. Prüfen Sie bitte die folgenden Aussagen:

   (1) Karpale und digitale Sehnenscheide des M. flexor pollicis longus stehen fast immer in kontinuierlicher Verbindung.
   (2) Die Ossifikation der Handwurzelknochen beginnt erst nach der Geburt.
   (3) Durch den Karpalkanal ziehen die Sehnen der langen Fingerbeuger und der N. medianus.
   (4) Die Palmaraponeurose ist auch dann ausgebildet, wenn der M. palmaris longus fehlt.

   (A) nur 1 und 3 sind richtig
   (B) nur 2 und 4 sind richtig
   (C) nur 1, 2 und 3 sind richtig
   (D) nur 2, 3 und 4 sind richtig
   (E) 1 – 4 = alle sind richtig

2. Durch den Canalis carpi läuft die (der)

   (A) Sehne des M. flexor carpi ulnaris
   (B) Sehne des M. brachioradialis
   (C) N. medianus
   (D) N. ulnaris
   (E) A. radialis

3. Welche Aussage trifft nicht zu?

   (A) Karpale und digitale Sehnenscheide des M. flexor pollicis longus stehen fast immer in kontinuierlicher Verbindung.
   (B) Die Ossifikation der Handwurzelknochen beginnt erst nach der Geburt.
   (C) Das Daumengrundgelenk ist ein Sattelgelenk.
   (D) Durch den Karpalkanal ziehen die Sehnen der langen Fingerbeuger und der N. medianus.
   (E) Die Palmaraponeurose ist auch dann ausgebildet, wenn der M. palmaris longus fehlt.

Ordnen Sie den in der Abbildung der Hohlhand numerierten Strukturen (Liste 1) die jeweils zutreffende Beschreibung aus der Liste 2 zu.

Liste 1

4. Markierung mit 2
5. Markierung mit 5

Liste 2

(A) Sehne und Sehnenscheide des M. flexor pollicis longus
(B) Sehne des M. flexor carpi radialis
(C) N. ulnaris
(D) Sehne des M. flexor carpi ulnaris
(E) Sehnen der Mm. flexores digitorum

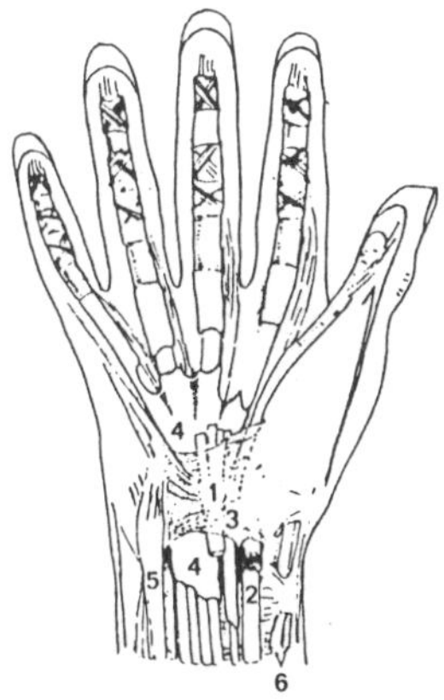

Ordnen Sie den in der Abbildung vom Handrücken numerierten Sehnenfächern (Liste 1) die in Liste 2 genannte richtige Funktionsbeschreibung des (der) zugehörigen Muskels(n) zu.

Liste 1

6. Markierung mit 3
7. Markierung mit 6

Liste 2

(A) Abduktion des Daumens
(B) Opposition des Daumens
(C) Streckung des Daumens im Grund- und Endglied
(D) Streckung des Kleinfingers
(E) Mitwirkung bei Streckung und Ulnarabduktion im Handgelenk

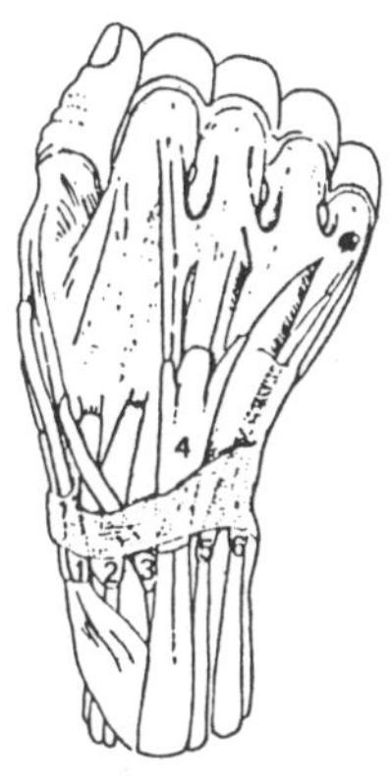

*) **karpos:** (gr.) Handwurzel.

1 E, 2 C, 3 C, 4 B, 5 D, 6 C, 7 E

Nerven der oberen Extremität

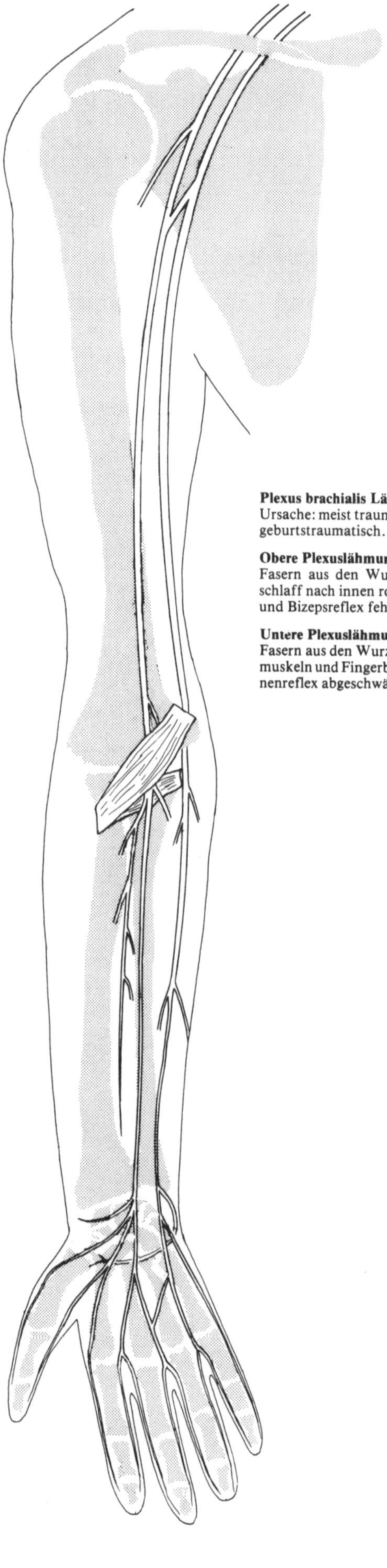

Plexus brachialis Läsionen
Ursache: meist traumatisch (Motorradunfälle), auch geburtstraumatisch.

Obere Plexuslähmung (Erbsche Lähmung)
Fasern aus den Wurzeln C5—C6, der Arm hängt schlaff nach innen rotiert herunter, Brachioradialis- und Bizepsreflex fehlen.

Untere Plexuslähmung (Klumpkesche Lähmung)
Fasern aus den Wurzeln C8-Th 1, die kleinen Handmuskeln und Fingerbeuger sind gelähmt, Trizepssehnenreflex abgeschwächt.

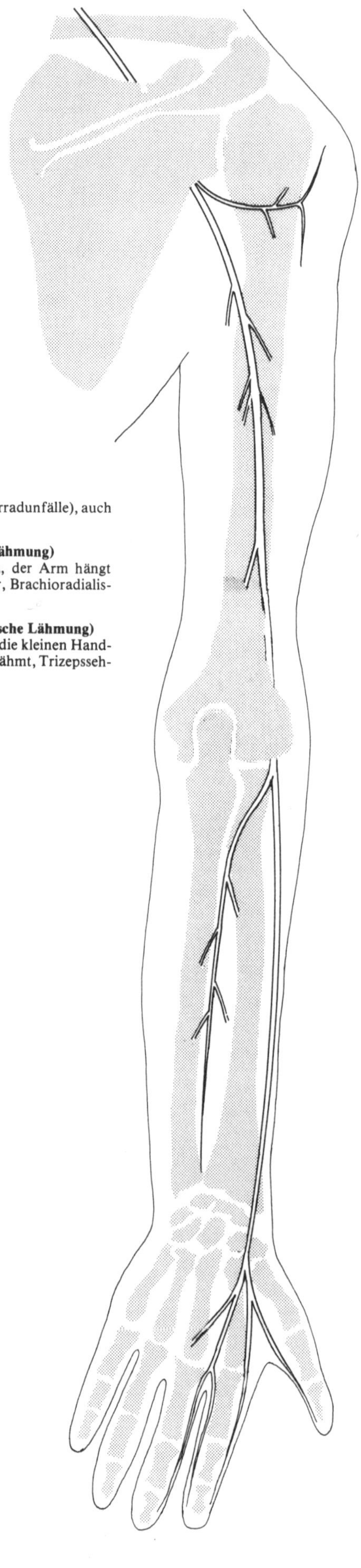

Die folgenden 3 Doppelseiten bilden eine Einheit, überfliegen Sie bitte vor dem Bearbeiten dieser Seite die folgenden und legen Sie für die verschiedenen Nerven unterschiedliche Farbstifte bereit, z. B. verschiedene Blautöne für den N. radialis und seine Äste, Grüntöne für den N. medianus usw. Benennen Sie die Nerven und ihre Abgänge:

1 Fasciculus lateralis*
2 Fasciculus medialis
3 Fasciculus posterior
4 Radix medialis
5 Radix lateralis
6 **N. axillaris** (M. deltoideus, M. teres minor)
7 **N. radialis** (M. triceps brachii, M. anconeus, M. brachioradialis, M. ext. carpi rad. long.)
8 N. cutaneus brachii posterior
9 N. cut. brachii lat. inf.
10 N. cut. antebrachii post.
11 Ramus superficialis
12 — Nn. digitales dorsales
13 Ramus profundus (M. supinator, M. abductor pollicis long., alle Extensoren außer M. ext. carpi rad. long.)
14 **N. musculocutaneus** (M. coracobrachialis, M. biceps brachii, M. brachialis)
15 **N. medianus** (Flexoren des Unterarms außer M. flex. carpi ulnaris und dem ulnaren Teil des M. flex. digit. prof.)
16 N. interosseus antebr. ant. (M. pronator quadratus, M. flex. poll. long.)
17 Ramus palmaris n. medianus
18 Nn. digit. palmares comm. (Mm. lumbricales I—III, M. abd. poll. brev., M. flex. poll. brev. (Caput supf.), M. opponens poll.)
19 **N. ulnaris** (M. flex. carpi uln., M. flex. digit. prof. IV—V)
20 Ramus dors. n. ulnaris
21 Ramus palmaris n. ulnaris
22 Ramus supf. (M. palmaris brevis)
23 — Nn. digit. palmares comm.
24 Ramus prof. (alle Muskeln des Kleinfingerballens, alle Mm. interossei, Mm. lumbricales III—IV, M. adductor poll., M. flex. poll. brev. (Caput prof.)

Geben Sie bitte zu den in Liste 1 genannten Skelettstellen jeweils den Nerven (Liste 2) an, der wegen seiner Nähe zum Knochen durch Fraktur gefährdet ist!

Liste 1	Liste 2
1. Collum chirurgicum (humeri)	(A) N. medianus
	(B) N. axillaris
2. Collum radii	(C) R. profundus n. radialis
	(D) R. superificialis n. radialis
3. Epicondylus medialis humeri	(E) N. ulnaris

4. Bei Ausfall des abgebildeten Nerven am Oberarm ist in der Regel gelähmt der
(A) M. coracobrachialis
(B) M. biceps brachii
(C) M. triceps brachii
(D) M. deltoideus
(E) M. brachioradialis

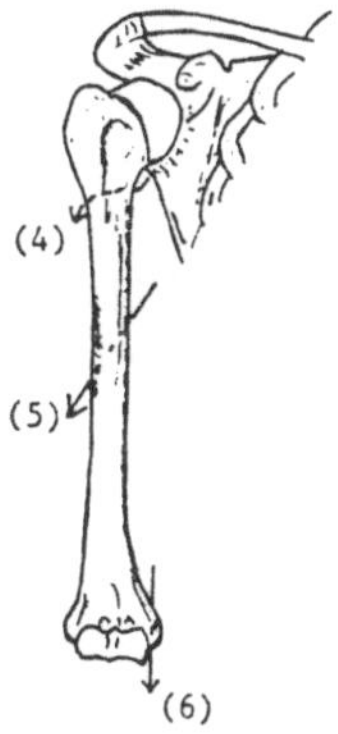

5. Bei Ausfall des Nerven, dessen Verlauf in der Zeichnung mit (5) schematisch angedeutet ist, wird in der Regel gelähmt
(A) M. coracobrachialis
(B) M. biceps brachii
(C) M. brachioradialis
(D) M. flexor carpi radialis
(E) M. brachialis

6. Bei Ausfall des abgebildeten Nerven (6) am Oberarm ist in der Regel gelähmt der
(A) M. brachioradialis
(B) M. brachialis
(C) M. pronator teres
(D) M. flexor carpi radialis
(E) M. flexor carpi ulnaris

Ordnen Sie bitte den in Liste 1 genannten typischen Handhaltungen den jeweiligen Nerven (Liste 2) zu, bei dessen Lähmung sie entstehen!

Liste 1	Liste 2
7. Krallenhand	(A) N. medianus
	(B) R. superficialis n. ulnaris
8. Fallhand	(C) N. musculocutaneus
	(D) R. profundus n. radialis
	(E) R. profundus n. ulnaris

9. Bei Lähmung des N. ulnaris kommt es zur sogenannten Krallenhand,

weil

nach Lähmung des N. ulnaris die Mm. interossei palmares et dorsales gelähmt werden.

Ordnen sie bitte den in Liste 1 genannten Schädigungen den zutreffenden, vermutlich von einer Schädigung betroffenen Nerven der Liste 2 zu.

Liste 1	Liste 2
10. Lähmung des M. brachioradialis	(A) N. axillaris
	(B) N. musculocutaneus
	(C) N. radialis
11. Unfähigheit zur Opposition des Daumens	(D) N. medianus
	(E) Ramus dorsalis n. ulnaris

Ordnen Sie bitte jedem in Liste 1 genannten Nerv den Kennbuchstaben zu, mit dem er in der Abb. (schematische Darstellung der infraklavikulären Äste des Plexus brachialis) bezeichnet ist.

Liste 1
12. N. musculocutaneus
13. N. radialis

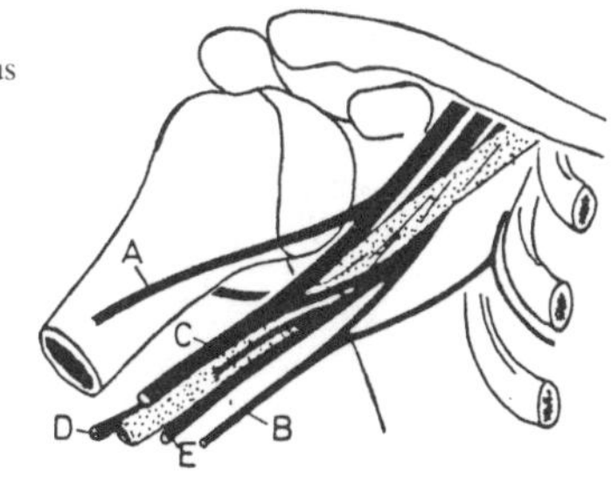

14. Beurteilen Sie bitte folgende Aussagen über die Anatomie des Armes auf ihre Richtigkeit
(1) Der M. infraspinatus setzt am Tuberculum majus oberhalb des M. teres minor an.
(2) Der N. musculocutaneus durchbohrt den M. coracobrachialis.
(3) Der N. medianus unterkreuzt die Aponeurosis m. bicipitis brachii.
(4) Der M. pronator teres wird vom R. profundus n. radialis durchbohrt.

(A) nur 2 ist richtig
(B) nur 1 und 3 sind richtig
(C) nur 1, 2 und 3 sind richtig
(D) nur 2, 3 und 4 sind richtig
(E) 1 – 4 = alle sind richtig

*) **fascis:** Bündel.

1 B, 2 C, 3 E, 4 D, 5 C, 6 E, 7 E, 8 D, 9 A, 10 C, 11 D, 12 A, 13 D, 14 C (Antwortschema für Verknüpfungsfragen auf Seite 122)

Nerven und Gefäße der oberen Extremität

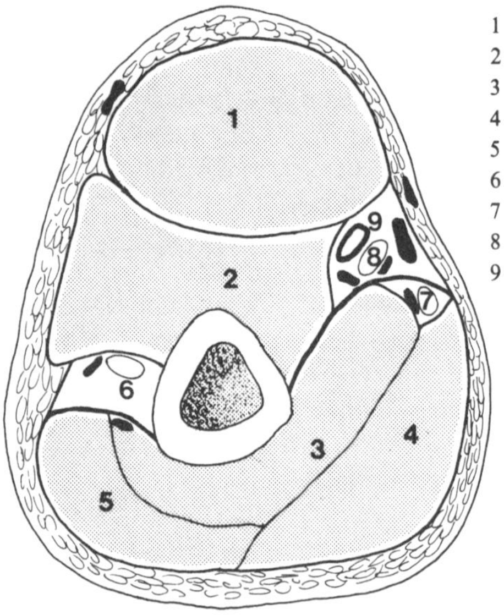

1 M. biceps brachii
2 M. brachialis
3 Caput mediale m. tricipitis brachii
4 Caput longum m. tricipitis brachii
5 Caput laterale m. tricipitis brachii
6 N. radialis
7 N. ulnaris
8 N. medianus
9 A. brachialis

Schnitt durch d. mittl. Drittel d. re. Oberarmes

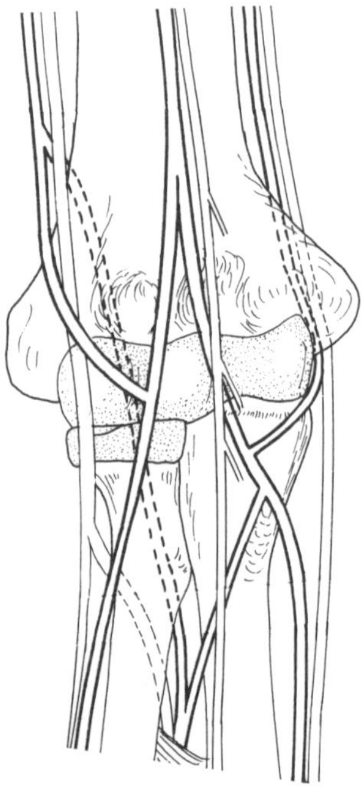

Nerven und Gefäße in der Ellenbeuge

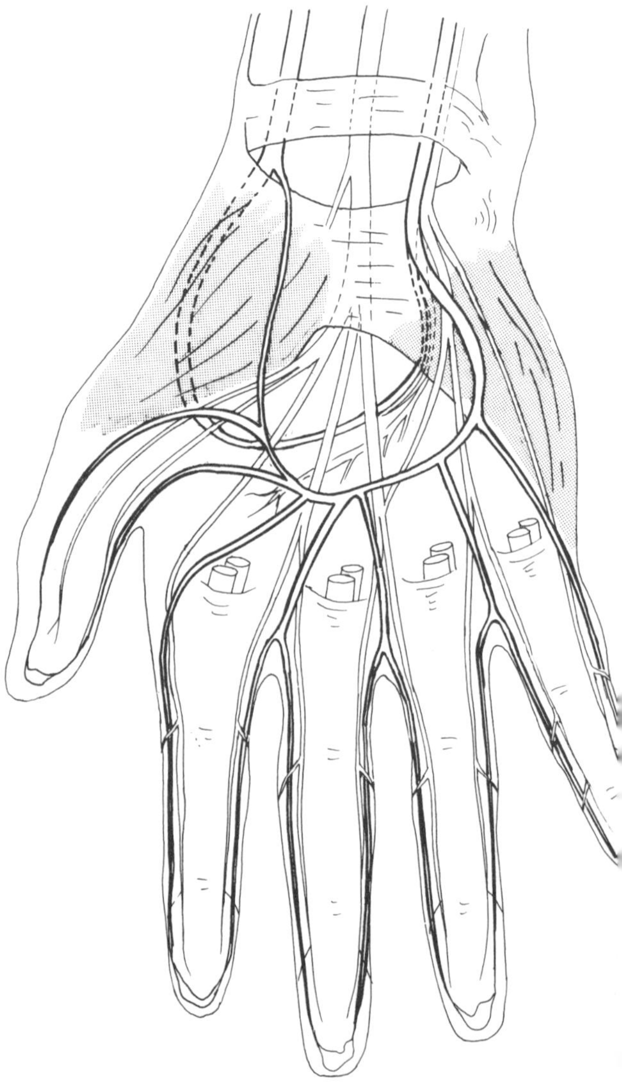

Nerven und Arterien der Hohlhand

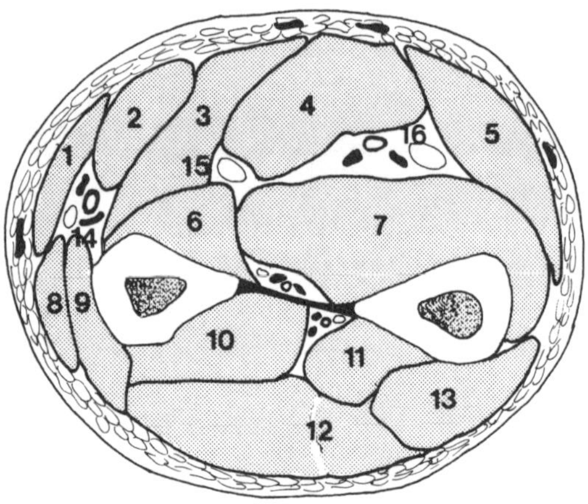

1 M. brachioradialis
2 M. pronator teres
3 M. flexor carpi radialis
4 M. flexor digitorum superficialis
5 M. flexor carpi ulnaris
6 M. flexor pollicis longus
7 M. flexor digitorum profundus
8 M. extensor carpi radialis longus
9 M. extensor carpi radialis brevis
10 M. ext. poll. long., M. abd. poll., M. ext. indicis
11 M. supinator
12 M. extensor digitorum
13 M. extensor carpi ulnaris
14 N. radialis, A. et v. radiales
15 N. medianus
16 N. ulnaris, A. et v. ulnares

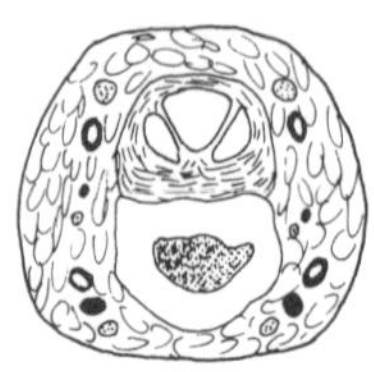

Querschnitt durch das Grundglied eines Finger

Schnitt durch das mittl. Drittel d. re. Unterarmes

Kolorieren und benennen Sie bitte die wichtigsten Strukturen, und lösen Sie die untenstehenden Aufgaben.

1. Der in nebenstehendem Schema durch ein x markierte Nerv

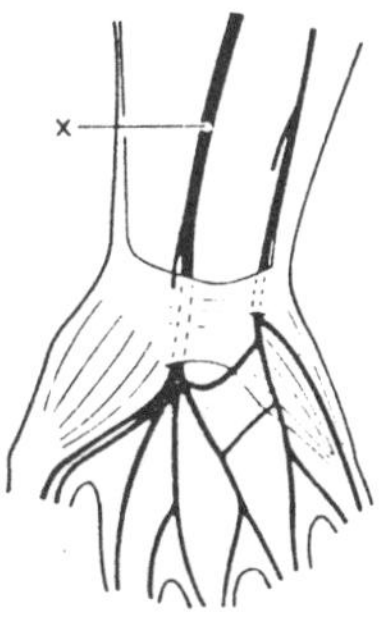

   (1) verläuft am Unterarm unter dem M. flexor digitorum superficialis
   (2) tritt (meist) zwischen den Sehnen der Mm. flexor carpi radialis und palmaris longus zum Karpalkanal
   (3) versorgt u.a. den M. abductor pollicis brevis
   (4) versorgt die Haut der Palmarseite der $3^1/_2$ radialen Finger

   (A) nur 1 und 2 sind richtig
   (B) nur 3 und 4 sind richtig
   (C) nur 1, 2 und 3 sind richtig
   (D) nur 2, 3 und 4 sind richtig
   (E) 1 – 4 = alle sind richtig

Ordnen Sie bitte den unter Liste 1 genannten Nerven die zutreffenden Buchstaben der Abbildung zu:

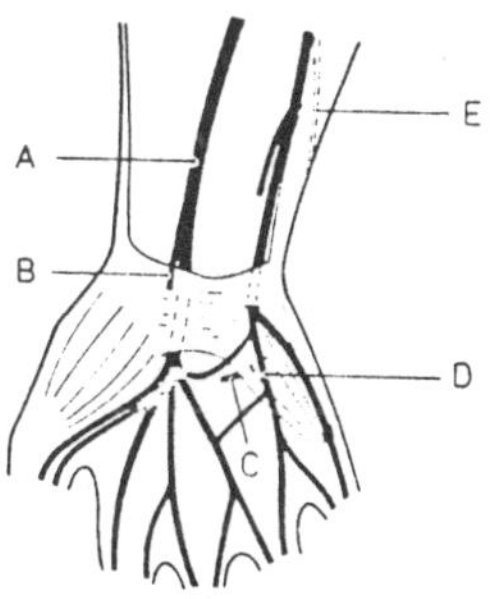

Liste 1
2. R. palmaris n. mediani
3. R. dorsalis n. ulnaris

4. Der in obigem Schema durch ein D markierte Nervenast
   (1) führt Fasern aus dem Fasciculus medialis des Plexus brachialis
   (2) verläuft zwischen Palmaraponeurose und Sehnen der Fingerbeuger
   (3) innerviert den M. palmaris longus
   (4) versorgt die Haut des Kleinfingerballens

   (A) nur 1 und 2 sind richtig
   (B) nur 3 und 4 sind richtig
   (C) nur 1, 2 und 3 sind richtig
   (D) nur 2, 3 und 4 sind richtig
   (E) 1 – 4 = alle sind richtig

5. Welche Aussage trifft nicht zu?
   (A) Der N. axillaris führt auch sensible Fasern.
   (B) Der N. radialis gelangt nach schraubenartigem Verlauf im distalen Drittel des Humerus auf die Vorderseite des Oberarms.
   (C) Der N. medianus verläuft in der Ellenbeuge epifaszial und ist deshalb bei intravenöser Injektion in die V. mediana cubiti besonders gefährdet.
   (D) Zwischen den Ästen der A. axillaris und den Ästen der A. brachialis bestehen häufig keine für einen Kollateralkreislauf ausreichenden Anastomosen.
   (E) A. und V. profunda brachii begleiten den N. radialis und liegen dem Humerusschaft im Sulcus radialis unmittelbar an.

Geben Sie bitte für die in Liste 1 genannten Leitungsbahnen die richtige Folge topographischer Situationen (Liste 2) an.

Liste 1
6. A. ulnaris
7. N. ulnaris
8. N. medianus

Liste 2
   (A) Fossa cubitalis – zwischen den Ursprungsköpfen des M. pronator teres – durch den Karpalkanal
   (B) Fossa cubitalis – unter dem M. pronator teres – oberflächlich vom Retinaculum flexorum
   (C) Sulcus bicipitalis medialis – Fossa cubitalis – über dem M. pronator teres – am Handgelenk oberflächlich vom Retinaculum flexorum
   (D) Extensorenloge am Oberarm – neben der Sehne des M. flexor carpi ulnaris – Karpalkanal
   carpi ulnaris – oberflächlich vom Retinaculum flexorum
   (E) Extensorenloge am Oberarm – neben der Sehne des M. flexor carpi ulnaris – Karpalkanal

9. Geben Sie bitte an, welche Aussagen über den Gefäßverlauf der oberen Extremität zutreffen
   (1) Zwischen dem Mm. scalenus anterior und scalenus medius zieht die A. subclavia durch die Scalenuslücke.
   (2) Die V. cephalica verläuft im Sulcus bicipitalis lateralis.
   (3) Die Aufzweigung der A. brachialis in die A. radialis und die A. ulnaris liegt meist unter der Aponeurosis m. bicipitis brachii.
   (4) Der Endast der A. ulnaris bildet den Arcus palmaris superficialis.

   (A) nur 1 ist richtig
   (B) nur 2 und 3 sind richtig
   (C) nur 2 und 4 sind richtig
   (D) nur 1, 2 und 4 sind richtig
   (E) 1 – 4 = alle sind richtig

10. Der in nachstehendem Schema durch ein x markierte Nervenast
   (1) führt Fasern aus dem Fasciculus medialis des Plexus brachialis
   (2) verläuft zwischen Palmaraponeurose und Sehnen der Fingerbeuger
   (3) innerviert den M. palmaris longus
   (4) versorgt die Haut des Kleinfingerballens

   (A) nur 1 und 2 sind richtig
   (B) nur 3 und 4 sind richtig
   (C) nur 1, 2 und 3 sind richtig
   (D) nur 2, 3 und 4 sind richtig
   (E) 1 – 4 = alle sind richtig

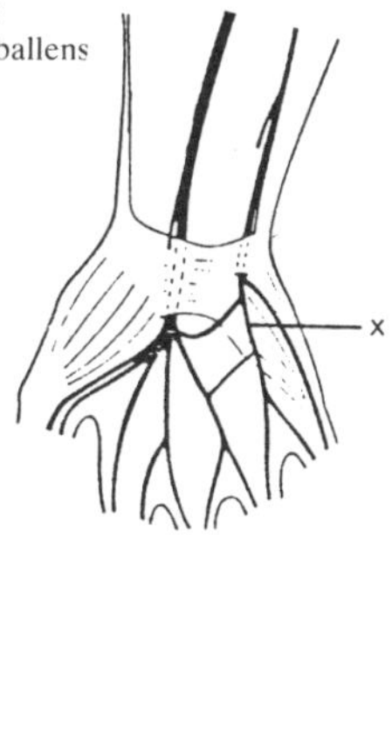

1 E, 2 B, 3 E, 4 A, 5 C, 6 B, 7 D, 8 A, 9 E, 10 A

Hautinnervation der oberen Extremität

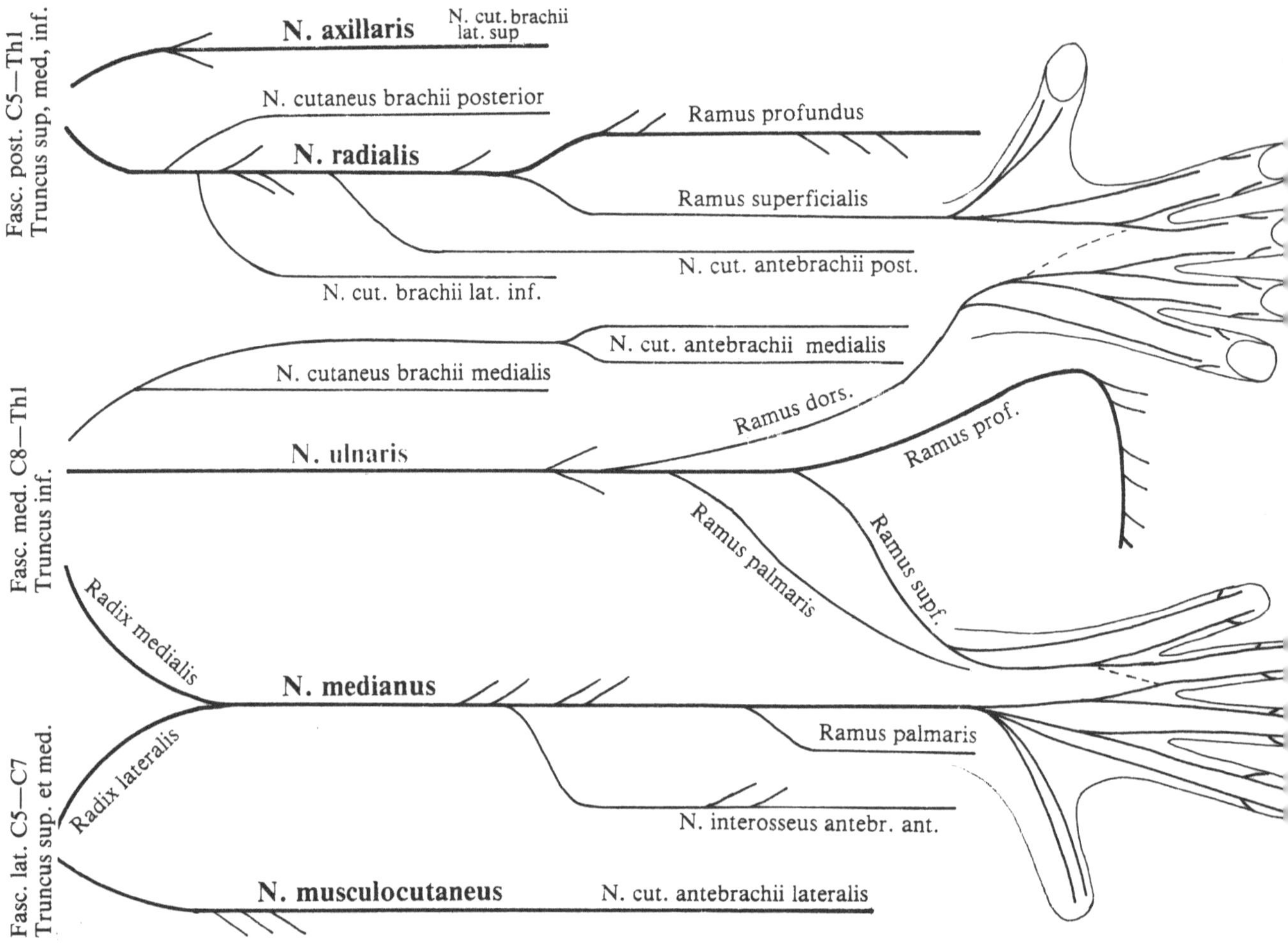

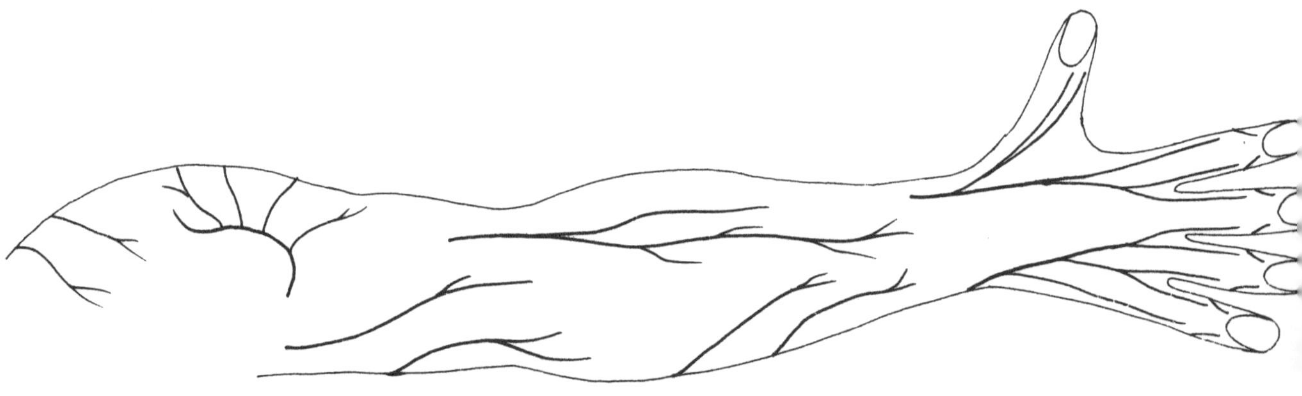

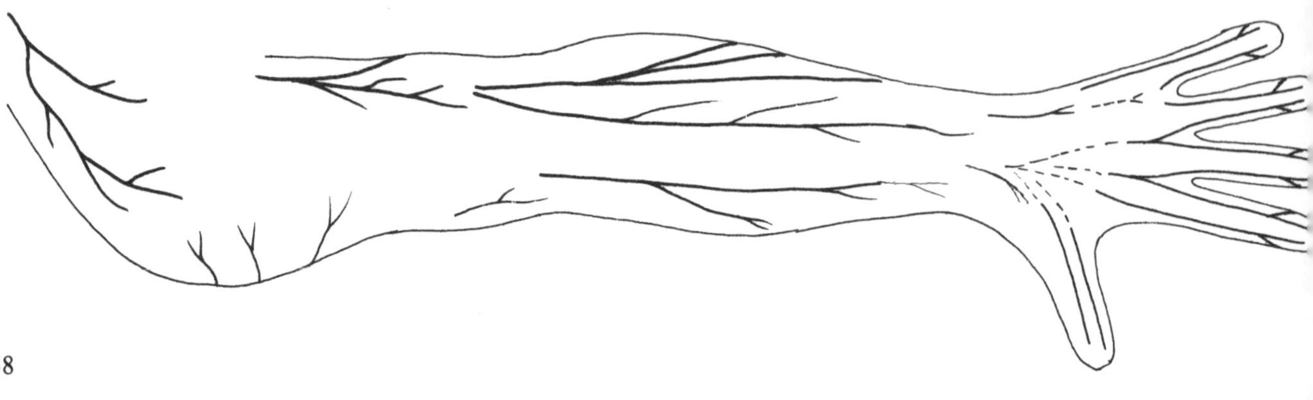

Kolorieren Sie die Haut gemäß ihrer sensiblen Innervation und bezeichnen Sie die dargestellten Hautnerven!

1. Eine vollständige Aufhebung der Berührungsempfindung in dem schraffierten Hautareal spricht für eine Schädigung im Bereich des

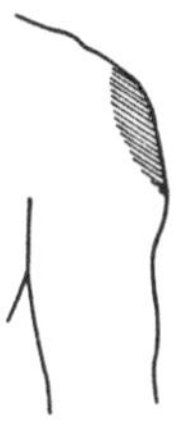

(A) Plexus cervicalis (Nn. supraclaviculares)
(B) N. axillaris
(C) N. accessorius
(D) N. suprascapularis
(E) N. intercostobrachialis

2. Eine vollständige Aufhebung der Berührungsempfindung in dem schraffierten Hautareal spricht für eine Schädigung im Bereich des

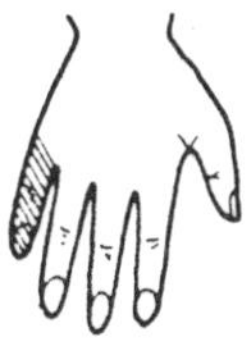

(A) N. cutaneus antebrachii lateralis
(B) R. profundus n. radialis
(C) R. superficialis n. radialis
(D) N. medianus
(E) N. ulnaris

3. Welche Aussage trifft zu?
Eine vollständige Aufhebung der Berührungsempfindung in dem schraffierten Hautareal spricht für eine Schädigung im Bereich des

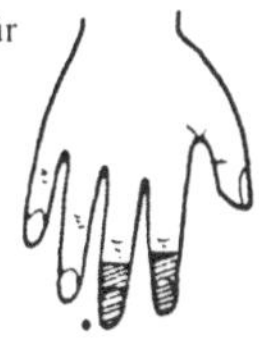

(A) N. cutaneus antebrachii medialis
(B) R. profundus n. radialis
(C) R. superficialis n. radialis
(D) N. medianus
(E) N. ulnaris

4. Eine vollständige Aufhebung der Berührungsempfindung in dem schraffierten Hautareal spricht für eine Schädigung im Bereich des

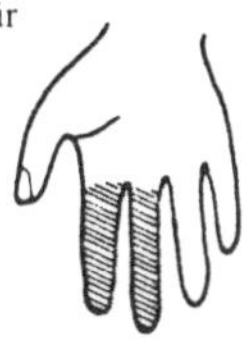

(A) N. cutaneus antebrachii medialis
(B) R. profundus n. radialis
(C) R. superficialis n. radialis
(D) N. medianus
(E) N. ulnaris

Ordnen Sie bitte jeder in der Abbildung (Plexus brachialis) angegebenen Durchtrennungsstelle (markiert durch 1 und 2) den durch die Läsion denervierten Muskel der Liste 2 zu.

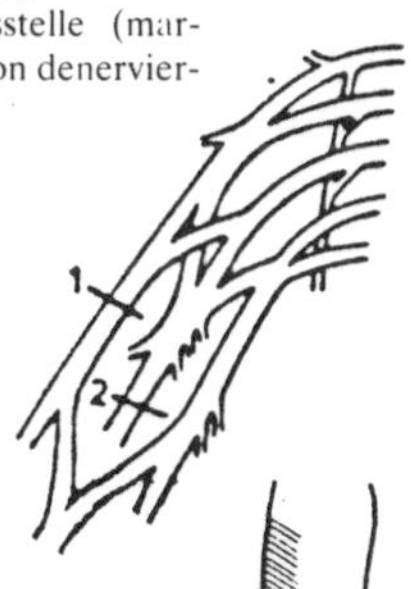

Liste 1
5. Durchtrennungsstelle 1
6. Durchtrennungsstelle 2

Liste 2
(A) M. coracobrachialis
(B) M. brachioradialis
(C) M. flexor carpi ulnaris
(D) M. adductor pollicis
(E) Mm. interossei palmares

7. Welche Aussage trifft zu?
Die Fasern für Berührungssensibilität in dem schraffierten Hautareal verlaufen über den

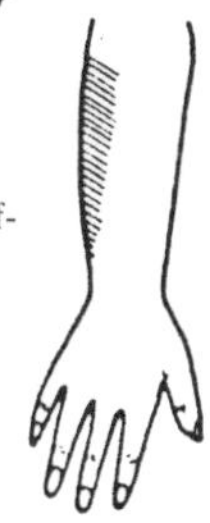

(A) Fasciculus medialis des Plexus brachialis
(B) Fasciculus lateralis des Plexus brachialis
(C) R. superficialis n. radialis
(D) N. medianus
(E) N. ulnaris

8. Welche Aussage trifft zu?
Eine vollständige Aufhebung der Berührungsempfindung in dem schraffierten Hautareal spricht für eine Schädigung im Bereich des

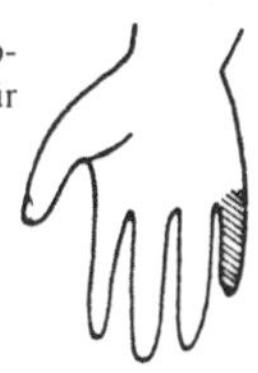

(A) N. cutaneus antebrachii lateralis
(B) R. profundus n. radialis
(C) R. superficialis n. radialis
(D) N. medianus
(E) N. ulnaris

9. Welche Aussage trifft zu?
Die Fasern für Berührungssensibilität in dem schraffierten Hautareal verlaufen über den

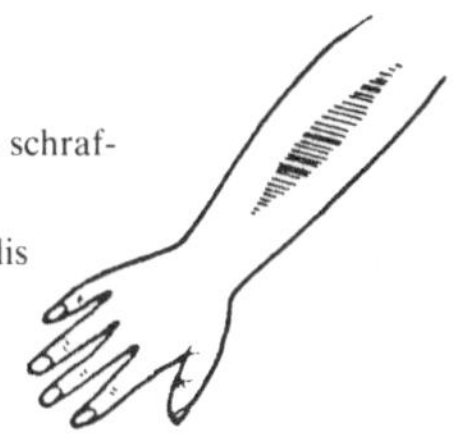

(A) Fasciculus dorsalis des Plexus brachialis
(B) R. profundus n. radialis
(C) R. superficialis n. radialis
(D) N. medianus
(E) N. ulnaris

10. Welche der folgenden Angaben ist nicht zutreffend?

(A) Der N. radialis verläuft spiralig hinter dem Humerus
(B) Der N. ulnaris zieht am Epicondylus medialis entlang
(C) Der N. medianus liegt dicht unter der Sehne des M. palmaris longus
(D) Der N. radialis durchbohrt den M. pronator teres
(E) Der N. axillaris zieht durch die laterale Achsellücke

11. Welche Aussagen über den N. radialis treffen zu?

(1) Der N. radialis verläuft zusammen mit der Arteria profunda brachii im Sulcus n. radialis dorsal um den Humerus.
(2) Der N. radialis tritt zwischem dem M. brachialis und dem M. brachioradialis in die Fossa cubitalis ein.
(3) Der Ramus profundus n. radialis durchbohrt den M. supinator und gelangt zur Dorsalseite des Unterarms.
(4) Der Ramus profundus n. radialis innerviert sämtliche Muskeln auf der Dorsalseite des Unterarms.

(A) nur 1, 2 und 3 sind richtig
(B) nur 1, 2 und 4 sind richtig
(C) nur 1, 3 und 4 sind richtig
(D) nur 2, 3 und 4 sind richtig
(E) 1 – 4 = alle sind richtig

12. Welche Aussagen über den N. ulnaris treffen zu?

(1) Der N. ulnaris entsteht aus dem Fasciculus medialis des Plexus brachialis.
(2) Der N. ulnaris zieht auf der Vorderseite des Epicondylus lateralis humeri in die Fossa cubitalis.
(3) Der N. ulnaris begleitet die A. ulnaris zur Hand beim Übertritt vom Unterarm.
(4) Der R. profundus n. ulnaris versorgt sämtliche Mm. interossei der Hand.

(A) nur 1 und 3 sind richtig
(B) nur 3 und 4 sind richtig
(C) nur 1, 3 und 4 sind richtig
(D) nur 2, 3 und 4 sind richtig
(E) 1 – 4 = alle sind richtig

13. Welche Aussage trifft nicht zu?
Der N. medianus (Regelfall)

(A) entsteht mit je einer Wurzel aus dem Fasciculus medialis und dem Fasciculus lateralis des Plexus brachialis
(B) gibt am Oberarm keine Äste ab
(C) verläuft am Unterarm unter dem Musculus flexor digitorum superficialis
(D) gelangt durch den Canalis carpi zur Hand
(E) innerviert sämtliche Mm. interossei der Hand

14. Welche Aussage trifft nicht zu?

(A) Der N. radialis entsteht aus dem Fasciculus posterior des Plexus brachialis.
(B) Der N. radialis legt sich bei seinem Verlauf am Oberarm dorsal eng dem Humerus an.
(C) Der N. radialis tritt im Sulcus bicipitalis lateralis, zwischen M. brachialis und M. brachioradialis, in die Fossa cubitalis ein.
(D) Der R. profundus N. radialis innerviert sämtliche Extensoren auf der Dorsalseite des Unterarms.
(E) Der R. superficialis des N. radialis gelangt oberflächlich in die Hohlhand.

1 B, 2 E, 3 D, 4 D, 5 A, 6 B, 7 A, 8 E, 9 A, 10 D, 11 E, 12 C, 13 E, 14 A

3. Kapitel: Untere Extremität
Männliches und weibliches Becken

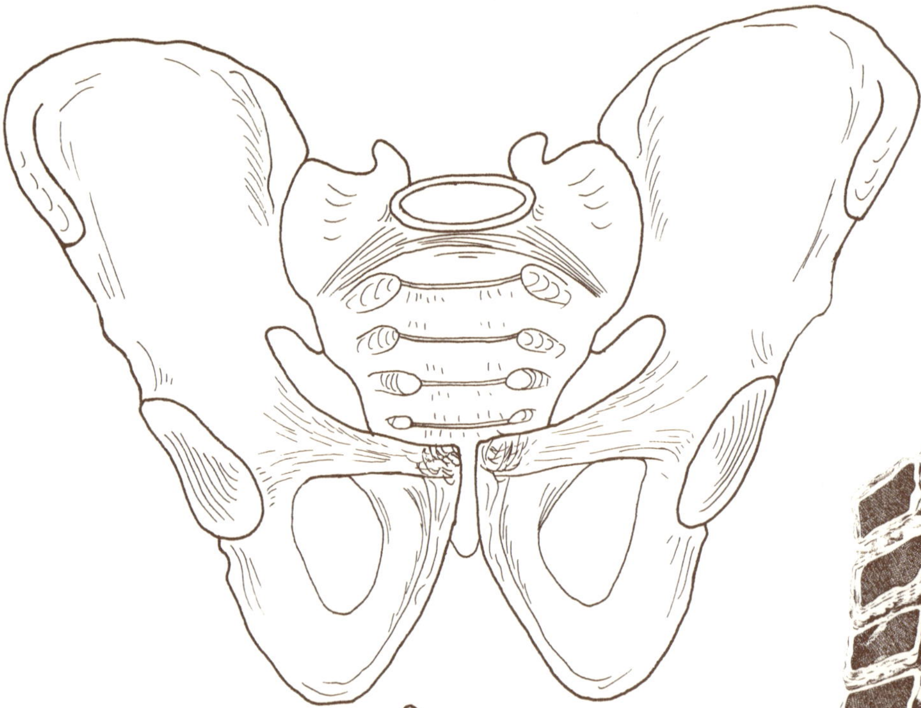

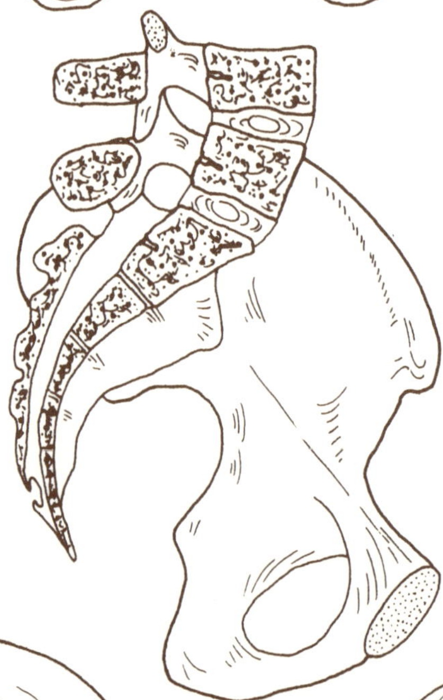

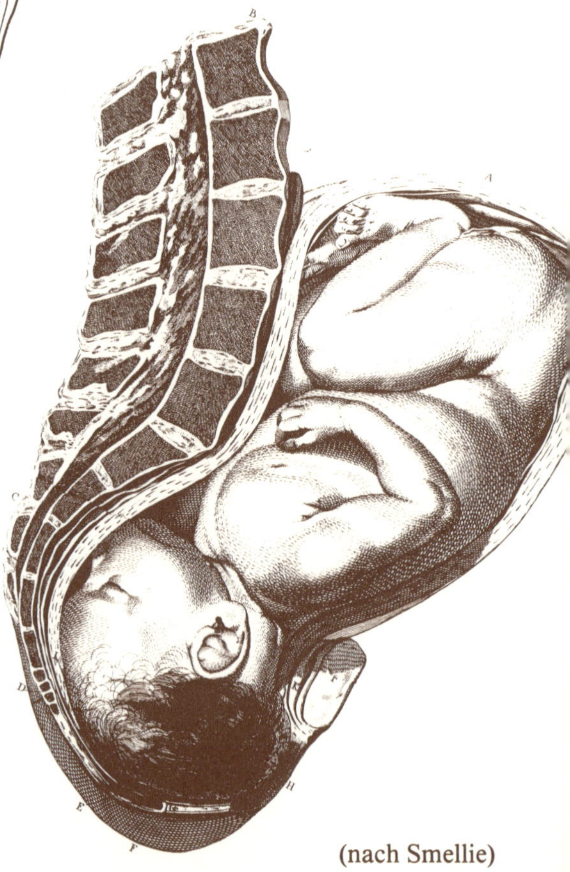

(nach Smellie)

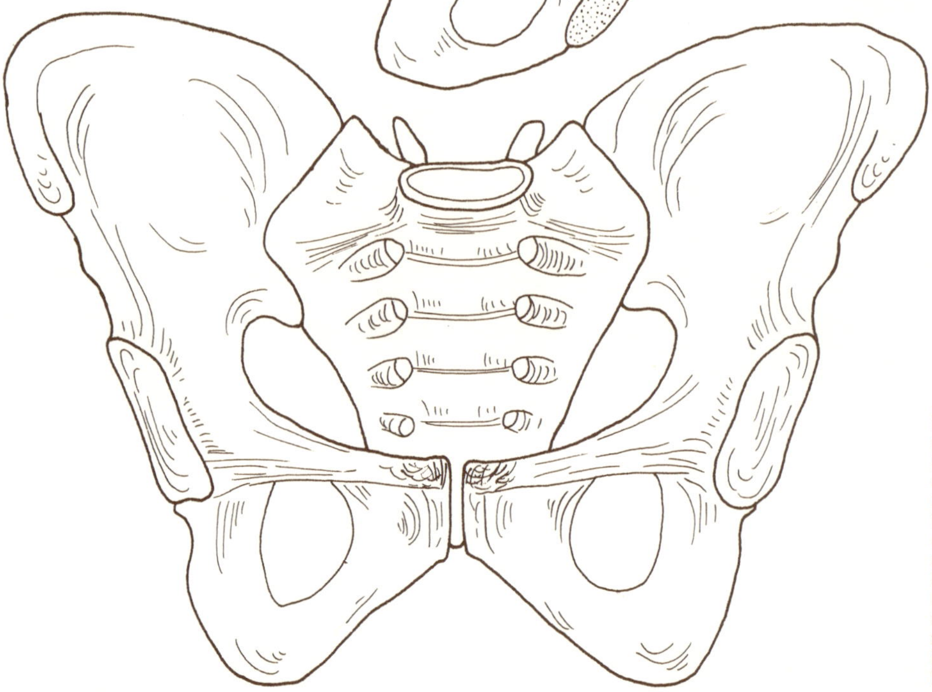

Angeborene Hüftdysplasie
Mit 2% häufigste Skelettmißbildung, hauptsächlich bei Mädchen. Die Gelenkpfanne ist ungenügend ausgebildet und steht schräger als normal, so daß die Gefahr der Hüftgelenkluxation besteht, wobei der Femurkopf nach seitlich oben aus der Pfanne rutscht.
Diagnose der Hüftdysplasie mit Hilfe des **Ortholani-Zeichens** bereits in den ersten Lebenstagen möglich, bei **sofortigem Therapiebeginn** mittels Spreizhöschen gute Prognose.

Ordnen Sie zu:

1 Ala ossis ilii*
2 Crista iliaca*
3 Spina iliaca anterior superior
4 Symphyse
5 Foramen obturatum*
6 Linea terminalis*
7 Promontorium*
8 Os ilium
9 Os ischii
10 Os pubis
11 Pecten ossis pubis*
12 Arcus pubis

Welches Becken ist weiblich, welches männlich? Welche hauptsächlichen Unterschiede bestehen?

Zeichnen Sie in das weibliche Becken noch folgende Maße ein:

13 Diameter transversa (~ 13 cm)
14 Diameter obliqua I und II (~ 12,5 cm)

Zeichnen Sie in den Längsschnitt:

15 Conjugata des Beckeneingangs (~ 11,7 cm)
16 Conjugata vera (~ 11 cm)
17 Conjugata des Beckenausganges (~ 9,5 cm)
18 Beckenachse

Kolorieren Sie die Teile des Skeletts, die Sie bei sich tasten können.

1. Bitte prüfen sie die folgenden Aussagen über das weibliche Becken: Im Gegensatz zum Mann ist bei der Frau

(1) der Beckeneingang rundlicher bis queroval
(2) der Angulus subpubicus kleiner als 70 Grad
(3) der Abstand der Sitzbeinhöcker relativ größer
(4) das gesamte Becken relativ höher

(A) nur 1 und 3 sind richtig
(B) nur 1 und 4 sind richtig
(C) nur 2 und 3 sind richtig
(D) nur 1, 2 und 4 sind richtig
(E) nur 1, 3 und 4 sind richtig

2. Bitte prüfen Sie, welche der folgenden Aussagen über das knöcherne Becken der Frau zutreffen:

(1) Die größte Weite besitzt der Beckeneingang im queren Durchmesser.
(2) Der Beckenausgang wird u.a. hinten von der Steißbeinspitze, seitlich von den Tubera ischiadica und vorn vom Unterrand der Symphyse begrenzt.
(3) Die Conjugata vera ist der Abstand zwischen Symphysenhinterfläche und Promontorium.
(4) Die Spinae iliacae posteriores inferiores bilden die seitlichen Eckpunkte der Michaelischen Raute.

(A) nur 1 und 2 sind richtig
(B) nur 1 und 3 sind richtig
(C) nur 1, 2 und 3 sind richtig
(D) nur 2, 3 und 4 sind richtig
(E) 1 – 4 = alle sind richtig

3. Die Beckeneingangsebene wird bestimmt durch

(A) Oberrand der Symphyse – Linea terminalis – Spina ischiadica – Steißbeinspitze
(B) Unterrand der Symphyse – Spina ischiadica – Sacroiliakalgelenk
(C) Oberrand der Symphyse – Linea arcuata – Promontorium
(D) Arcus pubis – Linea terminalis – Steißbeinspitze
(E) Arcus pubis – Foramen obturatum – Spina ischiadica

4. Als Conjugata vera (obstetrica) wird bezeichnet

(A) der größte sagittale Durchmesser in der Beckeneingangsebene
(B) der Abstand von Symphysenoberkante und Promontorium
(C) der Abstand von Symphysenunterkante und Steißbeinspitze
(D) der kleinste Durchmesser der Beckenausgangsebene
(E) der Abstand zwischen Rückfläche der Symphyse und Promontorium

5. An der Begrenzung der beim Lebenden zu erkennenden Michaelisschen Raute ist (sind) beteiligt

(1) Spina iliaca posterior superior
(2) Crista iliaca
(3) Promontorium
(4) Processus spinosus des 12. Brustwirbels

(A) nur 1 ist richtig
(B) nur 3 ist richtig
(C) nur 1 und 3 sind richtig
(D) nur 2 und 4 sind richtig
(E) nur 1, 2 und 4 sind richtig

6. Welche Aussage trifft nicht zu?
Am knöchernen Becken sind bei Lebenden von außen tastbar:

(A) Spina iliaca anterior superior
(B) Crista iliaca
(C) Spina iliaca posterior superior
(D) Spina ischiadica
(E) Tuber ischiadicum

Ordnen sie bitte den Längenangaben der Liste 1 das jeweils entsprechende normale Beckenmaß einer Frau (Liste 2) zu.

Liste 1

7. 11 cm
8. 31,5 cm

Liste 2

(A) Conjugata diagonalis
(B) Conjugata vera
(C) Diameter transversa des Beckeneingangs
(D) Diameter obliqua
(E) Distantia (inter-) trochanterica

*) **ala:** Flügel; **os:** Knochen; **crista:** Leiste, Kante; **spina:** Dorn; **anterior:** vorderer; **superior:** oberer; **foramen:** Loch; **obturatus:** verstopft; **terminalis:** zur Grenze gehörig (hier: Grenze zwischen dem großen und kleinen Becken); **promontorium:** Vorgebirge; **pecten:** Kamm; **diameter:** Durchmesser

1 A, 2 C, 3 C, 4 E, 5 A, 6 D, 7 B, 8 E

Bänder des Beckengürtels

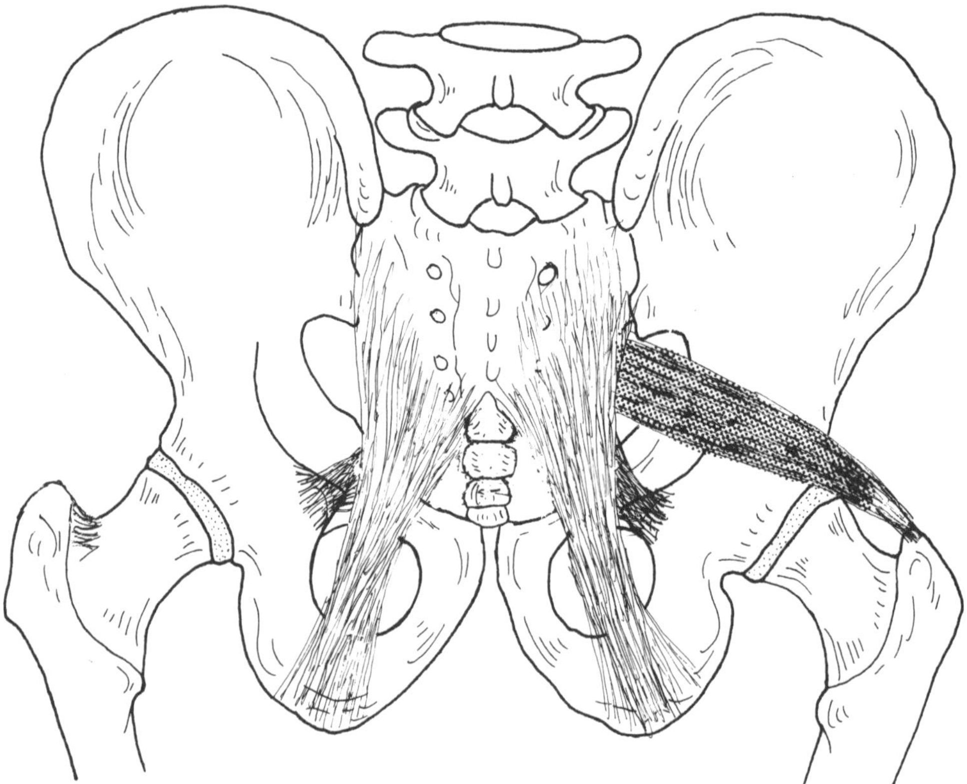

Klinische Bedeutung: i. m. Injektionen
Zum Schutz des N. ischiadicus und des N. glutaeus superior sollen i. m. Injektionen nur im oberen äußeren Quadranten vorgenommen werden. (In den M. glutaeus medius sowie den oberen Teil des M. glutaeus maximus, siehe übernächste Seite.)

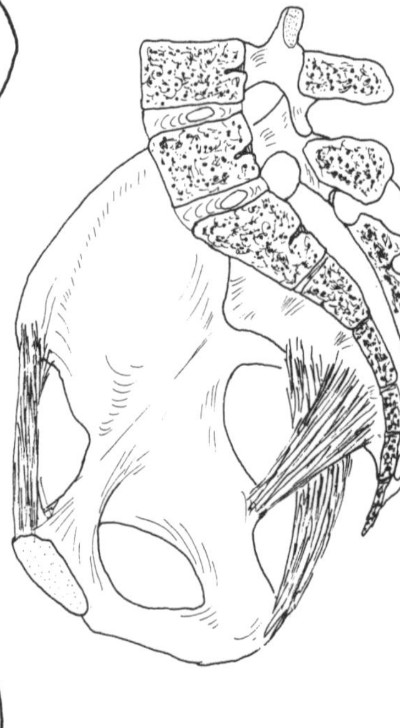

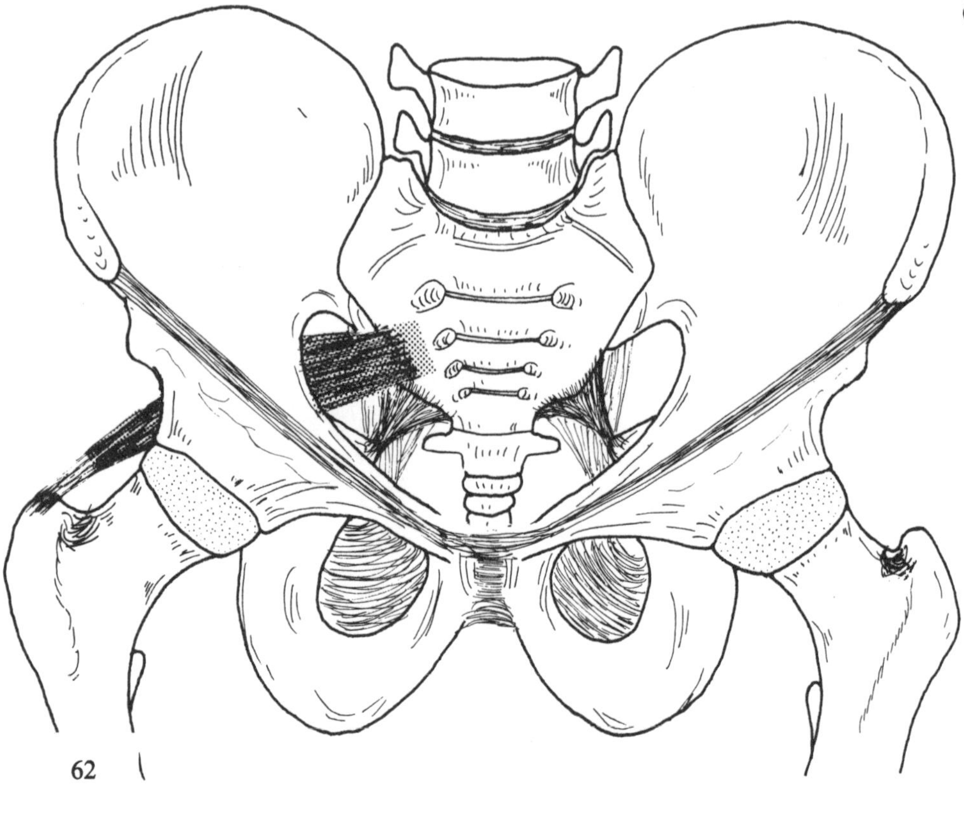

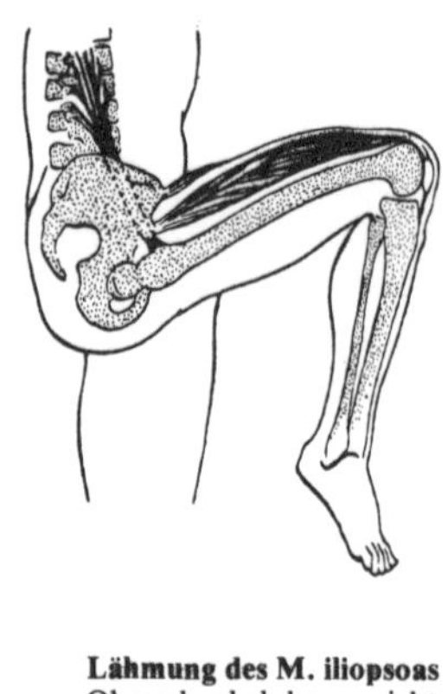

Lähmung des M. iliopsoas
Oberschenkel kann nicht ausreichend gebeugt werden, deshalb Schwierigkeiten beim Gehen, keine großen Schritte möglich.

Ordnen Sie zu:

1 Lig. sacrospinale*
2 Lig. sacrotuberale*
3 Lig. inguinale
4 Membrana obturatoria*
5 M. piriformis

Suchen Sie folgende Foramina auf, und zeichnen Sie die wichtigsten durch sie hindurchziehenden Strukturen ein:

6 **Foramen ischiadicum majus**
— 7 Foramen suprapiriforme: A. glutaea superior, N. glutaeus superior
— 8 Foramen infrapiriforme: A. glutaea inferior, N. ischiadicus, A. pudenda interna, N. pudendus, N. glut. inf.
9 **Foramen ischiadicum minus:** A. pudenda interna, N. pudendus, M. obturatorius internus
10 **Canalis obturatorius:** A. et N. obturatoria(us)
11 **Lacuna vasorum*:** A. et V. femoralis
12 **Lacuna musculorum:** N. femoralis, M. iliopsoas

1. Welche Aussage trifft nicht zu?

(A) Als conjugata vera bezeichnet man den Abstand zwischen Hinterfläche der Symphyse und Promontorium (bei der erwachsenen Frau etwa 11 cm).
(B) Die Kapsel des Hüftgelenkes reicht auf der Vorderseite bis zur Linea intertrochanterica. Sie endet auf der Hinterseite etwa 1,5 cm medial von der Crista intertrochanterica.
(C) Der N. femoralis verläßt den Beckenraum durch die Lacuna musculorum.
(D) Der Anulus femoralis, der zur Bruchpforte werden kann, liegt im lateralen Winkel der Lacuna vasorum.
(E) Die Ligg. sacrotuberalia und sacrospinalia sind Hemmungsbänder der Sacroiliacalgelenke.

2. Durch die infrapiriforme Abteilung des Foramen ischiadicum majus treten

(1) der N. ischiadicus
(2) der N. cutaneus femoris posterior
(3) die A. glutaea inferior und der N. glutaeus inferior
(4) die A. pudenda interna und der N. pudendus

(A) nur 2 und 4 sind richtig
(B) nur 3 und 4 sind richtig
(C) nur 1, 2 und 3 sind richtig
(D) nur 2, 3 und 4 sind richtig
(E) 1 – 4 = alle sind richtig

3. Durch die Lacuna vasorum verlaufen

(1) der N. femoralis
(2) die Lymphbahnen vom Bein zum Becken
(3) die A. femoralis
(4) die V. femoralis

(A) nur 2 und 4 sind richtig
(B) nur 3 und 4 sind richtig
(C) nur 1, 2 und 3 sind richtig
(D) nur 2, 3 und 4 sind richtig
(E) 1 – 4 = alle sind richtig

4. Durch die Lacuna musculorum treten in der Regel

(1) der N. cutaneus femoris lateralis
(2) der N. femoralis
(3) der R. femoralis des N. genitofemoralis
(4) A. und V. femoralis

(A) nur 1 ist richtig
(B) nur 2 ist richtig
(C) nur 1 und 2 sind richtig
(D) nur 1 und 3 sind richtig
(E) nur 3 und 4 sind richtig

Ordnen Sie bitte den Durchtrittsstellen der Liste 1 die jeweils zugehörige Struktur aus Liste 2 zu:

Liste 1

5. Lacuna musculorum
6. Lacuna vasorum

Liste 2

(A) N. ilioinguinalis
(B) N. obturatorius
(C) N. femoralis
(D) A. femoralis
(E) A. profunda femoris

*) **conjugata:** diameter; **os sacrum:** Kreuzbein; **tuber:** Höcker; **piriformis:** birnenförmig; **lacuna:** Lücke; **vas:** Gefäß

1 D, 2 E, 3 D, 4 C, 5 C, 6 D

Bänder des Hüftgelenks

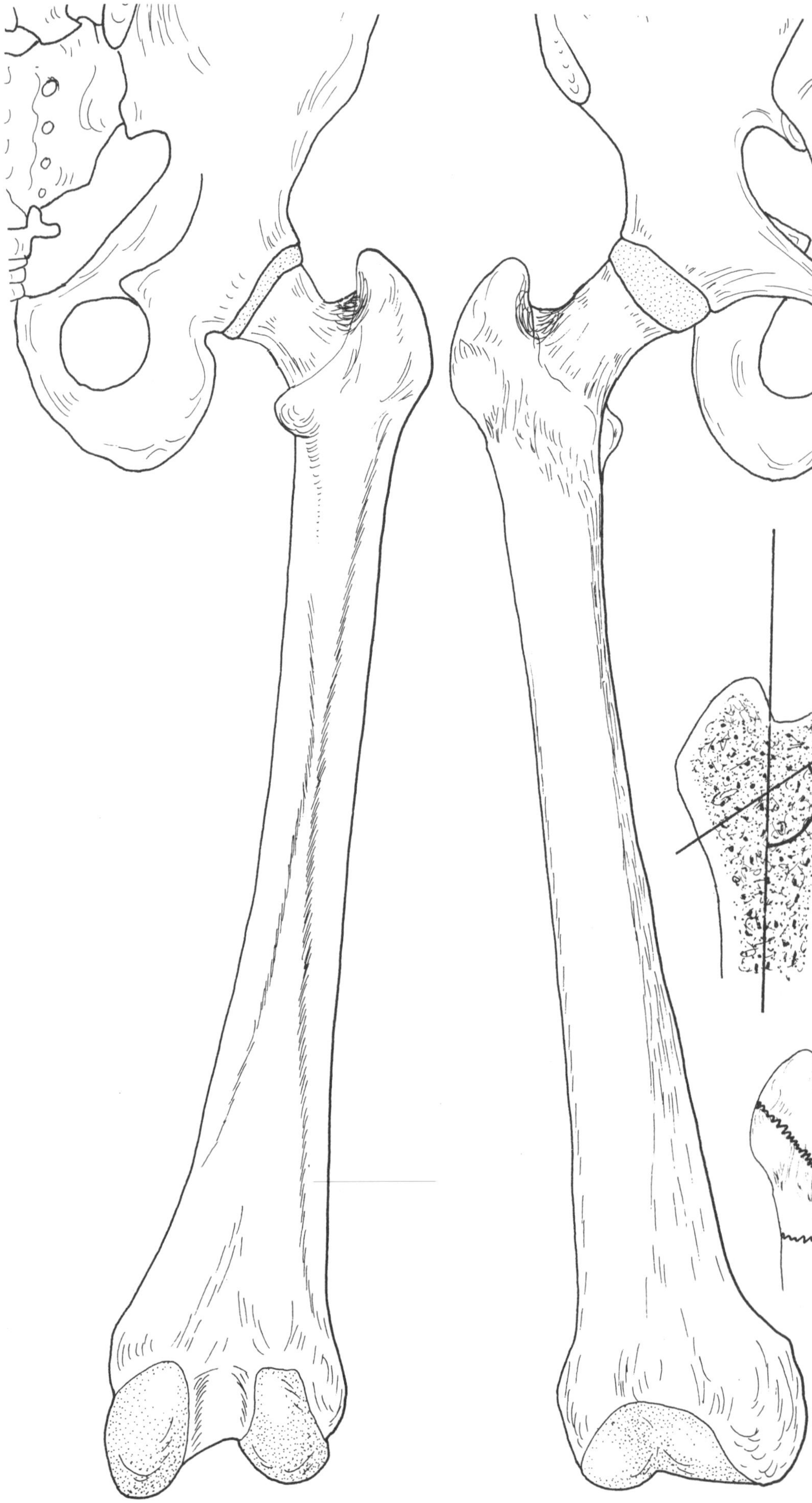

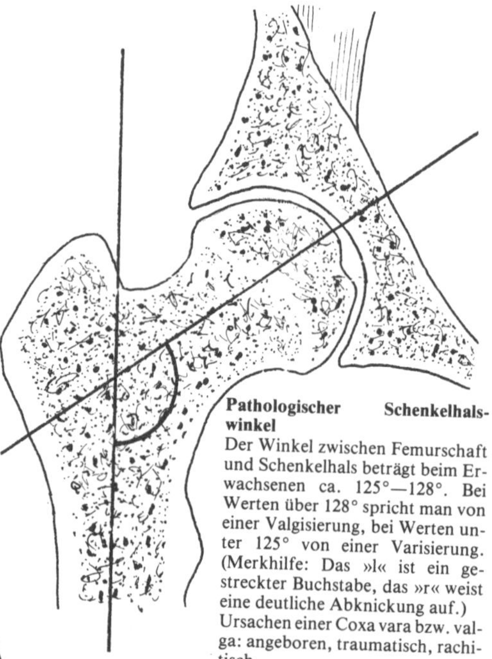

Pathologischer Schenkelhalswinkel
Der Winkel zwischen Femurschaft und Schenkelhals beträgt beim Erwachsenen ca. 125°—128°. Bei Werten über 128° spricht man von einer Valgisierung, bei Werten unter 125° von einer Varisierung. (Merkhilfe: Das »l« ist ein gestreckter Buchstabe, das »r« weist eine deutliche Abknickung auf.) Ursachen einer Coxa vara bzw. valga: angeboren, traumatisch, rachitisch.

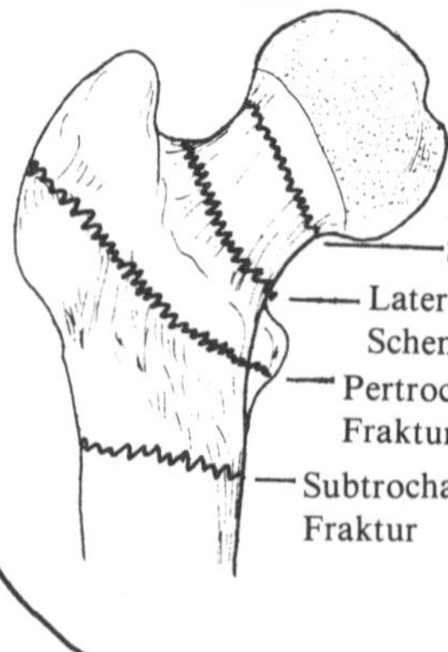

In welcher Abbildung ist der Femur von vorne, in welcher von hinten dargestellt?
Ordnen Sie zu:

1 Caput femoris*	10 Corpus femoris
2 Fovea capitis	11 Condylus medialis*
3 Trochanter major*	12 Condylus lateralis
4 Trochanter minor	13 Fossa intercondylaris*
5 Collum femoris*	14 Facies patellaris*
6 Crista intertrochanterica	15 Epicondylus medialis
7 Tuberositas glutaea	16 Epicondylus lateralis
8 Labium mediale lineae asperae*	17 Facies poplitea
9 Labium laterale lineae asperae*	

Kolorieren Sie die Teile des Femurs, die Sie bei sich tasten können.

Zeichnen Sie bitte ein:

18 Labrum acetabulare*	22 Lig. ischiofemorale
19 Capsula articularis	23 Lig. pubofemorale
20 Lig. capitis femoris	24 Zona orbicularis*
21 Lig. iliofemorale	

1. In der Articulatio coxae ist aus der Grundstellung heraus eine Überstreckung von nur etwa 15 Grad möglich,

   weil

   das Lig. sacrotuberale eine Weiterführung der Retroversion des Femur hemmt.

2. Im Hüftgelenk liegt eine besonders stabile Gelenkverbindung zwischen Femurkopf und Acetabulum vor,

   weil

   das vom Femurkopf zum Acetabulum verlaufende Ligamentum capitis femoris die Knochen bei Belastung stark aneinander zieht.

3. Das mit x bezeichnete Band des Hüftgelenks

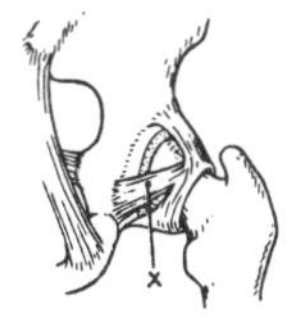

   (A) entspringt am Corpus ossis ilii
   (B) zieht hauptsächlich zur Linea intertrochanterica
   (C) hemmt die Innenrotation
   (D) hemmt die Abduktion
   (E) enthält den R. acetabularis der A. obturatoria

4. Welche Angaben zum normalen Hüftgelenk eines Erwachsenen treffen zu?

   (1) Die Hüftgelenkspfanne, das Acetabulum, ist vollständig mit Gelenkknorpel ausgekleidet.
   (2) Der Femurkopf wird über den Äquator hinaus vom Labrum acetabulare umschlossen.
   (3) Der proximale Teil des Schenkelhalses liegt innerhalb der Gelenkkapsel.
   (4) Der Kollodiaphysenwinkel beträgt beim Erwachsenen 120 – 130°.

   (A) nur 2 und 4 sind richtig
   (B) nur 1, 2 und 3 sind richtig
   (C) nur 1, 2 und 4 sind richtig
   (D) nur 1, 3 und 4 sind richtig
   (E) nur 2, 3 und 4 sind richtig

5. Welche Angaben zum Hüftgelenk eines Jugendlichen treffen zu?

   (1) Die Hüftgelenkspfanne liegt im Bereich der Synchondrosis von Os ilium, Os pubis und Os ischii.
   (2) Die proximale Epiphysenfuge des Femurs verläuft zwischen proximalem und distalem Abschnitt des Schenkelhalses.
   (3) Der epiphysäre Teil des Schenkelhalskopfes wird u.a. durch die Blutgefäße im Lig. capitis femoris ernährt.
   (4) Der Femurkopf füllt die Hüftgelenkspfanne nur teilweise aus.
   (5) Der Kollodiaphysenwinkel ist größer als beim Erwachsenen.

   (A) nur 1 und 2 sind richtig
   (B) nur 2 und 4 sind richtig
   (C) nur 1, 2 und 3 sind richtig
   (D) nur 1, 3 und 5 sind richtig
   (E) nur 2, 3, 4 und 5 sind richtig

6. Ein Ringband (Pfannenlippe) zur Vergrößerung der Gelenkfläche findet sich im

   (1) Ellenbogengelenk
   (2) Schultergelenk
   (3) proximalen Handgelenk
   (4) Hüftgelenk

   (A) nur 1 ist richtig
   (B) nur 2 und 3 sind richtig
   (C) nur 2 und 4 sind richtig
   (D) nur 1, 2 und 4 sind richtig
   (E) 1 – 4 = alle sind richtig

*) **caput:** Kopf; **trochanter:** Rollhügel; **glutaeus:** (gr.) Hinterbacke; **collum:** Hals; **tuberositas:** Rauhigkeit; **labrum:** Lippe; **medial:** zur Mitte gelegen; **asper:** rauh; **lateral:** seitlich; **condylus:** (gr.) Gelenkkopf; **fossa:** Grube; **facies:** Gesicht, Fläche; **patella:** Kniescheibe; **acetabulum:** Essigschälchen; **orbicularis:** kreisförmig, rund verlaufend

1 C, 2 C, 3 C, 4 E, 5 D, 6 C (Antwortschema für Verknüpfungsfragen auf Seite 122)

Außenrotierende Hüftmuskeln

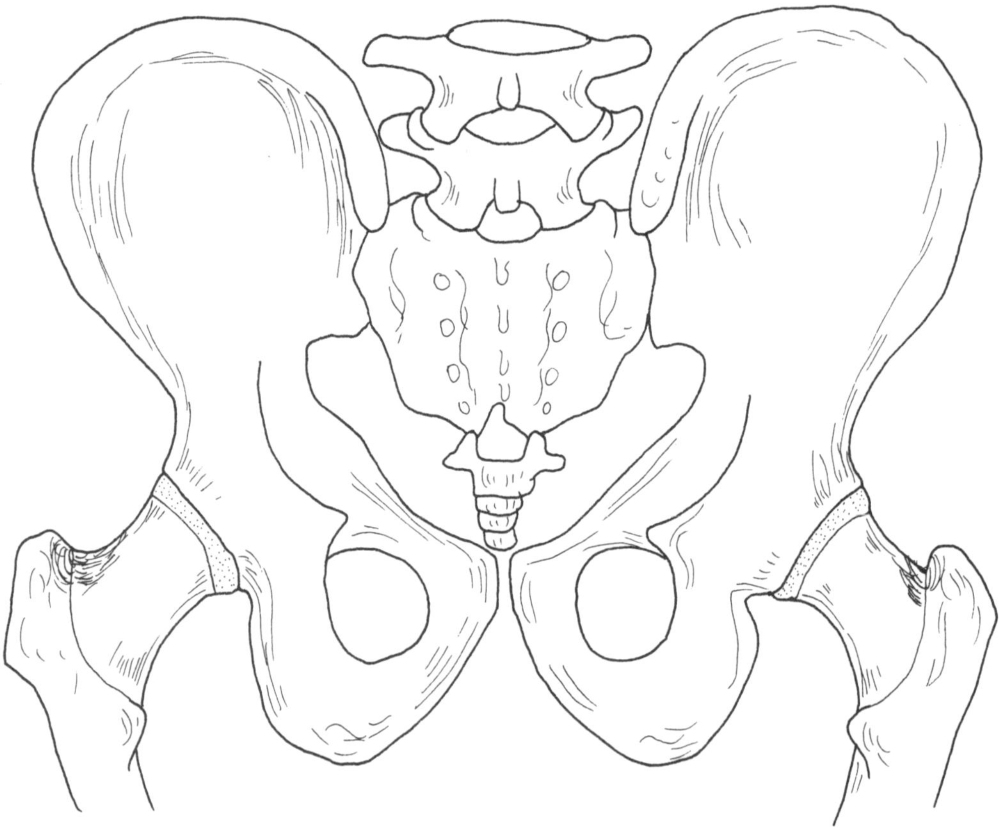

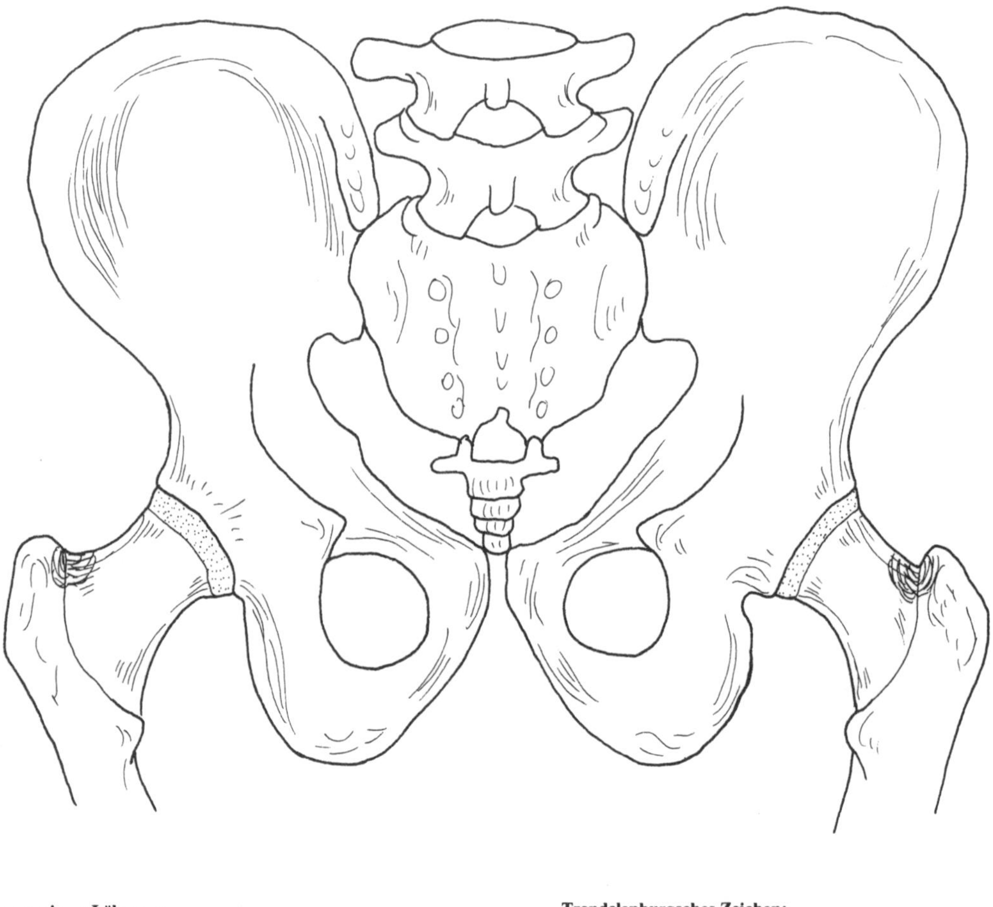

M. glutaeus maximus Lähmung
Keine kraftvollen Streckbewegungen möglich (Aufstehen aus dem Sitzen, Treppensteigen, Springen usw.)

Trendelenburgsches Zeichen:
Beim Stehen auf dem kranken Bein und Anheben des gesunden Beines sinkt das Becken auf die gesunde Seite ab. Beim Gehen typischer Watschelgang, besonders bei beidseitigem Vorhandensein des Trendelenburgschen Zeichens.
Ursachen: Ausfall der Abduktoren (Glutaeus medius und minimus), Hüftluxation, Coxa vara, Perthes Krankheit.

Zeichnen Sie folgende Muskeln ein:
1 M. glutaeus minimus (N. glutaeus superior)
2 M. glutaeus medius (N. glutaeus superior)
3 M. glutaeus maximus (N. glutaeus inferior)
4 M. piriformis (Plexus sacralis)
5 M. gemellus superior* (Plexus sacralis)
6 M. obturatorius internus (Plexus sacralis)
7 M. gemellus inferior (Plexus sacralis)
8 M. quadratus femoris (Plexus sacralis)
9 M. obturatorius externus (N. obturatorius)

Welche von diesen Muskeln (bzw. welche Anteile) wirken

innenrotatorisch? ....

Welche wirken abduzierend? ....
Welche Hauptfunktion hat der M. glutaeus maximus?

Ordnen Sie bitte jeder der in Liste 1 genannten Funktionen den hierbei beteiligten Muskel (Liste 2) zu!

Liste 1
1. Beugung im Hüftgelenk
2. Streckung im Hüftgelenk

Liste 2
(A) M. glutaeus maximus
(B) M. vastus lateralis
(C) M. iliopsoas
(D) M. adductor magnus
(E) Keiner der genannten Muskeln

3. Welche Aussage trifft nicht zu?
Bei einer Lähmung des

(A) N. glutaeus superior auf der Standbeinseite sinkt das Becken auf der Spielbeinseite ab.
(B) N. glutaeus inferior wird das normale Treppensteigen unmöglich.
(C) N. obturatorius kann kein kraftvoller Schenkelschluß erfolgen.
(D) N. femoralis kann der Patellarsehenreflex nicht mehr ausgelöst werden.
(E) N. peronaeus kann die Fußspitze nicht mehr aktiv gesenkt werden.

4. Welches ist das wichtigste Band im Hüftgelenk, das gleichzeitig Antagonist des M. glutaeus maximus ist?

(A) Lig. iliofemorale
(B) Lig. capitis femoris
(C) Lig. pubofemorale
(D) Lig. ischiofemorale
(E) Zona orbicularis

Geben Sie bitte zu jedem der in Liste 1 genannten Muskeln ein ihn kennzeichnendes Merkmal (Liste 2) an!

Liste 1
5. M. glutaeus medius
6. M. obturatorius internus
7. M. piriformis

Liste 2
(A) verläuft durch das Foramen ischiadicum majus
(B) entspringt von der Spina ischiadica
(C) stabilisiert das Becken auf dem Standbein
(D) verläuft durch das Foramen obturatum
(E) benutzt die Incisura ischiadica minor als Hypomochlion

8. Bei der Lähmung der 2 kleinen Glutaealmuskeln (Mm. glutaeus medius und minimus) auf der Standbeinseite sinkt das Becken auf der Spielbeinseite ab,

weil

die gelähmten Muskeln (Mm. glutaeus medius und minimus) das Becken auf der Standbeinseite nicht mehr halten können.

9. Die in dem schematischen Bild dargestellte Stellung des Beckens spricht für

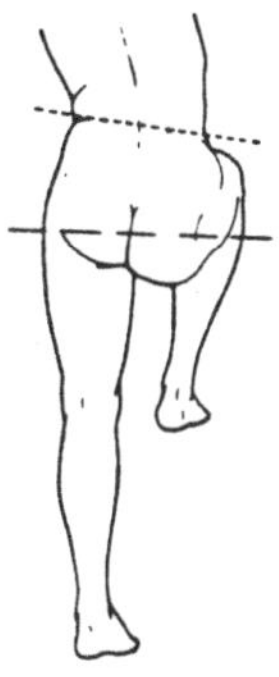

(A) eine Schädigung des N. glutaeus inferior links
(B) eine Schädigung des N. glutaeus superior rechts
(C) eine Lähmung der Mm. glutaeus medius und minimus links
(D) eine Lähmung des M. glutaeus maximus rechts
(E) keine der angegebenen Störungen, sondern zeigt ein völlig normales Verhalten des Beckens

*) **gemellus:** Zwilling

1 C, 2 A, 3 E, 4 A, 5 C, 6 E, 7 A, 8 A, 9 C (Antwortschema für Verknüpfungsfragen auf Seite 122)

Adduktorengruppe

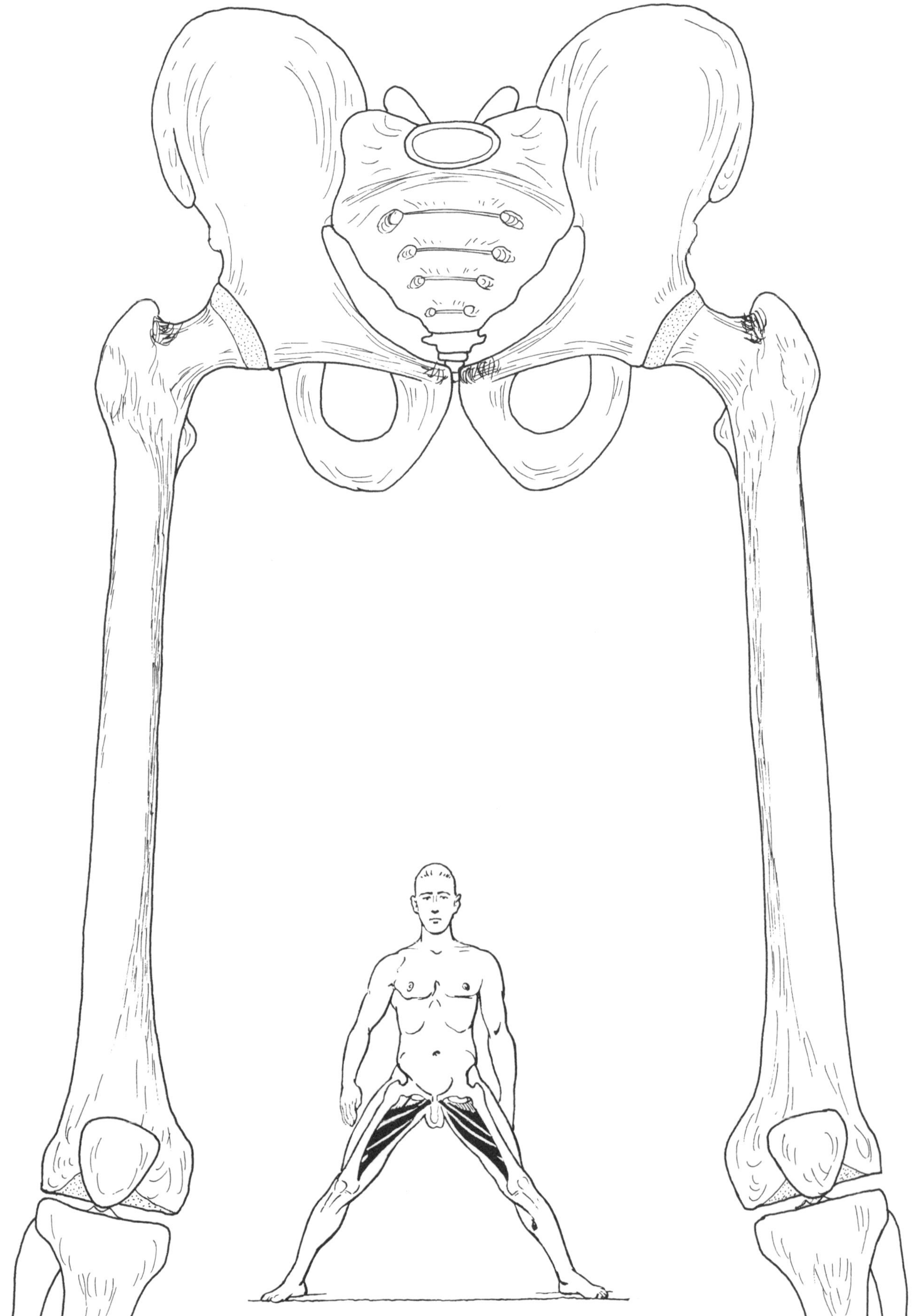

Der Adduktorenkanal führt die A. et V. femoralis und den N. saphenus von der Ventralseite des Oberschenkels zur Kniekehle. Die Leitungsbahnen verlaufen zunächst ventral der Adduktorengruppe und werden seitlich vom M. satorius (siehe nächste Seite) bedeckt. Der Adduktorenkanal entsteht, indem vom M. adduktor longus und magnus eine Sehnenplatte zum M. vastus medialis (siehe nächste Seite) gebildet wird. Die distale Öffnung des Adduktorenkanals ist der Schlitz im Adduktor magnus.

Zeichnen Sie folgende Muskeln ein:

1 M. gracilis* (N. obturatorius)
2 M. adductor magnus (N. obturatorius et N. tibialis)
3 M. adductor longus (N. obturatorius)
4 M. adductor brevis (N. obturatorius)
5 M. adductor minimus (N. obturatorius)
6 M. pectineus* (N. obturatorius et N. femoralis)

Welcher Muskel wirkt im Hüftgelenk streckend? ....

Kennzeichnen Sie den Verlauf des Adduktorenkanals durch einen dicken Pfeil. (Vergleichen Sie auch Seite 84 ff.)

Zu welchen der Muskeln (A) bis (E) ist der entsprechende Ursprung in Liste 1 genannt?

Liste 1
1. Tuberculum pubicum
2. Tuber ischiadicum

Liste 2
(A) M. sartorius
(B) M. rectus femoris
(C) M. gracilis
(D) M. adductor magnus
(E) M. pectineus

3. Die folgenden Muskeln erhalten eine motorische Innervation vom N. obturatorius. – Welche Angabe ist unzutreffend?

(A) M. obturatorius externus
(B) M. obturatorius internus
(C) M. pectineus
(D) M. gracilis
(E) M. adductor longus

4. Der Canalis adductorius enthält im Anfangsteil:

(1) A. femoralis
(2) N. femoralis
(3) N. saphenus
(4) V. saphena magna

(A) nur 1 und 2 sind richtig
(B) nur 1 und 3 sind richtig
(C) nur 1 und 4 sind richtig
(D) nur 1, 2 und 4 sind richtig
(E) nur 1, 3 und 4 sind richtig

5. Welche Aussage trifft nicht zu?
Als Adduktoren im Hüftgelenk können wirken

(A) M. adductor brevis
(B) M. adductor longus
(C) M. gracilis
(D) M. glutaeus minimus
(E) M. quadratus femoris

6. Eine Adduktionsbewegung im gestreckten Kniegelenk ist nicht möglich,

weil

die Mm. adductores nicht am Unterschenkelskelett inserieren.

*) **gracilis:** schlank; **pecten:** Kamm

1 E, 2 D, 3 B, 4 B, 5 D, 6 B (Antwortschema für Verknüpfungsfragen auf Seite 122)

Vordere Muskeln des Oberschenkels

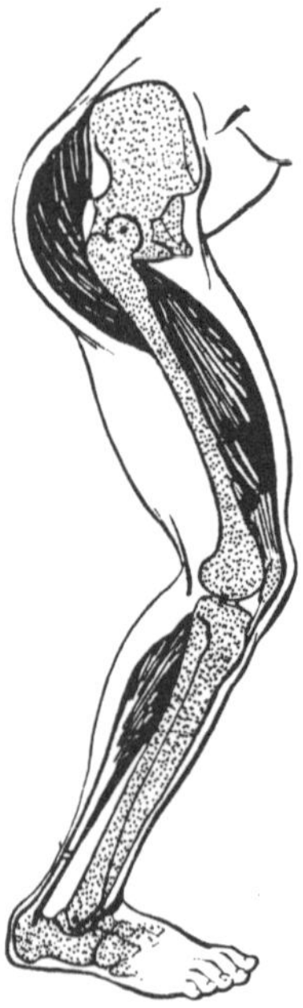

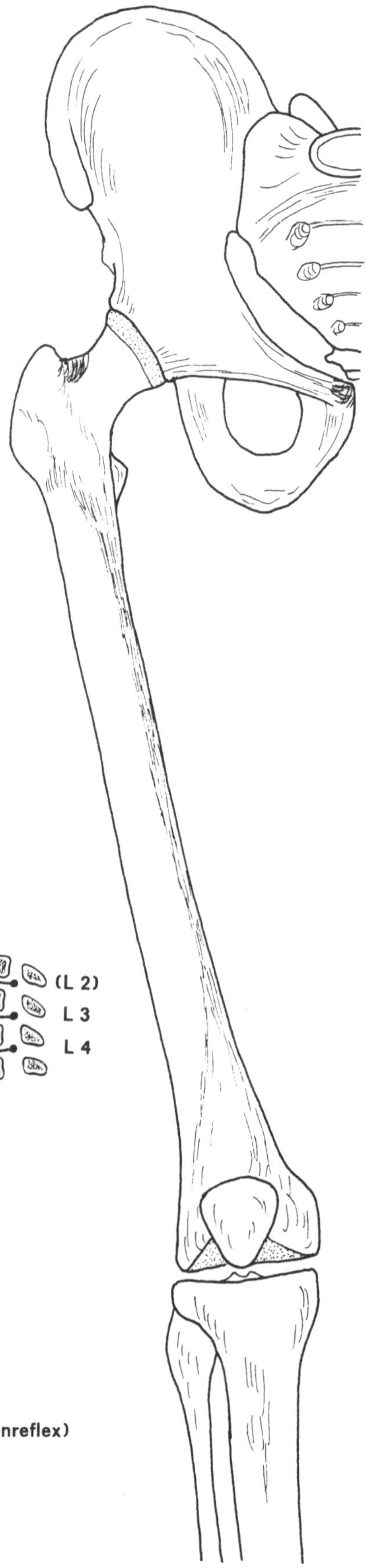

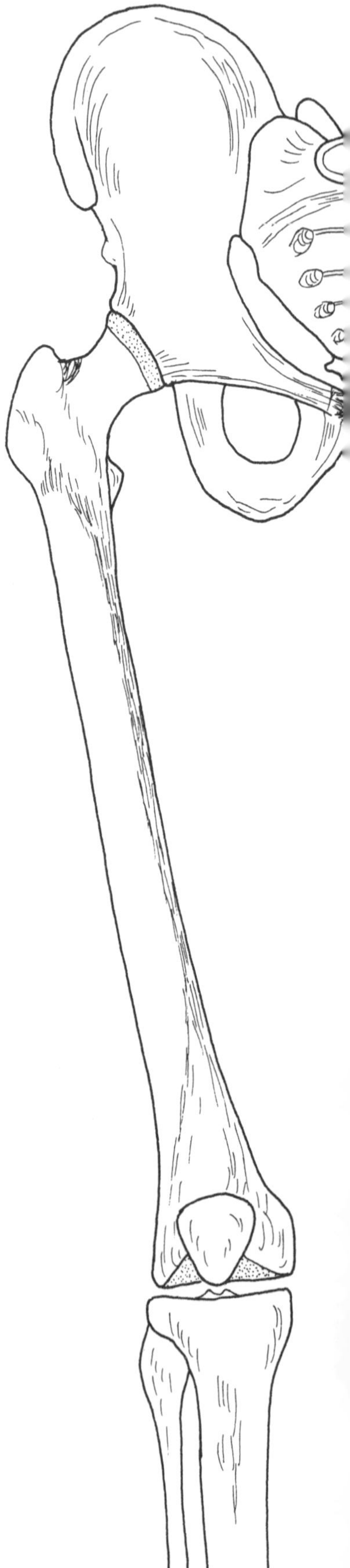

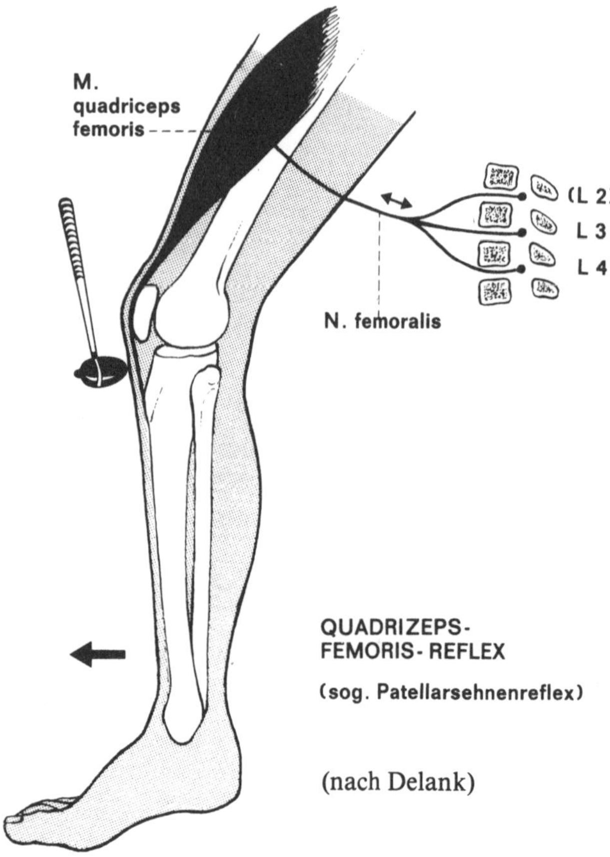

QUADRIZEPS-
FEMORIS-REFLEX

(sog. Patellarsehnenreflex)

(nach Delank)

Zeichnen Sie den Musculus quadriceps femoris (N. femoralis) mit seinen 4 Anteilen:

1 M. rectus femoris*
2 M. vastus lateralis*
3 M. vastus intermedius
4 M. vastus medialis
5 Lig. patellae

Machen Sie eine Kniebeuge, und tasten Sie dabei diesen Muskel.

Zeichnen Sie außerdem:

6 M. sartorius* (N. femoralis), Hüftgelenk: Beugung, Abduktion, Außenrotation; Kniegelenk: Beugung, Innenrotation
7 M. tensor fasciae latae* (N. glutaeus superior), Hüftgelenk: Beugung, Abduktion
8 Tractus iliotibialis fasciae latae; Kniegelenk: Streckung, Außenrotation

Ordnen Sie bitte den in Liste 1 genannten Muskeln die zutreffende Aussage (Liste 2) zu.

Liste 1
1. M. quadriceps femoris
2. M. biceps femoris (s. auch nächste Seite)

Liste 2
(A) streckt in der Articulatio genus, spannt die Kollateralbänder an, wird innerviert durch den N. femoralis
(B) beugt im Kniegelenk, spannt die Kollateralbänder, wird innerviert durch den N. obturatorius
(C) rotiert im Kniegelenk einwärts, wird innerviert durch den N. ischiadicus
(D) rotiert im Kniegelenk auswärts, wird durch den Tibialis- und den Peronaeusanteil des N. ischiadicus innerviert
(E) streckt in der Articulatio genus, führt eine Erschlaffung der Kollateralbänder herbei, wird innerviert durch den N. femoralis

*) **rectus:** gerade; **vastus:** sehr groß; **sartor:** Schneider; **tensor:** Spanner; **latus:** breit

1 A, 2 D

Hintere Muskeln des Oberschenkels

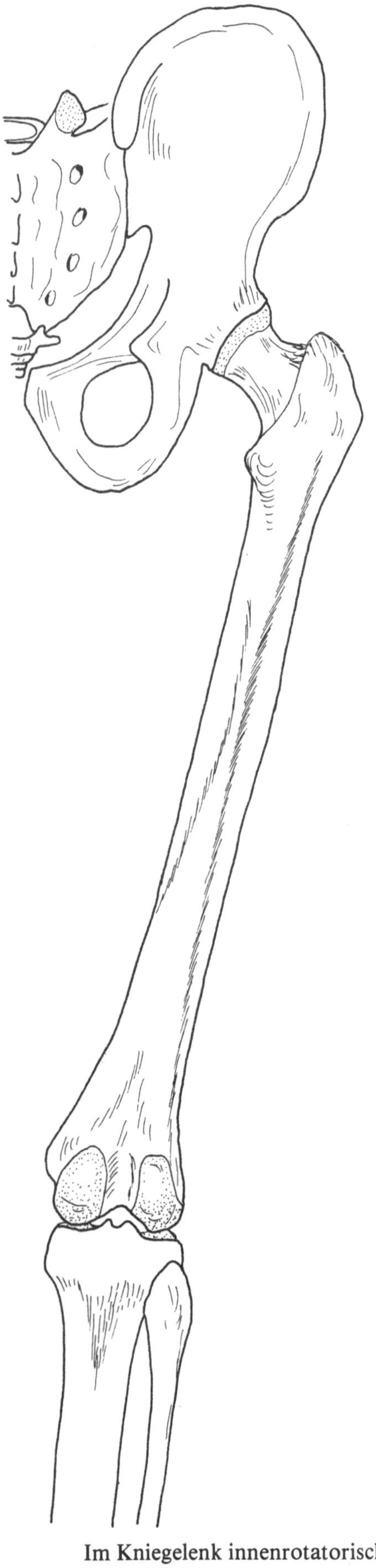

Im Kniegelenk innenrotatorisch wirkende Muskeln

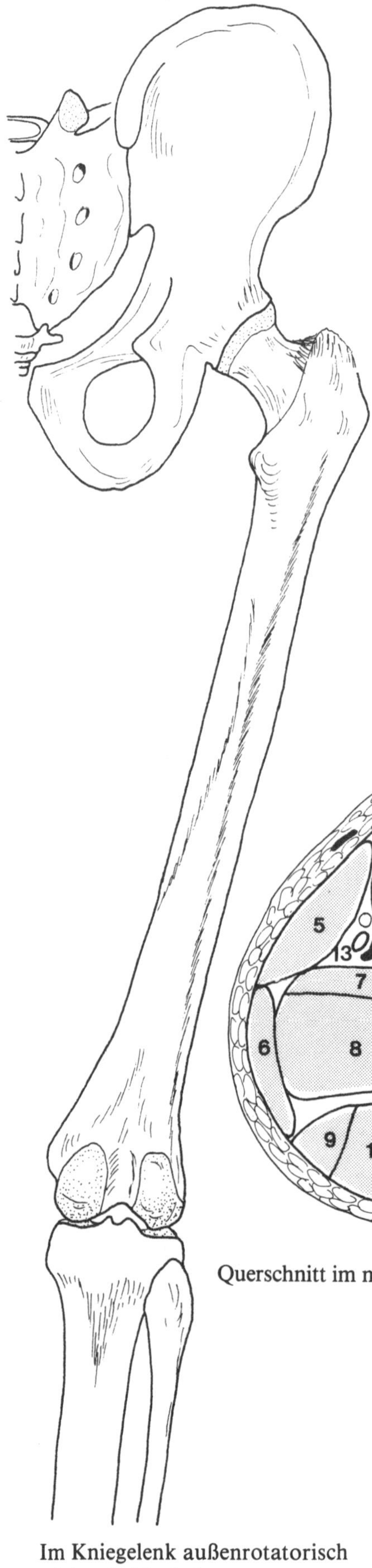

Im Kniegelenk außenrotatorisch wirkende Muskeln

1 M. rectus femoris
2 M. vastus medialis
3 M. vastus intermedius
4 M. vastus lateralis
5 M. sartorius
6 M. gracilis
7 M. adductor longus
8 M. adductor magnus
9 M. semimembranosus
10 M. semitendinosus
11 M. biceps, caput longum
12 M. biceps, caput breve
13 A., V. femoralis, N. saphenus
14 A. perforans
15 N. ischiadicus

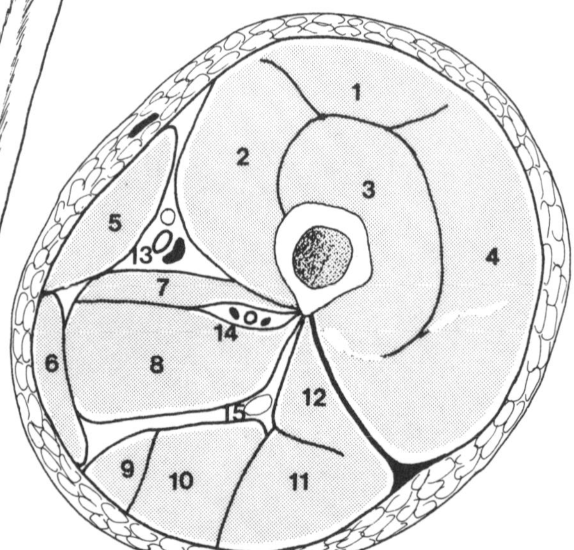

Querschnitt im mittl. Drittel des re. Oberschenkels

Zeichnen Sie:

1 M. semitendinosus (N. tibialis)
2 M. semimembranosus (N. tibialis)
3 M. biceps femoris mit a) Caput longum (N. tibialis)
b) Caput breve (N. peroneus communis)
4 M. popliteus (N. tibialis)

Fühlen Sie in Ihrer eigenen Kniekehle die Sehnen der ischiokruralen Muskelgruppe.

Woraus wird gebildet:

Pes anserinus superficialis* ....

Pes anserinus profundus ....

1. Bei extremer Streckung im Hüftgelenk kann trotz maximaler Kontraktion der ischiocruralen Muskulatur die Ferse aktiv nicht ganz an das Gesäß herangeführt werden,

weil

bei extremer Streckung im Hüftgelenk die ischiocrurale Muskulatur bei Beugung im Kniegelenk aktiv insuffizient ist.

2. Die Beugung des Oberschenkels im Hüftgelenk ist durch gleichzeitige Beugung des Unterschenkels im Kniegelenk in stärkerem Maße möglich,

weil

die bei Beugung des Oberschenkels im Hüftgelenk auftretende Spannung der Adduktoren durch die gleichzeitige Beugung des Unterschenkels herabgesetzt wird.

*) **semi:** halb; **tendo:** Sehne; **pes anserinus:** Gänsefuß

1 A, 2 C (Antwortschema für Verknüpfungsfragen auf Seite 122)

Kniegelenk

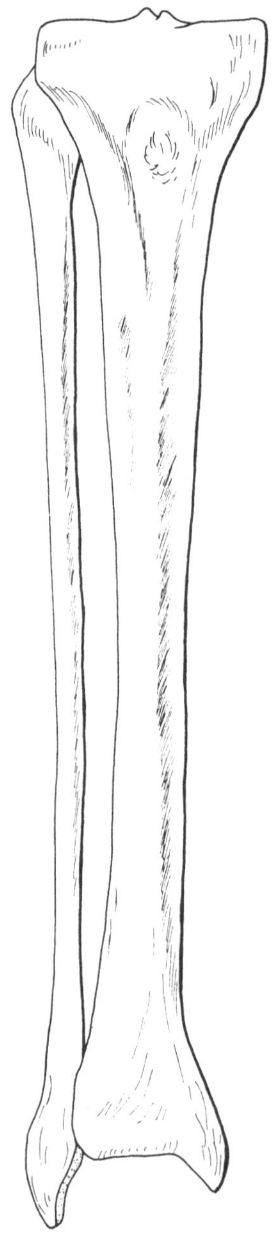

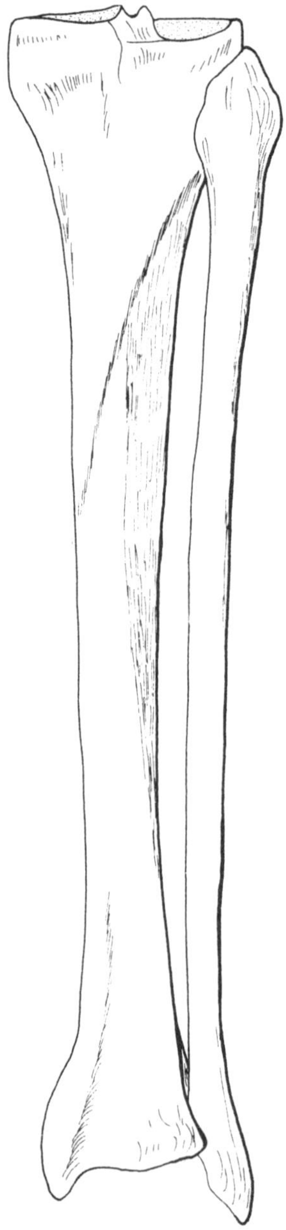

Untersuchungstechnik

Meniski
Steinmann I: Drehung des im Kniegelenk gebeugten Knies. Schmerzen bei Innenrotation sprechen für Schädigung des äußeren Meniskus, Schmerzen bei Außenrotation für Schädigung des inneren Meniskus.
Steinmann II: Die Druckempfindlichkeit wandert bei Kniebeugung am inneren Gelenkspalt von vorne nach hinten.

Kreuzbänder
Schubladenphänomen: Man versucht, den im Kniegelenk gebeugten Unterschenkel wie eine Schublade nach vorne zu ziehen und nach hinten zu schieben. Beim Einriß des hinteren Kreuzbandes ist eine abnorme Beweglichkeit nach hinten möglich, beim Einriß des vorderen Kreuzbandes kann der Unterschenkel besonders weit nach vorne gezogen werden.

Seitenbänder
Beim Einriß des Seitenbandes und der Gelenkkapsel läßt sich das gestreckte oder leicht gebeugte Knie seitlich »**aufklappen**«, d. h. im Kniegelenk ist eine geringgradige Ab- oder Adduktion möglich. Bei gleichzeitiger Läsion der Kreuzbänder ist das Ausmaß der Aufklappbarkeit vergrößert.

Kniegelenkerguß
Das Kniegelenk wird von den Seiten her mit Daumen und Mittelfinger umfaßt, wobei sich eine Hand oberhalb und die andere unterhalb des Knies befindet. Falls ein Erguß vorhanden ist, wölbt sich die Kniescheibe vor und weicht auf den Druck des Zeigefingers elastisch aus **(tanzende Patella).**

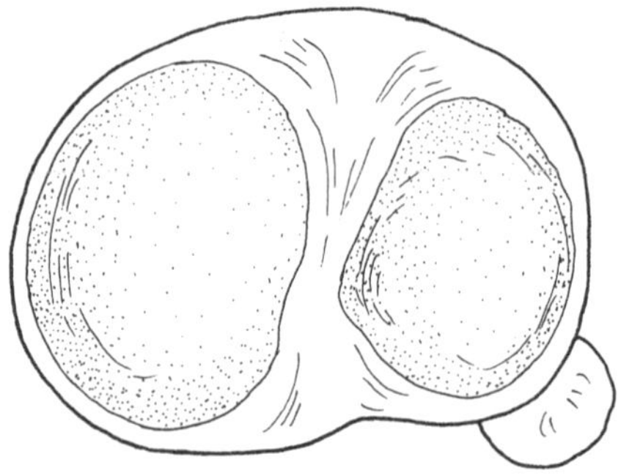

craniale Ansicht der Tibia

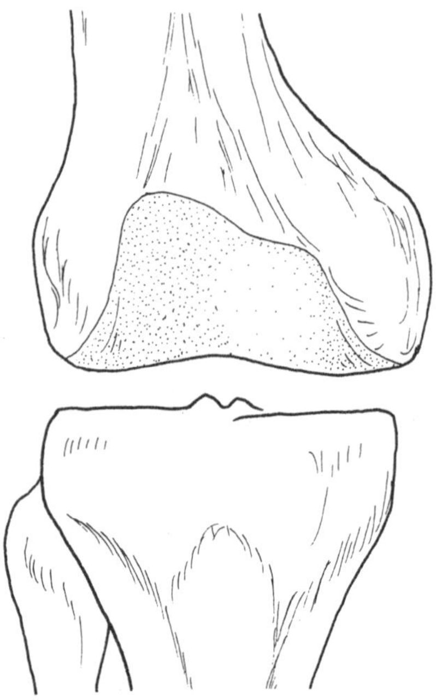

gestrecktes Kniegelenk von vorn

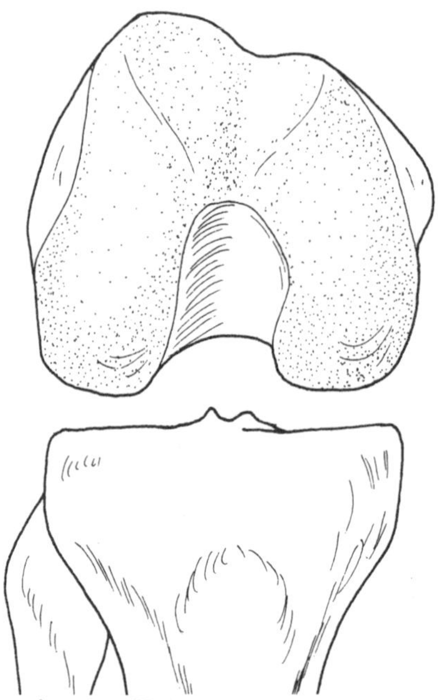

gebeugtes Kniegelenk von vorn

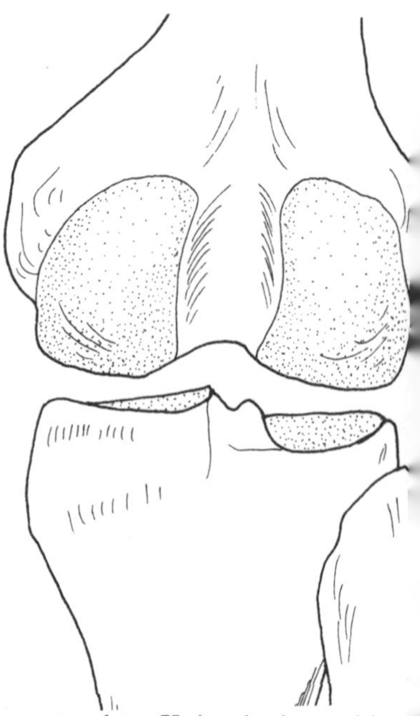

gestrecktes Kniegelenk von hint

Welche Abbildung zeigt Tibia und Fibula von vorne und welche von hinten?
Ordnen Sie folgende Strukturen zu:

1 Eminentia intercondylaris*
2 Condylus lateralis
3 Condylus medialis
4 Tuberositas tibiae
5 Facies medialis tibiae
6 Margo anterior tibiae*
7 Facies posterior tibiae
8 Linea m. solei
9 Malleolus medialis*
10 Caput fibulae
11 Malleolus lateralis

Unterstreichen Sie die oben aufgeführten Strukturen, die Sie bei sich selber tasten können!

Zeichnen Sie in die craniale* Aufsicht der Tibia und, soweit sichtbar, auch in die anderen Abbildungen:

12 Meniscus medialis
13 Meniscus lateralis
14 Lig. cruciatum anterius*
15 Lig. cruciatum posterius
16 Lig. transversum genus*
17 Lig. collaterale tibiale
18 Lig. collaterale fibulare

Veranschaulichen Sie sich Lage und Wirkung der beiden Kreuzbänder durch folgendes Verfahren:
Nehmen Sie zwei Stecknadeln und stecken Sie diese in die Ansatzstellen der beiden Kreuzbänder. Drehen Sie die Stecknadeln jetzt in Verlaufsrichtung der Kreuzbänder. Halten Sie mit der einen Hand die Stecknadeln fest, und führen Sie mit der anderen Hand eine Innen- und Außenrotation durch, indem Sie das Buch drehen. Welche Bewegung wird durch die Kreuzbänder gehemmt, welche wird freigegeben?

gehemmt:

freigegeben:

1. Im Kniegelenk ist eine willkürliche Rotation nur in Beugestellung möglich,

weil

die ischiocruralen Muskeln bei gebeugtem Kniegelenk das größte Drehmoment (im Sinne der Rotation) haben.

2. Die Patella bewirkt die Streckhemmung des Kniegelenks,

weil

die Patella als Sesambein in der Sehne des M. quadriceps femoris liegt.

3. Eine Adduktionsbewegung im gestreckten Kniegelenk ist nicht möglich,

weil

die Mm. adductores nicht am Unterschenkelskelett inserieren.

4. Im Kniegelenk

(1) sind bei Streckung die Seitenbänder angespannt
(2) liegt in Beugestellung die Tibia dem Abschnitt der Femurkondylen mit der schwächsten Krümmung an
(3) ist in Beugestellung die Kreiselungsbewegung am geringsten möglich
(4) ist das Ligamentum cruciatum posterius bei Innenrotation des gebeugten Kniegelenks entspannt

(A) nur 1 ist richtig
(B) nur 1 und 2 sind richtig
(C) nur 2 und 4 sind richtig
(D) nur 1, 2 und 3 sind richtig
(E) 1 – 4 = alle sind richtig

5. Welche Aussage trifft nicht zu?

(A) Der Meniscus lateralis ist über die Gelenkkapsel fest mit dem Lig. collaterale fibulare verbunden und daher besonders verletzungsgefährdet.
(B) Im Kniegelenk artikulieren Femur, Tibia und Patella miteinander.
(C) Das Lig. patellae ist die an der Tuberositas tibiae inserierende Sehne des M. quadriceps femoris.
(D) Die Bursa suprapatellaris kommuniziert in der Regel mit dem Kniegelenksspalt.
(E) Die Ligg. cruciata werden bei der Außenrotation des Unterschenkels voneinander abgewickelt.

6. Bei abgerissenen Ligg. cruciata kommt es zu einer Verschieblichkeit des gebeugten Knies (Schubladenphänomen),

weil

die Ligg. collateralia nur bei Streckung und Schlußrotation angespannt sind.

7. Die Disci und Menisci der Gelenke tragen außer zur Gelenkführung auch zur Druckverteilung zwischen den artikulierenden Skeletteilen bei,

weil

die Disci und Menisci der Gelenke aus elastischem Knorpel bestehen.

8. In Beugestellung des Kniegelenkes kann der Unterschenkel aktiv gegen den Oberschenkel rotiert werden,

weil

in Beugestellung des Kniegelenkes die Kollateralbänder überwiegend entspannt sind.

9. Prüfen Sie bitte, welche der folgenden Aussagen über die allgemeine Anatomie des Bewegungsapparates zutreffen!

(1) Die Verkürzungsgröße eines parallelfaserigen Muskels wird u.a. von seinem anatomischen Querschnitt bestimmt.
(2) Die Synovia wird von Drüsenzellen abgesondert, die in ihrem Feinbau den Becherzellen gleichen.
(3) Die Gelenkkapsel wird von zahlreichen Nervenfasern innerviert und ist überaus schmerzempfindlich.
(4) Der Zusammenhalt der Gelenkflächen wird beim Lebenden vor allem durch Muskelkräfte gesichert.

(A) nur 2 und 4 sind richtig
(B) nur 3 und 4 sind richtig
(C) nur 1, 2 und 3 sind richtig
(D) nur 2, 3 und 4 sind richtig
(E) 1 – 4 = alle sind richtig

*) **eminentia:** kleiner Vorsprung; **margo:** Rand; **soleus:** Scholle; **malleolus:** Hämmerchen; **cranial:** kopfwärts; **cruciatus:** gekreuzt; **genu:** Knie

1 B, 2 D, 3 B, 4 A, 5 A, 6 B, 7 C, 8 A, 9 B (Antwortschema für Verknüpfungsfragen auf Seite 122)

Oberes und unteres Sprunggelenk

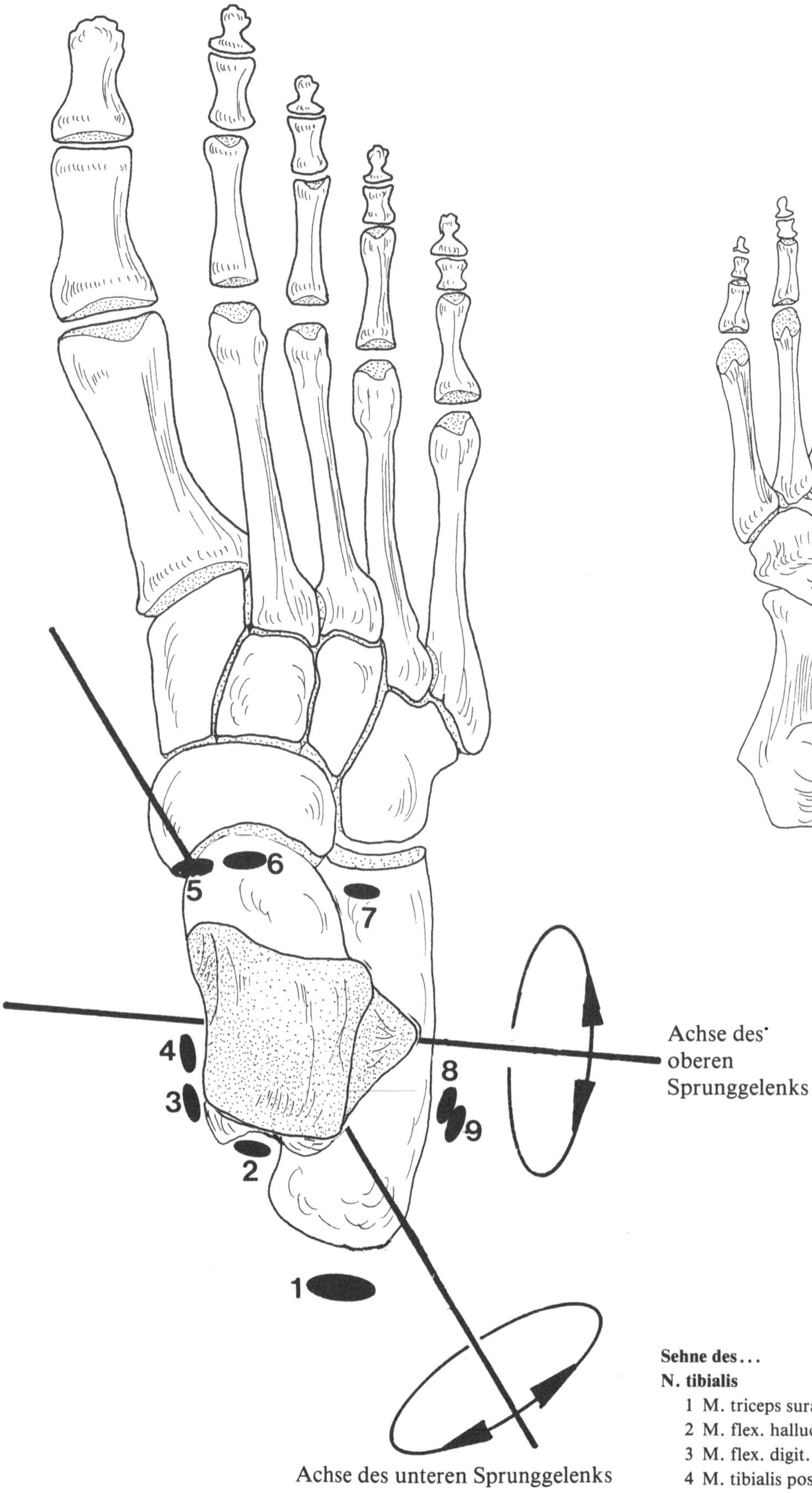

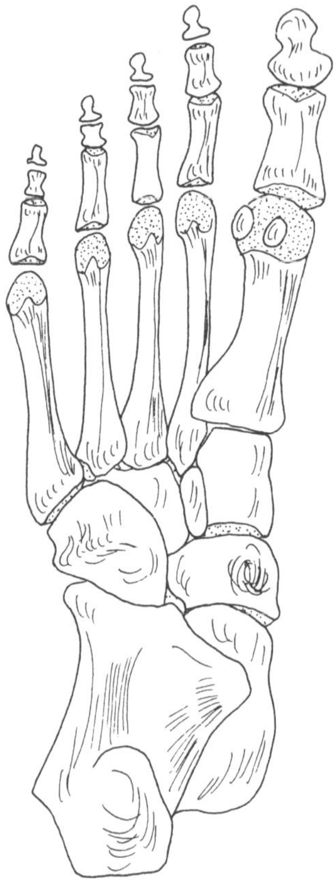

Sehne des ...	Funktion
N. tibialis	
1 M. triceps surae	Flexion, Supination
2 M. flex. hallucis long	Flexion, Supination
3 M. flex. digit. long.	Flexion, Supination
4 M. tibialis posterior	Flexion, Supination
N. peroneus profundus	
5 M. tibialis anterior	Extension
6 M. ext. hallucis long.	Extension, Pronation
7 M. ext. digit. long.	Extension, Pronation
N. peroneus superficialis	
8 M. peroneus brevis	Flexion, Pronation
9 M. peroneus longus	Flexion, Pronation

Ordnen Sie zu:

1 Calcaneus *
2 Talus *
3 Os naviculare *
4 Os cuboideum *
5 Os cuneiforme mediale *
6 Os cuneiforme intermedium
7 Os cuneiforme laterale
8 Ossa metatarsalia
9 Ossa digitorum pedis

Zeichnen Sie ein:

10 Lisfrancsche Linie
11 Chopartsche Linie

Wie groß ist der Bewegungsumfang in diesen Gelenken? ....

Kolorieren und benennen Sie die Knochen, die an der Bildung des unteren Sprunggelenkes beteiligt sind:

Pronieren und supinieren Sie ihren eigenen Fuß und vergleichen Sie diese Bewegung mit der Pronation und Supination der Hand. Vergleichen Sie die Flexion und Extension der Hand mit der Flexion und Extension des Fußes. Was versteht man unter der »Streckung« des Fußes im anatomischen und im umgangssprachlichen Sinn?
Wie läßt sich die Tabelle über die Funktion der langen Fußmuskeln aus der Lagebeziehung der Sehnen zu den Gelenkachsen herleiten?

1. An der Begrenzung des Gelenkspalts der vorderen Kammer des unteren Sprunggelenks sind insgesamt folgende Skelettelemente beteiligt

   (1) Talus
   (2) Calcaneus
   (3) Os cuboideum
   (4) Os naviculare

   (A) nur 1 und 2 sind richtig
   (B) nur 1 und 3 sind richtig
   (C) nur 1, 2 und 3 sind richtig
   (D) nur 1, 2 und 4 sind richtig
   (E) nur 2, 3 und 4 sind richtig

2. Welche Aussage trifft nicht zu?
   Die Artikulationsfläche des unteren Sprunggelenks wird gebildet unter Beteiligung des

   (A) Talus
   (B) Calcaneus
   (C) Os naviculare
   (D) Os cuboideum
   (E) Lig. calcaneonaviculare plantare

3. Welche Aussage trifft nicht zu?

   (A) Von den Flexoren am Unterschenkel hat der M. triceps surae das günstigste Hebelmoment für die Plantarflexion des Fußes.
   (B) Bewegungen des »Unterfußes« (subtalare Fußplatte) erfolgen stets gleichzeitig in der Articulatio subtalaris und der vorderen Kammer des unteren Sprunggelenks.
   (C) Bei einer Lähmung des N. peronaeus communis ist eine aktive Pronation des Fußes nicht mehr möglich.
   (D) Die Pronation des Fußes ist eine Kombinationsbewegung aus Heben des medialen Fußrandes, Adduktion der Fußspitze und Plantarflexion des »Unterfußes« (subtalare Fußplatte).
   (E) Bei einer Lähmung des M. triceps surae kann sich der Patient nicht mehr auf die Fußspitze des betroffenen Beines stellen.

Ordnen Sie bitte den Bewegungen der Liste 1 das Gelenk der Liste 2 zu, in denen sie hauptsächlich stattfinden.

Liste 1

4. Supination
5. Plantarflexion

Liste 2

(A) Articulatio talocruralis
(B) Articulatio tibiofibularis superior
(C) unteres Sprunggelenk
(D) Articulatio calcaneocuboidea
(E) Articulatio tarsometatarsea

6. Die Mm. peronaei pronieren im unteren Sprunggelenk,

   weil

   die Endsehnen der Mm. peronaei lateral der Pronation-Supinationsachse des unteren Sprunggelenkes inserieren.

*) **calcaneus:** Fersenbein; **talus:** Würfel, Sprungbein; **navicularis:** kahnförmig; **cubus:** Würfel; **cuneus:** Keil

1 D, 2 D, 3 D, 4 C, 5 A, 6 A (Antwortschema für Verknüpfungsfragen auf Seite 122)

Fußgewölbe

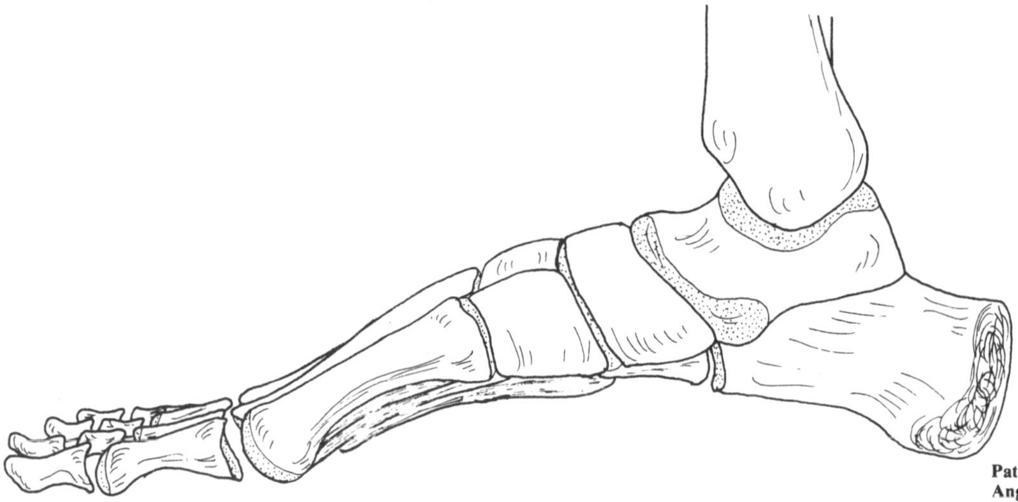

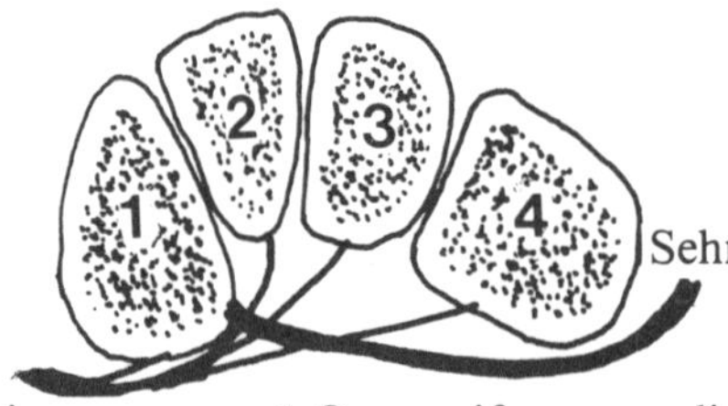

1 Os cuneiforme mediale
2 Os cuneiforme intermedium
3 Os cuneiforme laterale
4 Os cuboideum

Pathologische Veränderungen
Angeborener Klumpfuß
Häufigste Mißbildung der unteren Extremität:
Adduktion des Fußes, Supination und Plantarflexion. Subluxation im Chopartgelenk mit Fehlstellung der Ferse und Fußwurzel gegenüber dem Talus bei Verkürzung der Achillessehne.
Sofortiger Behandlungsbeginn in den ersten Lebenstagen mit redressierenden Gipsverbänden, andernfalls operatives Vorgehen notwendig.

Angeborener Hackenfuß
Meist aufgrund einer intrauterinen Zwangshaltung, gleicht sich spontan aus.

Plattfuß: eingesunkenes Längsgewölbe

Spreizfuß: eingesunkes Quergewölbe

Knickfuß: Ferse nach außen geknickt

Spitzfuß: Streckkontraktur des Fußes bei bettlägerigen Patienten, Prophylaxe: Bettkasten

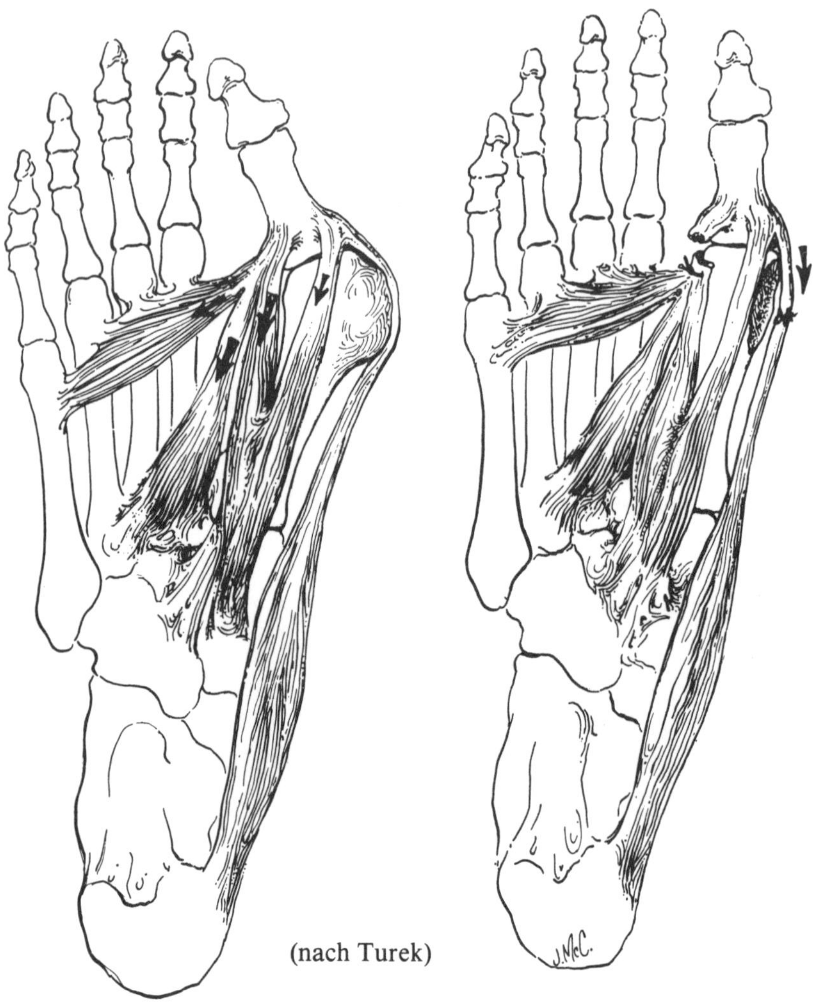

(nach Turek)

Hallux valgus, Zustand prae- und postoperativ. Praeoperativ verstärkt der Muskelzug die Fehlstellung, postoperativ korrigiert er sie.

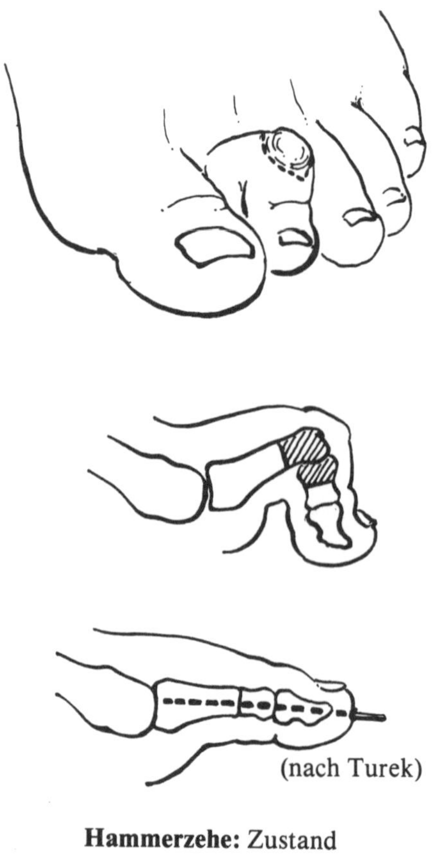

(nach Turek)

Hammerzehe: Zustand prae- und postoperativ

Zeichnen sie die Strukturen, die für die Verspannung des Längsgewölbes von besonderer Bedeutung sind, ein:

1 Lig. plantare longum*
2 Plantaraponeurose
3 Sehne des M. flexor hallucis longus

1. Welche Aussage trifft nicht zu?

(A) Das Lig. bifurcatum verbindet den Talus mit Calcaneus und Os naviculare und sichert das obere Sprunggelenk gegen eine Abduktion des Fußes nach fibular.
(B) Die Längswölbung des Fußes wird passiv durch das Lig. plantare longum und das Lig. calcaneonaviculare plantare verspannt.
(C) Die Querwölbung des Fußes wird v.a. gesichert durch das Zusammenwirken des M. tibialis posterior mit dem M. peronaeus longus.
(D) Die Supination des Fußes besteht aus dem Heben des medialen Fußrandes, kombiniert mit einer Adduktion und einer Plantarflexion der subtalaren Fußplatte.
(E) Die Achillessehne besitzt keine Sehnenscheide.

*) **planta pedis:** Fußsohle

1 A

Extensoren- und Peroneusgruppe

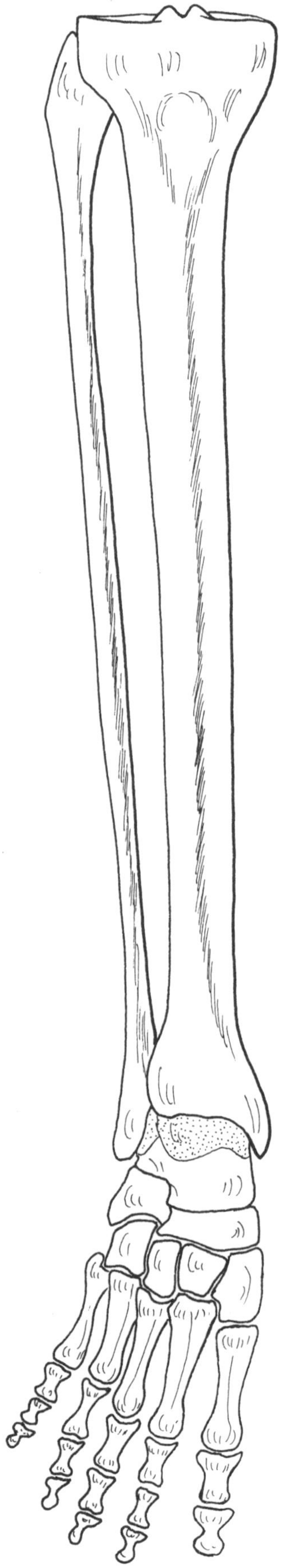

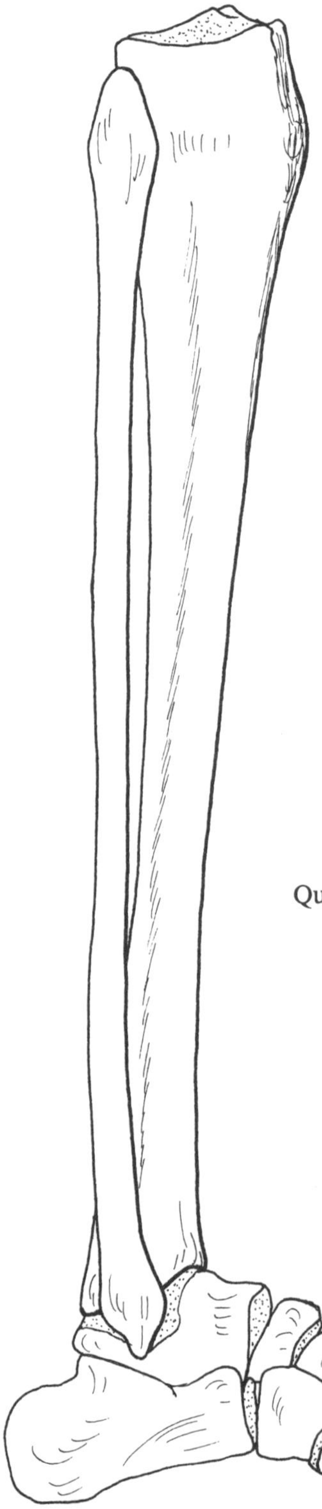

1 M. triceps surae
2 M. flex. hallucis long.
3 M. flex. digit. long.
4 M. tibialis posterior
5 M. tibialis anterior
6 M. ext. digit. long.
7 M. peroneus long.
8 N. peroneus superfic.
9 N. peroneus prof.
10 N. tibialis

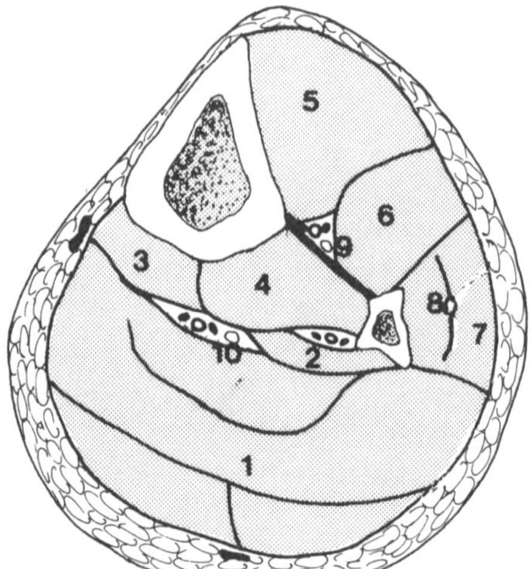

Querschnitt im mittl. Drittel des re. Unterschenkels

Peroneuslähmung
Lähmung des M. tibialis anterior, der Extensoren und der Mm. peronei. Hierdurch Spitzfußstellung. Beim Gehen muß das Bein besonders erhoben werden, damit die Zehen nicht auf dem Boden schleifen. Hierbei entsteht der typische **Steppergang.**

Zeichnen Sie den Verlauf des N. peroneus ein, und markieren Sie mit einem Pfeil, wo er besonders leicht verletzlich ist (Stoßstange, aber auch Gipsverband: Polsterung!).

Zeichnen Sie links:

1 M. tibialis anterior (N. peroneus prof.)*
2 M. extensor digitorum longus (N. peroneus prof.)
3 M. extensor hallucis longus (N. peroneus prof.)*

Außerdem

6 Retinaculum mm. peroneorum superius*
7 Retinaculum mm. peroneorum inferius
8 Retinaculum mm. extensorum superius
9 Retinaculum mm. extensorum inferius

Zeichnen Sie rechts:

4 M. peroneus longus (N. peroneus superf.)
5 M. peroneus brevis (N. peroneus superf.)

1. Welche Aussage trifft nicht zu?
Der mit x bezeichnete Muskel

(A) setzt an der Basis des 1. Mittelfußknochen und am Os cuneiforme mediale an
(B) hilft bei der Pronation
(C) wirkt bei der Verspannung des Fußgewölbes mit
(D) hilft bei der Plantarflexion des Fußes mit
(E) wird vom N. tibialis innerviert

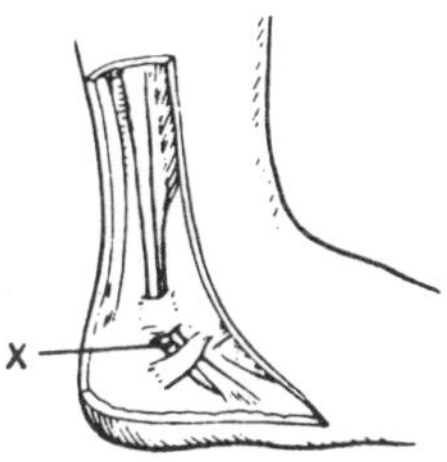

2. Bei einer Lähmung des N. peroneus communis steht der Fuß supiniert und plantarflektiert, sog. Pes equinovarus,

weil

bei Ausfall des N. peroneus communis alle Strecker und Pronatoren des Fußes gelähmt sind.

3. Bei einer Lähmung des N. peroneus superficialis ist die Dorsalflexion des Fußes nicht mehr möglich,

weil

die Sehnen der Mm. tibialis anterior, extensor digitorium longus und extensor hallucis longus vor der Achse des oberen Sprunggelenks verlaufen.

4. Bei einer Lähmung des N. peroneus communis kommt es regelmäßig zur Abflachung der Längswölbung des Fußes,

weil

bei Lähmung des N. peroneus communis die muskuläre Längsverspannung des Fußes insuffizient wird.

Ordnen Sie bitte jedem der in Liste 1 genannten Nerven eine von diesem ganz oder teilweise veranlaßte Leistung zu (Liste 2)

Liste 1

5. N. peroneus profundus
6. N. femoralis

Liste 2

(A) Streckung im Kniegelenk
(B) Abduktion im Hüftgelenk
(C) Streckung im Hüftgelenk
(D) Dorsalflexion in der Articulatio talocruralis
(E) Plantarflexion im oberen Sprunggelenk

7. Der N. peroneus communis kann bei langandauerndem Druck auf den Fibulakopf geschädigt werden,

weil

der N. peroneus communis an das Periost des Fibulakopfes bindegewebig angeheftet ist.

8. Welche Bewegungen des Fußes sind bei einer Schädigung des N. peronaeus (fibularis) communis am Fibulaköpfchen ausgefallen oder geschwächt?

(1) Hebung (Dorsalextension)
(2) Supination
(3) Pronation
(4) Plantarflexion

(A) nur 1 und 2 sind richtig
(B) nur 1 und 3 sind richtig
(C) nur 1 und 4 sind richtig
(D) nur 2 und 4 sind richtig
(E) nur 3 und 4 sind richtig

*) **perone:** (gr.) Wandenbein; **hallux:** große Zehe; **retinaculum:** Halteband

1 E, 2 A, 3 D, 4 E, 5 D, 6 A, 7 A, 8 B (Antwortschema für Verknüpfungsfragen auf Seite 122)

Flexorengruppe und Triceps surae

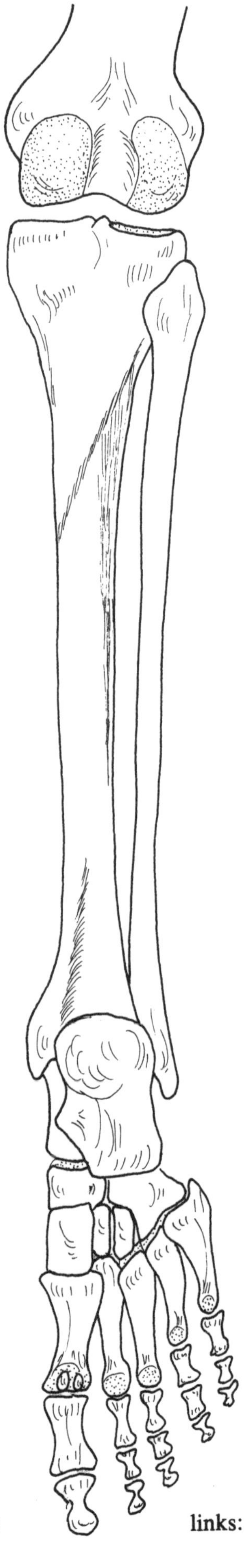

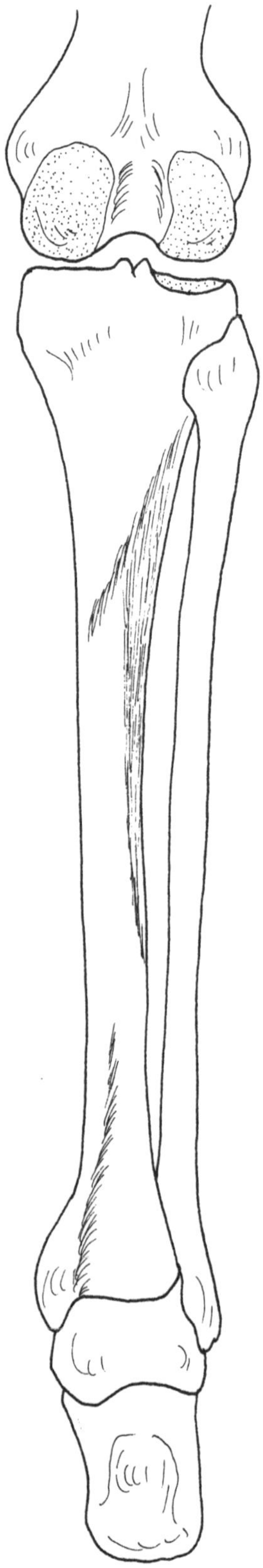

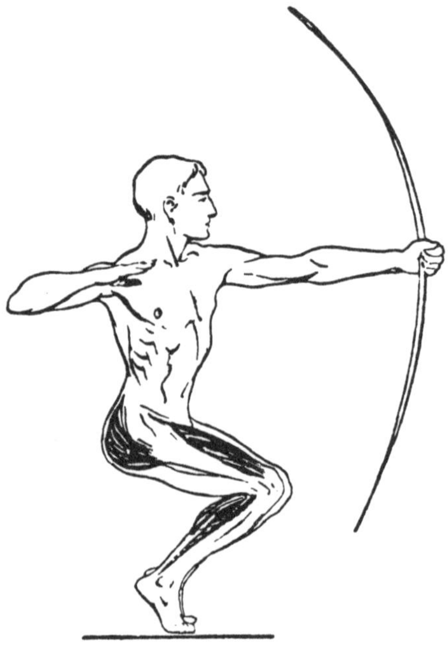

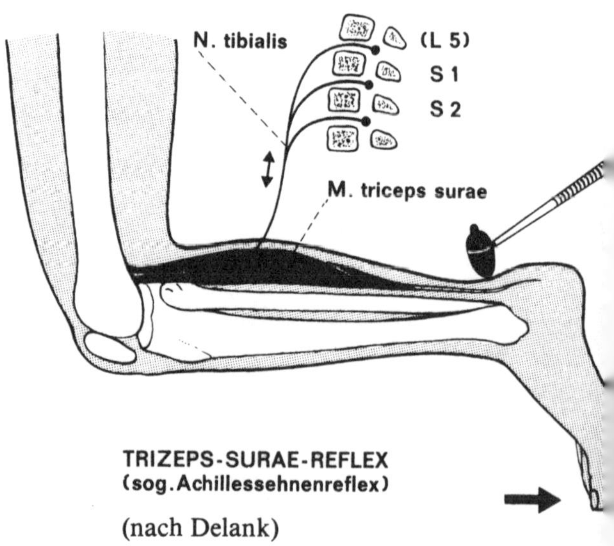

TRIZEPS-SURAE-REFLEX
(sog. Achillessehnenreflex)

(nach Delank)

rechts: Fuß in Normalstellung von hinten

links: maximal gestreckter Fuß von hinten

Suchen Sie zu Ihrer eigenen Orientierung zunächst in beiden Abbildungen den Talus und den Calcaneus auf.
Zeichnen Sie links die tiefe, rechts die oberflächliche Schicht der Flexoren (Innervation: N. tibialis) ein:

1 M. tibialis posterior
2 M. flexor digitorum longus
3 M. flexor hallucis longus
4 Retinaculum mm. flexorum

5 M. plantaris
6 M. gastrocnemius*, Caput laterale
7 M. gastrocnemius, Caput mediale
8 M. soleus
9 Tendo calcaneus (Achillessehne)

1. Welcher der genannten Muskeln gehört nicht zum M. triceps surae?
   (A) M. plantaris
   (B) M. gastrocnemius, Caput mediale
   (C) M. gastrocnemius, Caput laterale
   (D) M. tibialis posterior
   (E) M. soleus

2. Welche Aussage über Nervenläsionen trifft zu?
   (A) Bei Ausfall des N. peroneus communis steht der Fuß in Dorsalextension.
   (B) Ein Ausfall des N. peroneus superficialis bedingt eine Lähmung der Extensoren am Unterschenkel.
   (C) Bei einer Verletzung im Bereich des Fibulaköpfchens sind nur die Fasern des N. peroneus superficialis gefährdet, nicht jedoch die des N. peroneus profundus.
   (D) Bei Ausfall des N. tibialis kann sich der Patient nicht auf die Zehenspitzen stellen.
   (E) Beim Ausfall des N. saphenus sind die kurzen Muskeln der Großzehe gelähmt.

3. Welcher der angegebenen Muskeln wird nicht vom N. tibialis innerviert?
   (A) M. popliteus
   (B) M. tibialis posterior
   (C) M. soleus
   (D) M. tibialis anterior
   (E) M. gastrocnemius

4. Nach Abriß der Achillessehne kann der hohe Zehenstand nicht ausgeführt werden,

   weil

   nach Abriß der Achillessehne die Kraft der übrigen Plantarflexoren für den hohen Zehenstand nicht ausreicht.

5. Welche Aussage trifft nicht zu?
   (A) Von den Flexoren am Unterschenkel hat der M. triceps surae das günstigste Hebelmoment für die Plantarflexion des Fußes.
   (B) Bewegungen des »Unterfußes« (subtalare Fußplatte) erfolgen stets gleichzeitig in der Articulatio subtalaris und der vorderen Kammer des unteren Sprunggelenkes.
   (C) Bei einer Lähmung des Fußes ist eine Kombinationsbewegung aus Heben des medialen Fußrandes, Adduktion der Fußspitze und Plantarflexion des »Unterfußes« (subtalare Fußplatte) nicht mehr möglich.
   (D) Die Pronation des Fußes ist eine Kombinationsbewegung aus Heben des medialen Fußrandes, Adduktion der Fußspitze und Plantarflexion des »Unterfußes« (subtalare Fußplatte).
   (E) Bei einer Lähmung des M. triceps surae kann sich der Patient nicht mehr auf die Fußspitze des betroffenen Beines stellen.

*) **gaster** (gr.) Bauch; **kneme:** (gr.) Schienbein

1 D, 2 D, 3 D, 4 A, 5 D (Antwortschema für Verknüpfungsfragen auf Seite 122)

Arterien der unteren Extremität

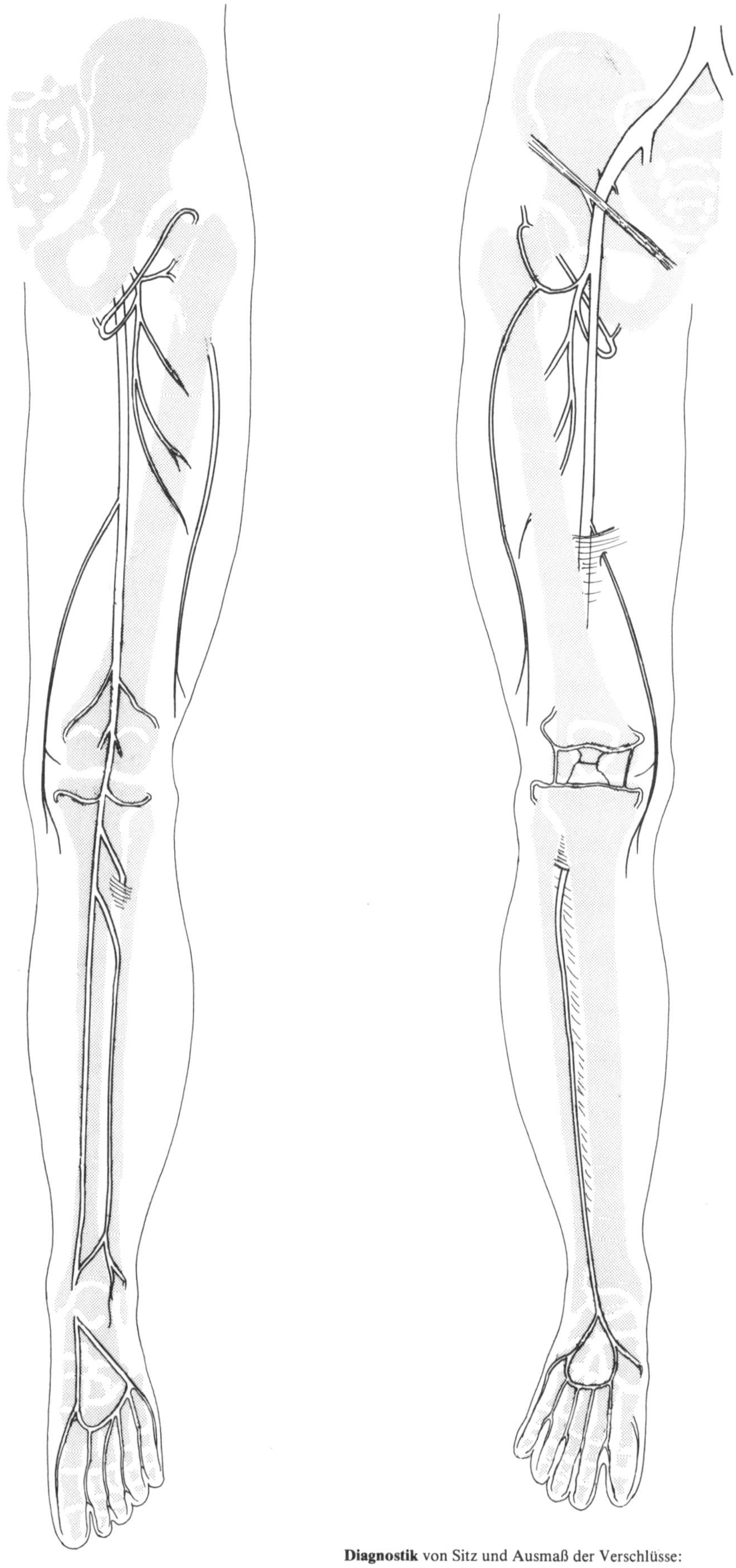

Arteriosklerotische Gefäßverschlüsse

Ca. 70% aller arteriosklerotischen Gefäßverschlüsse finden sich an der unteren Extremität (»Raucherbein«).

Stadieneinteilung:
- I klinisch unauffällig
- II belastungsabhängiger Schmerz, Claudicatio intermittens, sog. Schaufensterkrankheit, d. h. nach jeweils z. B. 30 oder 100 Metern Gehstrecke treten Schmerzen auf, und es muß eine Pause eingelegt werden.
- III Ruheschmerz
- IV Nekrose

Diagnostik von Sitz und Ausmaß der Verschlüsse:

Tasten der Pulse (A. femoralis, A. poplitea, A. dorsalis pedis, A. tibialis posterior)

Strömungsgeräusche an teilweise verschlossenen Gefäßen (wie beim Blutdruckmessen)

Ultraschalldopplersonde

Arteriographie

Bei einem arteriellen Verschluß ist die Extremität blaß und kalt, bei einem venösen Verschluß livide und überwärmt.

Chirurgische Behandlung: Ausräumung der arteriosklerotischen Wandauflagerungen, falls dies nicht möglich ist, Ersatz des verschlossenen Abschnitts der Arterie durch eine Vene oder durch ein Kunststoffimplantat.

Die folgenden 3 Seiten bilden eine Einheit, überfliegen Sie vor dem Bearbeiten dieser Seite die folgenden und legen Sie einheitliche Farben für die verschiedenen anatomischen Strukturen fest. Benennen Sie die unten aufgeführten Arterienäste. Welche dieser Arterien können Sie bei sich fühlen?

1 A. femoralis
2 A. prof. femoris
3 A. circumflexa femoris lat.*
4 — Ramus ascendens*
5 — R. descendens
6 A. circumflexa femoris med.
7 R. profundus
8 Aa. perforantes
9 A. genus descendens
10 A. poplitea*
11 A. genus superior lat.
12 A genus sup. med.
13 A. genus inferior lat.
14 A. genus inf. med.
15 Rete articulare genus *
16 A. tibialis ant.
17 A. tibialis post.
18 A. peronea
19 — Ramus communicans*
20 A. plantaris med.
21 A. plantaris lat.
22 A. dorsalis pedis

1. Bei akuter Unterbrechung der A. poplitea kommt es nicht zu einer nennenswerten Durchblutungsstörung,

weil

sich bei Unterbrechung der A. poplitea über das Rete articulare genus ein ausreichender Kollateralkreislauf entwickeln kann.

2. Welche Aussage trifft nicht zu?

(A) Die A. femoralis kann unterhalb der Mitte des Leistenbandes durch Druck gegen die Eminentia iliopubica komprimiert werden.
(B) Die Flexoren am Oberschenkel werden so gut wie ausschließlich von Ästen der A. comitans n. ischiadici mit Blut versorgt.
(C) Der Puls der A. dorsalis pedis kann am Fußrücken im allgemeinen lateral der Sehne des M. extensor hallucis longus getastet werden.
(D) Die V. saphena parva zieht vom Rete venosum dorsale pedis zur Wade und mündet meist in die V. poplitea.
(E) Der ROSENMÜLLERsche Lymphknoten auf dem Septum femoralis liegt medial der V. femoralis in der Lacuna vasorum.

3. Welche Aussagen über die A. femoralis treffen zu?

(1) Die A. femoralis tritt durch die Lacuna vasorum in die Fossa iliopectinea über.
(2) Der Puls der A. femoralis ist kaudal des Leistenbandes im Bereich der Fossa iliopectinea zu tasten.
(3) Die A. femoralis verläuft in der Schicht zwischen M. adductor longus und M. adductor magnus kaudalwärts.
(4) Aus der A. femoralis entspringen die Rami perforantes, die die dorsale Oberschenkelmuskulatur versorgen.
(5) Durch den Hiatus adductorius setzt sich die A. femoralis in die Kniekehle fort.

(A) nur 1 und 2 sind richtig
(B) nur 1, 2 und 4 sind richtig
(C) nur 1, 2 und 5 sind richtig
(D) nur 1, 3 und 5 sind richtig
(E) nur 2, 3 und 5 sind richtig

4. Welche Aussage trifft nicht zu?
Die A. peronaea zeigt folgendes Normverhalten:

(A) Sie entspringt aus der A. tibialis posterior.
(B) Sie verläuft in der Loge der tiefen Wadenmuskeln.
(C) Sie verläuft in der Loge der Mm. peronaei.
(D) sie anastomosiert mit der A. tibialis posterior.
(E) Sie anastomosiert mit dem Gefäßgebiet der A. tibialis anterior.

*) **circumflexus:** rings um etwas gebogen; **poples:** Kniekehle; **rete:** Netz; **ramus:** Zweig

1 E, 2 B, 3 C, 4 C (Antwortschema für Verknüpfungsfragen auf Seite 122)

Nerven und Gefäße der unteren Extremität

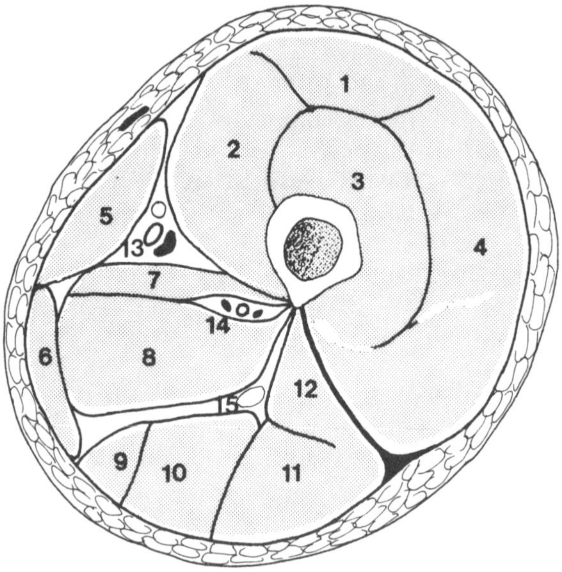

Querschnitt im mittl. Drittel des re. Oberschenkels

1 M. rectus femoris
2 M. vastus medialis
3 M. vastus intermedius
4 M. vastus lateralis
5 M. sartorius
6 M. gracilis
7 M. adductor longus
8 M. adductor magnus
9 M. semimembranosus
10 M. semitendinosus
11 M. biceps, caput longum
12 M. biceps, caput breve
13 A., V. femoralis, N. saphenus
14 A. perforans
15 N. ischiadicus

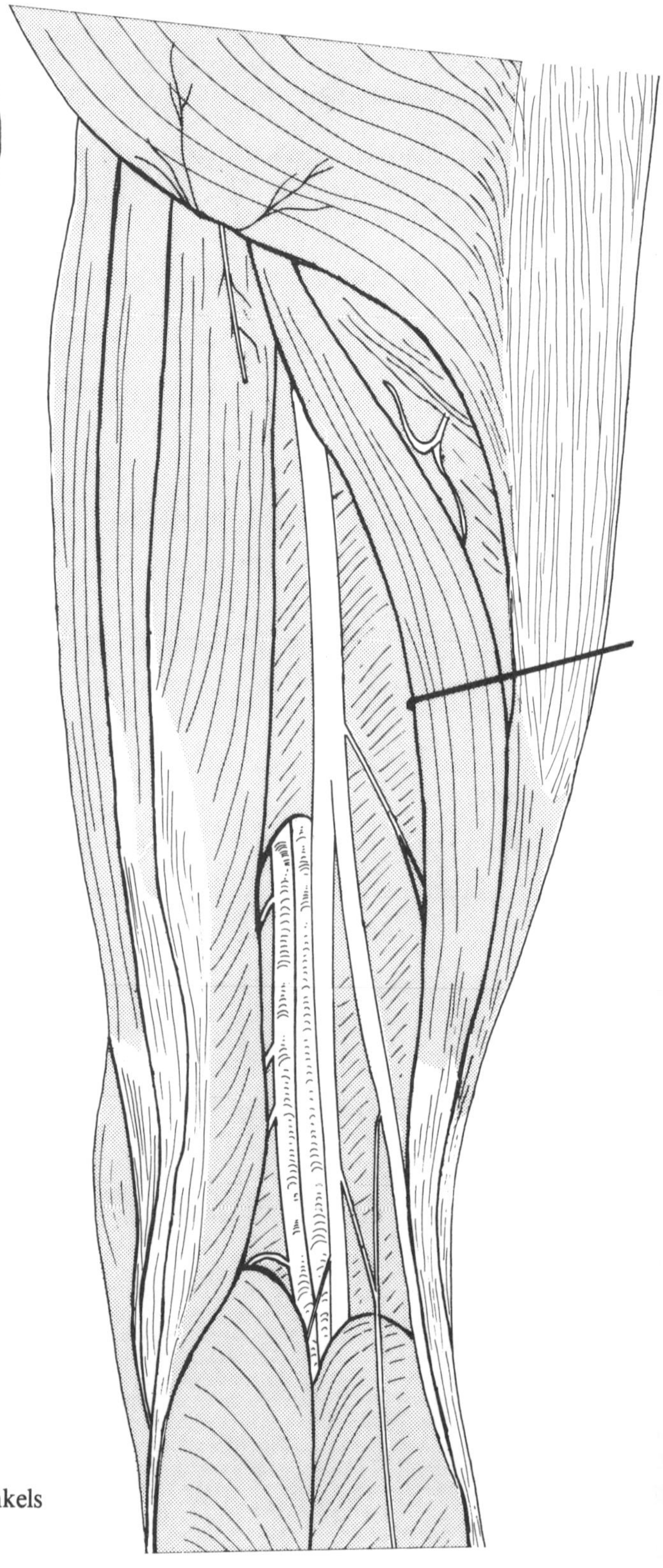

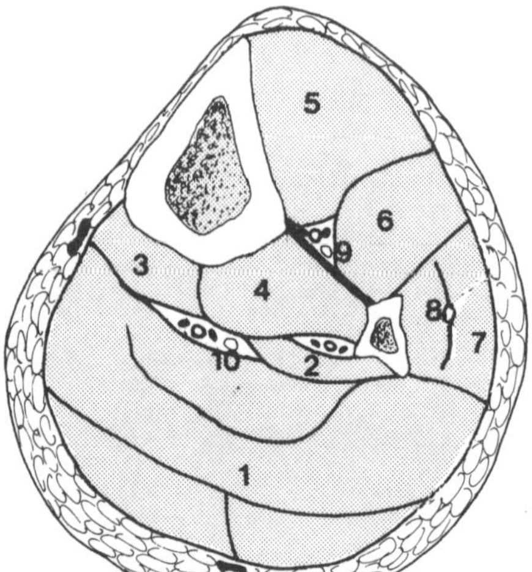

Querschnitt im mittl. Drittel des re. Unterschenkels

1 M. triceps surae
2 M. flex. hallucis long.
3 M. flex. digit. long.
4 M. tibialis posterior
5 M. tibialis anterior
6 M. ext. digit. long.
7 M. peroneus long.
8 N. peroneus superfic.
9 N. peroneus prof., A. et v. tibiales ant.
10 N. tibialis, A. et v. tibiales post.

Kolorieren und benennen Sie bitte die wichtigsten Strukturen, und lösen Sie die untenstehenden Aufgaben.

1. Die in der Abbildung (Leitungsbahnen der rechten Kniekehle) markierte Leitungsbahn (1.)

   (1) führt oxygeniertes Blut
   (2) zieht durch den Hiatus tendineus (adductorius)
   (3) entspringt aus der A. iliaca externa
   (4) verläuft am Oberschenkel subfaszial
   (5) zieht zwischen Trochanter major und Tuber ischiadicum distalwärts

   (A) nur 1 und 2 sind richtig
   (B) nur 1 und 3 sind richtig
   (C) nur 2 und 4 sind richtig
   (D) nur 3 und 5 sind richtig
   (E) nur 4 und 5 sind richtig

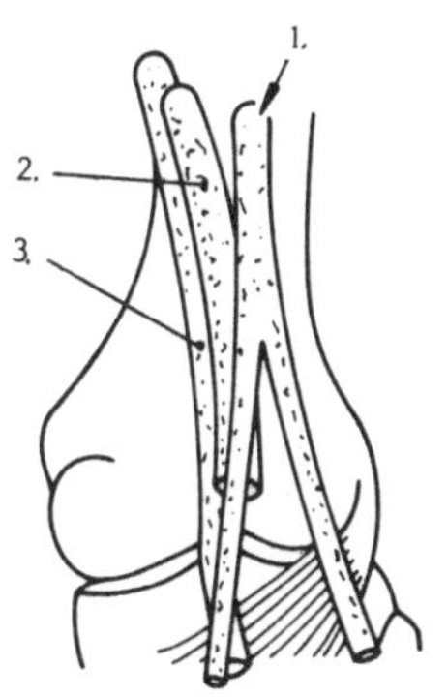

2. Die in der Abbildung (Leitungsbahnen der rechten Kniekehle) markierte Leitungsbahn (2.)

   (1) führt sauerstoffarmes Blut
   (2) zieht durch den Hiatus tendineus (adductorius)
   (3) setzt sich fort in die V. iliaca externa
   (4) zieht zwischen Tuber ischiadicum und Trochanter major distalwärts
   (5) verläuft am Oberschenkel subfaszial

   (A) nur 2 ist richtig
   (B) nur 1 und 3 sind richtig
   (C) nur 1, 2 und 4 sind richtig
   (D) nur 1, 2, 3 und 4 sind richtig
   (E) nur 1, 2, 3 und 5 sind richtig

Geben Sie bitte für die in Liste 1 genannten Leitungsbahnen an, durch welchen Kennbuchstaben (A-E) sie – in dem schematischen Querschnitt durch die rechte Kniekehle (Ansicht der Schnittfläche von proximal) – bezeichnet sind!

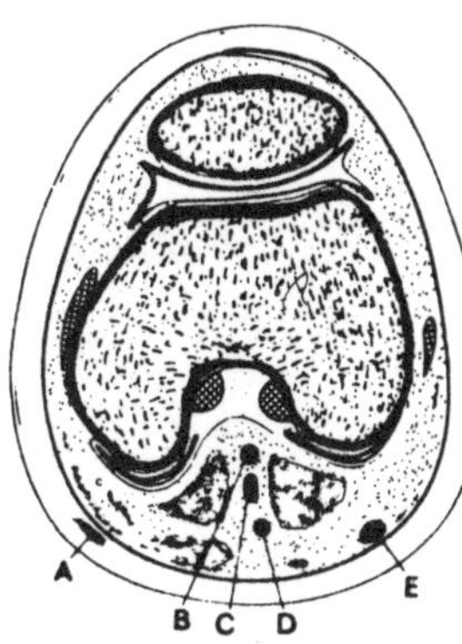

Liste 1
3. V. poplitea
4. N. tibialis
5. N. peroneus communis

6. Die in der Abbildung (Leitungsbahnen der rechten Kniekehle) markierte Leitungsbahn (3.)

   (1) führt oxygeniertes Blut
   (2) gelangt durch den Hiatus tendineus (adductorius) in die Kniekehle
   (3) mündet in die V. iliaca externa
   (4) verläuft am Oberschenkel epifaszial
   (5) zieht zwischen Tuber ischiadicum und Trochanter major distalwärts

   (A) nur 1 ist richtig
   (B) nur 1 und 2 sind richtig
   (C) nur 2 und 3 sind richtig
   (D) nur 4 und 5 sind richtig
   (E) nur 2, 3 und 4 sind richtig

Ordnen Sie bitte den in Liste 1 genannten Leitungsbahnen die zutreffende Verlaufsbeschreibung (Liste 2) zu.

Liste 1
7. A. tibialis anterior (und Endäste)
8. N. peroneus superficialis (und Endäste)

Liste 2
(A) zwischen oberflächlichen und tiefen Flexoren am Unterschenkel – Peroneusloge – Extensorenloge
(B) Fossa poplitea – um Caput fibulae – Extensorenloge – Fußrücken
(C) Fossa poplitea – Peroneusloge – Extensorenloge
(D) auf dem Periost distal vom Fibulakopf – Peroneusloge – Fußrücken
(E) Arcus tendineus m. solei – Extensorenloge – Fußrücken

9. In der Streckerloge des Unterschenkels verlaufen

   (1) A. tibialis anterior
   (2) A. peronaea
   (3) N. peronaeus (fibularis) profundus
   (4) N. peronaeus (fibularis) superficialis

   (A) nur 1 und 2 sind richtig
   (B) nur 1 und 3 sind richtig
   (C) nur 1 und 4 sind richtig
   (D) nur 2 und 3 sind richtig
   (E) nur 2 und 4 sind richtig

10. Welche Aussage trifft nicht zu?

   (A) Der N. peroneus communis verläßt die Kniekehle mit der Sehne des M. biceps femoris.
   (B) Der M. biceps femoris begrenzt die Kniekehlenraute von lateral oben.
   (C) Der M. biceps femoris inseriert am Caput fibulae.
   (D) Der M. peroneus profundus begleitet die A. peronea.
   (E) Das Caput longum des M. biceps femoris wird vom Tibialisanteil des N. ischiadicus innerviert.

Ordnen Sie bitte jedem der in Liste 1 genannten Nerven eine von diesem ganz oder teilweise veranlaßte Leistung zu (Liste 2)

Liste 1
11. N. peronaeus profundus
12. N. femoralis

Liste 2
(A) Streckung im Kniegelenk
(B) Abduktion im Hüftgelenk
(C) Streckung im Hüftgelenk
(D) Dorsalflexion in der Articulatio talocruralis
(E) Plantarflexion im oberen Sprunggelenk

1 E, 2 E, 3 C, 4 D, 5 E, 6 B, 7 E, 8 D, 9 B, 10 D, 11 D, 12 A

Hautinnervation der unteren Extremität

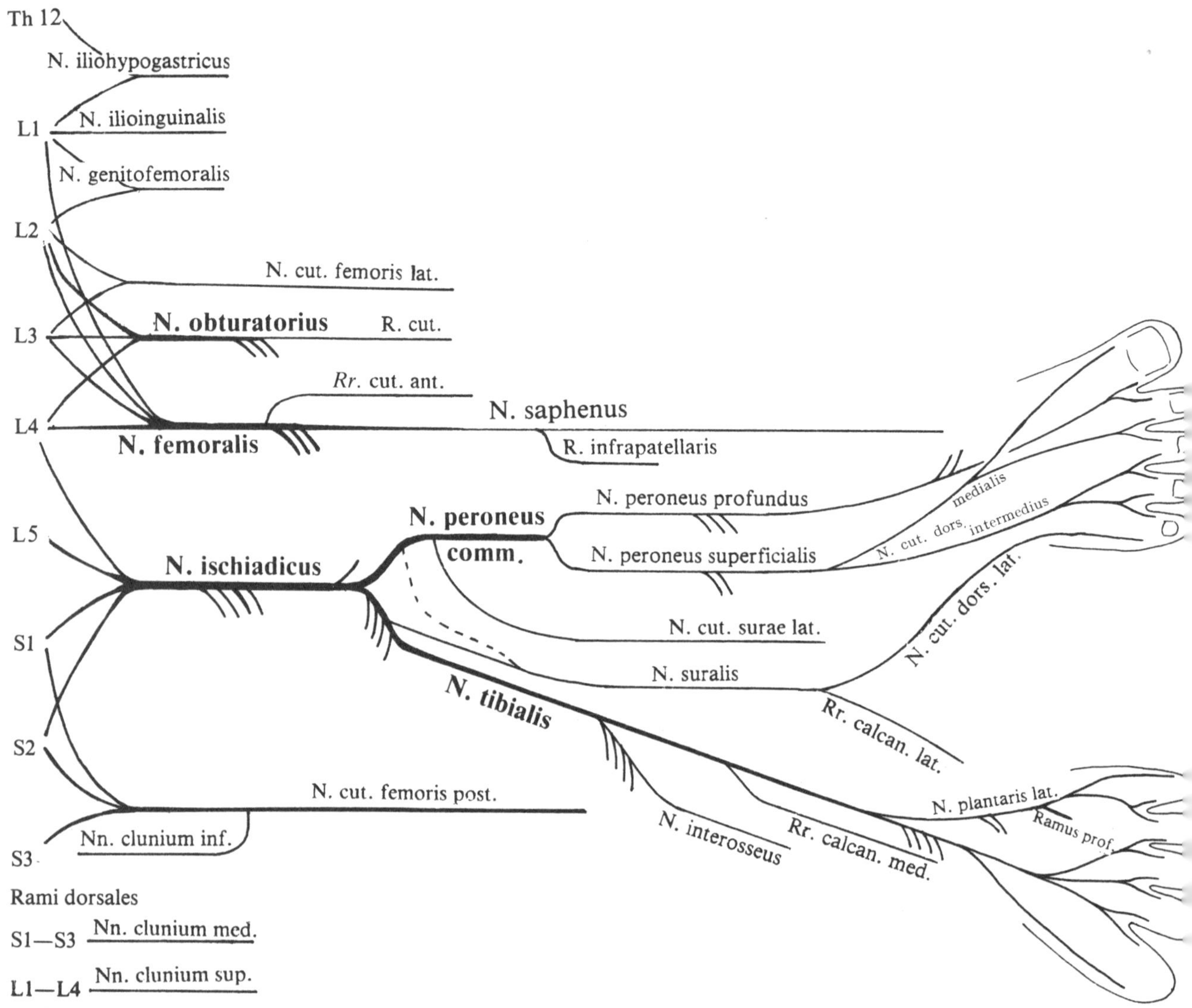

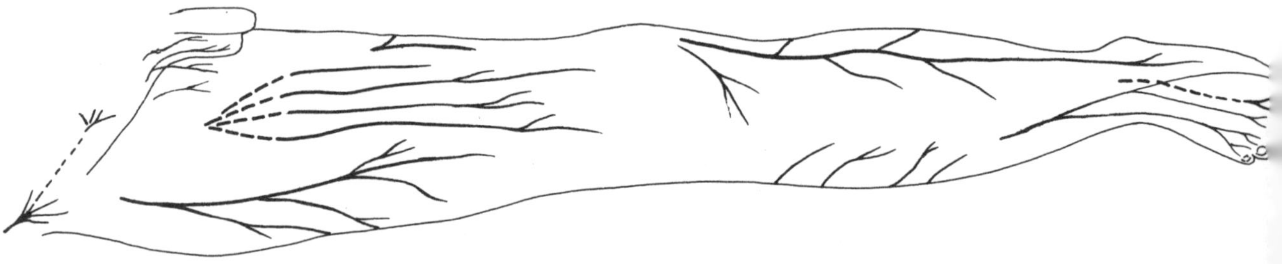

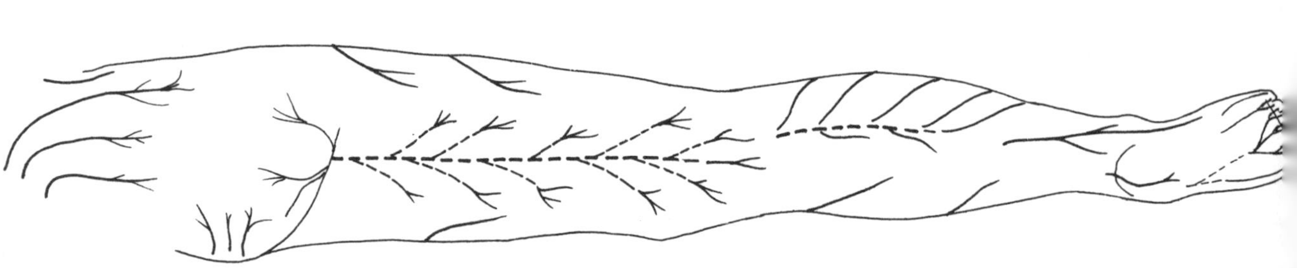

Kolorieren Sie die Hauptnerven im Schema und im Bein mit derselben Farbe! In der folgenden Liste sind die motorischen Nerven mit den von ihnen innervierten Muskeln aufgeführt:

1 N. genitofemoralis
2 — R. genitalis (M. cremaster)
3 **N. obturatorius** (M. obt. externus, M. adductor magnus, M. adductor brevis, M. adductor longus, M. gracilis, M. pectineus)
4 **N. femoralis** M. iliopsoas, M. quadriceps femoris, M. sartorius, M. pectineus)
5 **N. ischiadicus** (M. quadratus femoris, M. biceps femoris, M. semitendinosus, M. semimembranosus)
6 **N. peroneus communis**
7 N. peroneus profundus (M. tibialis ant., Mm. extensores halluc. long. et digit. long., Mm. extensores hall. brevis et digit. brevis)
8 N. peroneus superficialis (Mm. peron. long. et brev.)
M. flex. hall long., M. adductor magnus, M. gastrocnemius, M. soleus, M. plantaris, M. popliteus)
10 N. plantaris med. (M. abductor halluc., M. flex. digit. brev., M. flex halluc. brev., Mm. lumbricales I—II)
11 N. plantaris lat. (M. quadratus plant., M. abductor digiti minimi)
12 — Ramus prof. (M. flex. digiti minimi., M. opponens digiti minimi, Mm. interossei, Mm. lumbricales III—IV, M. adductor halluc., M. flex. hall. brev. (cap. lat.))

1. Welche Aussage trifft zu?
Eine vollständige Aufhebung der Berührungsempfindung in dem schraffierten Hautareal spricht für eine Schädigung im Bereich des

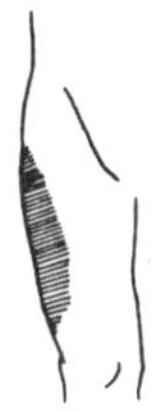

(A) Plexus sacralis
(B) N. saphenus
(C) N. cutaneus femoris lateralis
(D) N. femoralis
(E) N. obturatorius

2. Welche Aussage trifft zu?
Eine vollständige Aufhebung der Berührungsempfindung in dem schraffierten Hautareal spricht für eine Schädigung im Bereich des

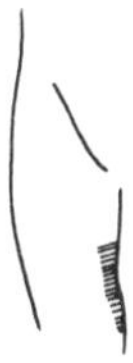

(A) Plexus sacralis
(B) N. genitofemoralis
(C) N. cutaneus femoris posterior
(D) N. femoralis
(E) N. obturatorius

3. Eine vollständige Aufhebung der Berührungsempfindung in dem schraffierten Hautareal spricht für eine Schädigung im Bereich des

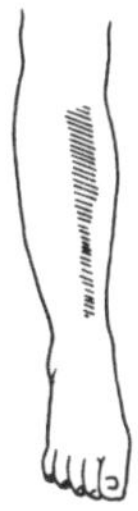

(A) N. femoralis
(B) N. peroneus superficialis
(C) N. peroneus profundus
(D) N. peroneus communis
(E) N. tibialis

4. Eine vollständige Aufhebung der Berührungsempfindung in dem schraffierten Hautareal spricht für eine Schädigung im Bereich des

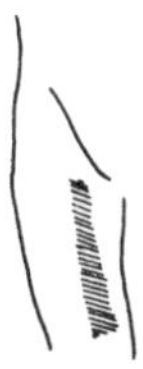

(A) Plexus sacralis
(B) N. genitofemoralis
(C) N. cutaneus femoris lateralis
(D) N. femoralis
(E) N. obturatorius

5. Welche Aussage trifft zu?
Eine vollständige Aufhebung der Berührungsempfindung in dem schraffierten Hautareal spricht für eine Schädigung im Bereich des

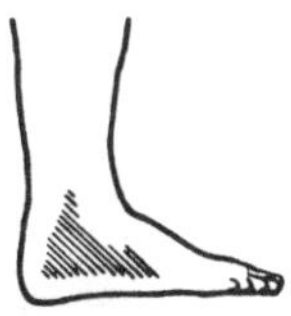

(A) N. femoralis
(B) N. peroneus superficialis
(C) N. peroneus profundus
(D) N. saphenus
(E) N. suralis

6. Welche Aussage trifft zu?
Eine vollständige Aufhebung der Berührungsempfindung in dem schraffierten Hautareal spricht für eine Schädigung im Bereich des

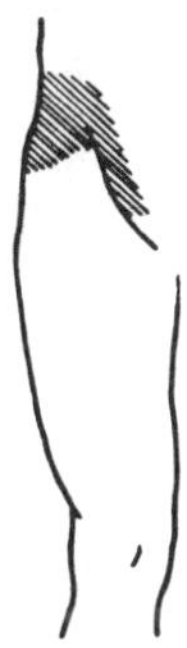

(A) N. subcostalis
(B) N. iliohypogastricus
(C) N. cutaneus femoris lateralis
(D) N. femoralis
(E) N. obturatorius

Geben Sie bitte für die in Liste 1 genannten Nerven das zugehörige Versorgungsgebiet aus Liste 2 an

Liste 1
7. N. cutaneus femoris posterior
8. N. peroneus superficialis

Liste 2
(A) Haut an der lateralen Seite des Unterschenkels
(B) Haut des Fußrückens und der Zehenrücken
(C) Haut der lateralen Fußsohle
(D) Haut im Bereich der beiden oberen Quadranten der Gesäßregion
(E) Haut vom distalen Drittel der Gesäßbacke bis zur Kniekehle

Geben Sie bitte für die in Liste 1 genannten Nerven das zugehörige sensible Versorgungsgebiet (Liste 2) an!

Liste 1
9. N. peroneus superficialis
10. N. peroneus profundus
11. N. cutaneus femoris posterior

Liste 2
(A) Haut zwischen Glutaealregion und Kniekehle
(B) Haut des Fußrückens und der Zehenrücken
(C) Haut der lateralen Fußsohlenhälfte
(D) Haut zwischen Großzehe und zweiter Zehe
(E) Haut der Wade

12. Eine vollständige Aufhebung der Berührungsempfindung in dem schraffierten Hautareal spricht für eine Schädigung im Bereich des

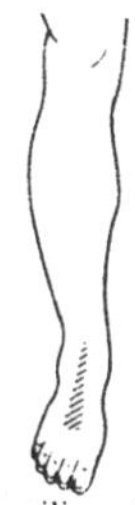

(A) N. saphenus
(B) N. peroneus superficialis
(C) N. peroneus profundus
(D) N. tibialis
(E) N. suralis

Ordnen Sie den sensiblen Nervenästen der Liste 1 den jeweiligen Nervenstamm der Liste 2 zu (Regelfall)!

Liste 1	Liste 2
13. Ramus femoralis	(A) N. obturatorius
	(B) N. genitofemoralis
14. N. saphenus	(C) N. femoralis
	(D) N. iliohypogastricus
	(E) N. ilioinguinalis

15. Welche Aussage trifft nicht zu?
Vom N. plantaris lateralis wird bzw. werden versorgt der (die)

(A) M. flexor digiti minimi brevis
(B) M. abductor digiti minimi
(C) Mm. interossei
(D) M. flexor digitorum brevis
(E) M. quadratus plantae

1 C, 2 E, 3 A, 4 D, 5 E, 6 B, 7 E, 8 B, 9 B, 10 D, 11 A, 12 B, 13 B, 14 C, 15 D

Mediastinum

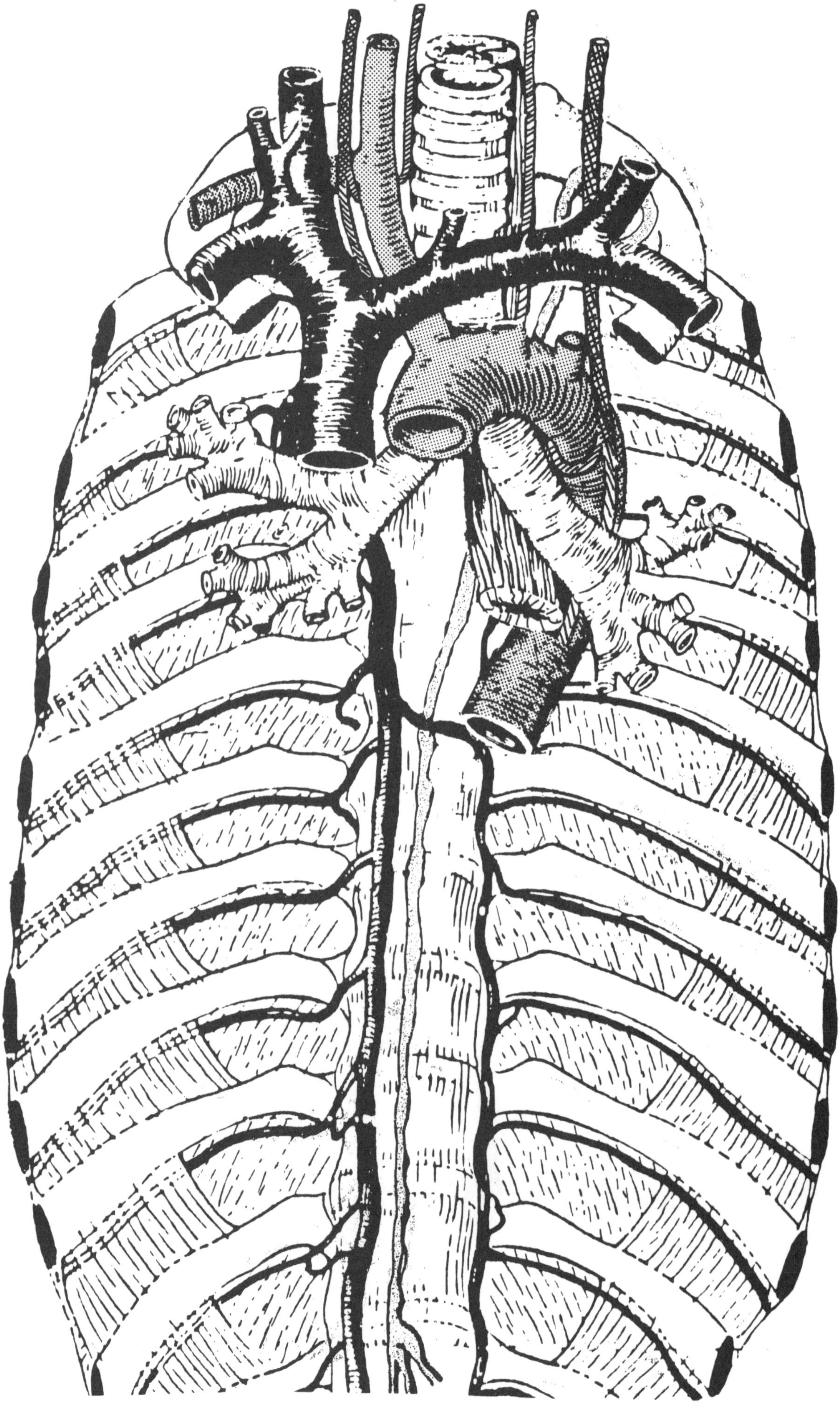

(modifiziert nach Benninghoff)

Kolorieren und beschriften Sie:

1 Ösophagus*
2 Trachea
3 Aorta
4 Truncus brachiocephalicus*
5 Arteria subclavia dextra
6 Arteria carotis communis
7 Vena cava superior
8 Vena subclavia
9 Vena brachiocephalica
10 Vena azygos*
11 Vena hemiazygos
12 Ductus thoracicus*
13 Nervus vagus*
14 Nervus laryngeus recurrens*

1. Welche Aussage trifft nicht zu?
Die Vena cava superior

(A) liegt parasternal im oberen Mediastinum
(B) wird lateral von Pleura parietalis bedeckt
(C) bildet röntgenologisch den oberen Teil des rechten »Herzschattens«
(D) weist im Anfangsteil Venenklappen auf
(E) nimmt die Vena azygos auf

2. Welche Aussage trifft nicht zu?
Die V. brachiocephalica sinistra hat im Regelfall direkten Kontakt zum/zur

(A) Thymus
(B) Truncus brachiocephalicus
(C) Aortenbogen
(D) Trachea
(E) linken Lunge

3. Welche Aussage trifft nicht zu?
Der Aortenbogen hat im Regelfall direkten Kontakt zur/zum

(A) Trachea
(B) Ösophagus
(C) V. azygos
(D) N. phrenicus sinister
(E) N. laryngeus recurrens sinister

4. Welche Aussage trifft nicht zu?
Die A. pulmonalis dextra liegt im Regelfall

(A) dorsal der Aorta ascendens
(B) dorsal der V. cava superior
(C) kranial der V. azygos
(D) kranial der Vv. pulmonales dextrae
(E) ventral dem Bronchus principalis dexter

5. Welche Aussage trifft nicht zu?
Die V. brachiocephalica sinistra verläuft

(A) cranial am Scheitel des Aortenbogens
(B) ventral der A. carotis communis sinistra
(C) ventral des Truncus brachiocephalicus
(D) dorsal des Thymus
(E) dorsal des N. vagus

6. Im oberen Mediastinum liegen bzw. verlaufen u.a.

(1) der Thymusfettkörper
(2) die Aorta ascendens
(3) die V. cava superior
(4) die A. pericardiacophrenica

(A) nur 1 ist richtig
(B) nur 2 und 3 sind richtig
(C) nur 2 und 4 sind richtig
(D) nur 1, 2 und 4 sind richtig
(E) 1 – 4 = alle sind richtig

7. Welche Aussage über die Leitungsbahnen im Mediastinum trifft zu?

(A) Der N. laryngeus inferior setzt sich als Truncus vagalis anterior fort.
(B) Der Plexus cardiacus liegt im Sinus obliquus pericardii.
(C) Der N. phrenicus dexter unterkreuzt die V. azygos.
(D) Die V. azygos mündet kranial des rechten Lungenhilus in die V. cava superior ein.
(E) Der Ductus thoracicus verläuft in der Nische zwischen Aorta und V. hemiazygos.

8. Welche Aussage trifft zu?
Der linke N. laryngeus recurrens schlingt sich um

(A) die linke Lungenwurzel
(B) die V. subclavia sinistra
(C) die A. subclavia sinistra
(D) das Lig. arteriosum und den Aortenbogen
(E) die V. brachiocephalica sinistra

9. Im Mediastinum superius

(1) kreuzt der Truncus brachiocephalicus ventral die V. brachiocephalica sinistra
(2) liegt die V. brachiocephalica sinistra direkt der Trachea auf
(3) liegt dem Thymusrestkörper die V. brachiocephalica sinistra an
(4) liegt die Trachea vor dem Ösophagus

(A) nur 4 ist richtig
(B) nur 3 und 4 sind richtig
(C) nur 1, 2 und 3 sind richtig
(D) nur 2, 3 und 4 sind richtig
(E) 1 – 4 = alle sind richtig

10. Welche Aussage(n) über den Ductus thoracicus trifft (treffen) zu?

(1) Er zieht durch den Hiatus oesophageus aus dem Bauchraum in den Thorax.
(2) Er steigt im hinteren Mediastinum aufwärts.
(3) Er mündet in die V. cava superior.
(4) Er führt die Lymphe aus der gesamten unteren Körperhälfte (untere Extremitäten, Becken, Bauch).

(A) nur 2 ist richtig
(B) nur 4 ist richtig
(C) nur 1 und 4 sind richtig
(D) nur 2 und 4 sind richtig
(E) nur 2, 3 und 4 sind richtig

11. Welche Aussage trifft nicht zu?
Für den Ductus thoracicus gilt:

(A) Er beginnt an der Cisterna chyli.
(B) Er zieht mit der Aorta durch das Zwerchfell.
(C) Er verläuft dorsal des Ösophagus.
(D) Er führt die Lymphe aus der unteren Körperhälfte.
(E) In den Ductus thoracicus sind als Lymphknotenstationen die Nll. mediastinales eingeschaltet.

12. Welche Aussage trifft nicht zu?
Im hinteren Mediastinum verlaufen u.a.

(A) die Vv. azygos und hemiazygos
(B) die Nn. vagi
(C) die Aorta thoracica
(D) der Ösophagus
(E) die Nn. phrenici

*) **ösophagus:** (gr.) oisein = tragen, phagein = essen, also »der das Essen befördernde«; **truncus:** Stamm; **brachium:** Arm, Oberarm; **cephalicus:** Kopf; **azygos:**unpaar; **ductus:** Gang; **vagus:** der herumschweifende; **recurrens:** zurücklaufend

1 D, 2 D, 3 C, 4 C, 5 E, 6 E, 7 D, 8 D, 9 B, 10 D, 11 E, 12 E

Herz I

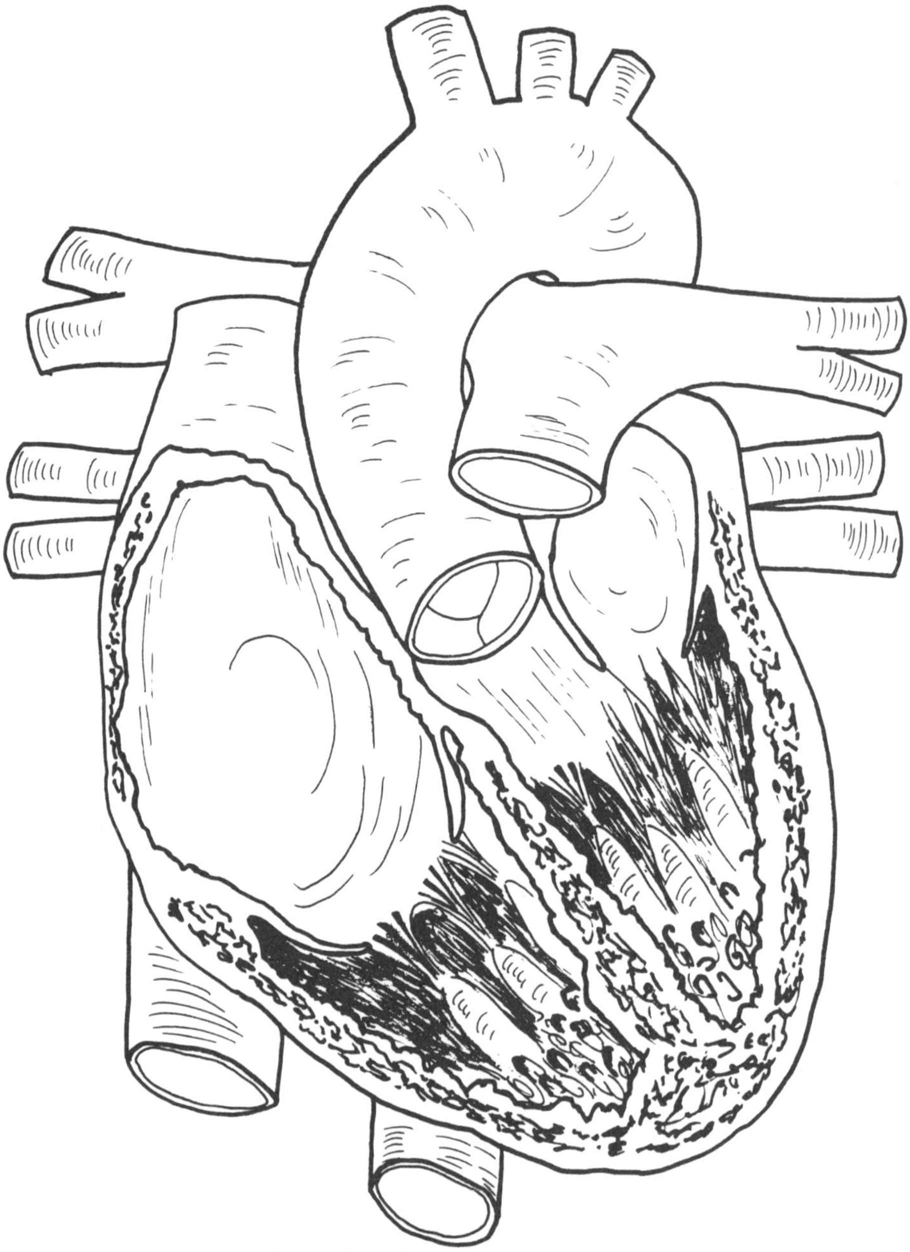

Frontalschnitt durch das Herz
Ansicht von ventral

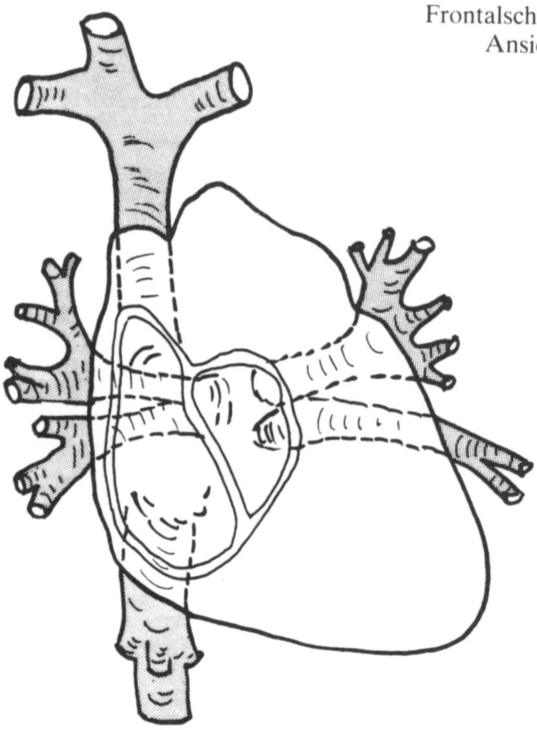

Sogenanntes Venenkreuz
der herznahen Venen

dorsal

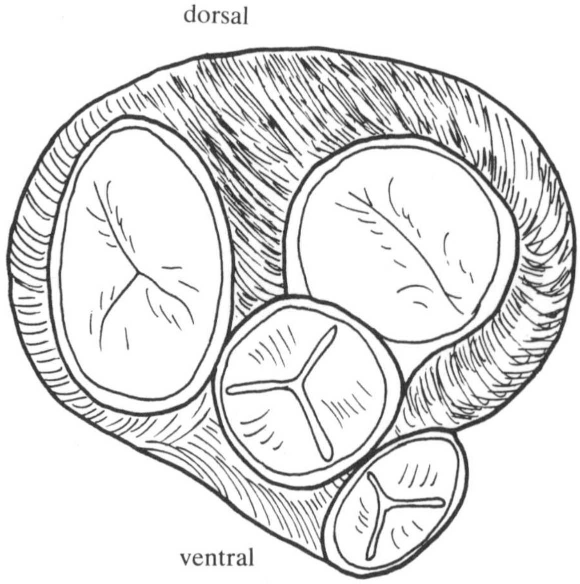

ventral

Ventilebene des Herzens

Deuten Sie mit blauen Pfeilen die Strömungsrichtung des sauerstoffarmen Blutes und mit roten Pfeilen die Strömungsrichtung des sauerstoffreichen Blutes an.

Ordnen Sie zu:

1 Atrium dextrum*
2 Atrium sinistrum
3 Ventriculus dexter*
4 Ventriculus sinister
5 Valva tricuspidalis*
6 Valva mitralis
7 Valva aortae
8 Valva trunci pulmonalis
9 Vena cava superior et inferior
10 Truncus pulmonalis
11 Arteria pulmonalis dextra et sinistra
12 Venae pulmonales
13 Aorta ascendens
14 Arcus aortae
15 Aorta descendens
16 Truncus brachiocephalicus
17 Arteria carotis communis
18 Arteria subclavia

Ordnen Sie bitte jedem der in der Abbildung (Aufsicht auf das eröffnete Perikard nach Entfernung des Herzens) bezeichneten Gefäßquerschnitte die zutreffende Aussage (A-E) zu!

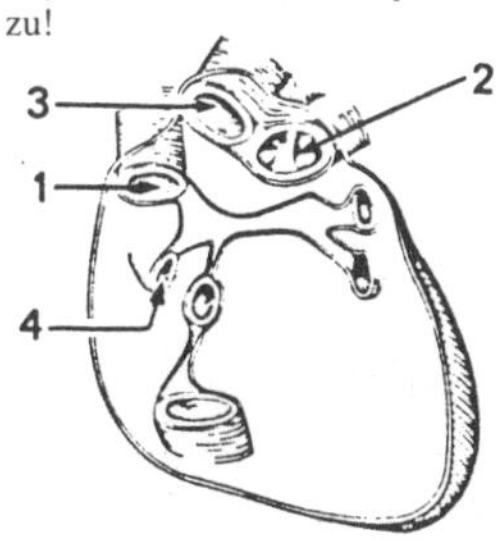

Liste 1
1. Markierung mit 1
2. Markierung mit 2
3. Markierung mit 3
4. Markierung mit 4

Liste 2
(A) In diesem Gefäß gelangt sauerstoffarmes Blut durch das obere Mediastinum zum rechten Vorhof des Herzens.
(B) Dieses Gefäß führt sauerstoffreiches Blut und zieht über die linke Lungenwurzel hinweg in das hintere Mediastinum.
(C) Dieses Gefäß führt sauerstoffarmes Blut zu beiden Lungen.
(D) Dieses Gefäß führt sauerstoffreiches Blut in den linken Vorhof des Herzens.
(E) Dieses Gefäß führt sauerstoffarmes Blut hinter der Leber vorbei in den rechten Vorhof des Herzens.

5. Die rechte A. pulmonalis verläuft ventral der Aorta ascendens,

weil

der Abgang der Aorta ascendens am Herzen hinter dem Abgang des Truncus pulmonalis liegt.

6. Die Dicke der Herzwand ist bei rechter und linker Kammer gleich,

weil

durch die rechte und linke Herzkammer annähernd gleiche Blutvolumina fließen.

7. Für die in der Abbildung (Gefäße im oberen Mediastinum) markierten Gefäße (1-3) gelten folgende Aussagen:

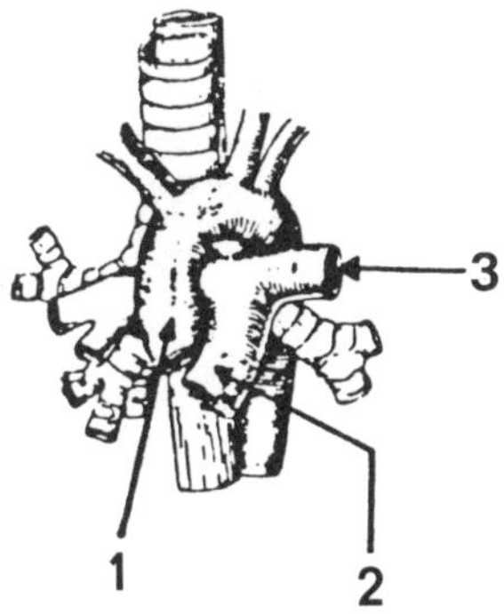

(1) Gefäß 1 engt zusammen mit dem linken Hauptbronchus den Ösophagus ein.
(2) Gefäß 1 setzt die Ausflußbahn der linken Herzkammer fort.
(3) Gefäß 2 führt Blut aus der rechten Herzkammer.
(4) Gefäß 3 führt sauerstoffarmes Blut zur linken Lunge.
(5) Gefäß 3 ist die V. pulmonalis sinistra.

(A) nur 5 ist richtig
(B) nur 1, 2 und 4 sind richtig
(C) nur 2, 3 und 4 sind richtig
(D) nur 1, 2, 3 und 4 sind richtig
(E) nur 1, 2, 4 und 5 sind richtig

*) **atrium:** Vorhof; **ventriculus:** Kammer; **valva:** Türflügel, Klappe; **truncus:** Stamm; **tricuspidalis:** lat. tres: drei; **cuspis:** Spitze, Zipfel, dreizipflig

1 A, 2 C, 3 B, 4 D, 5 D, 6 D, 7 D (Antwortschema für Verknüpfungsfragen auf Seite 122)

Herz II

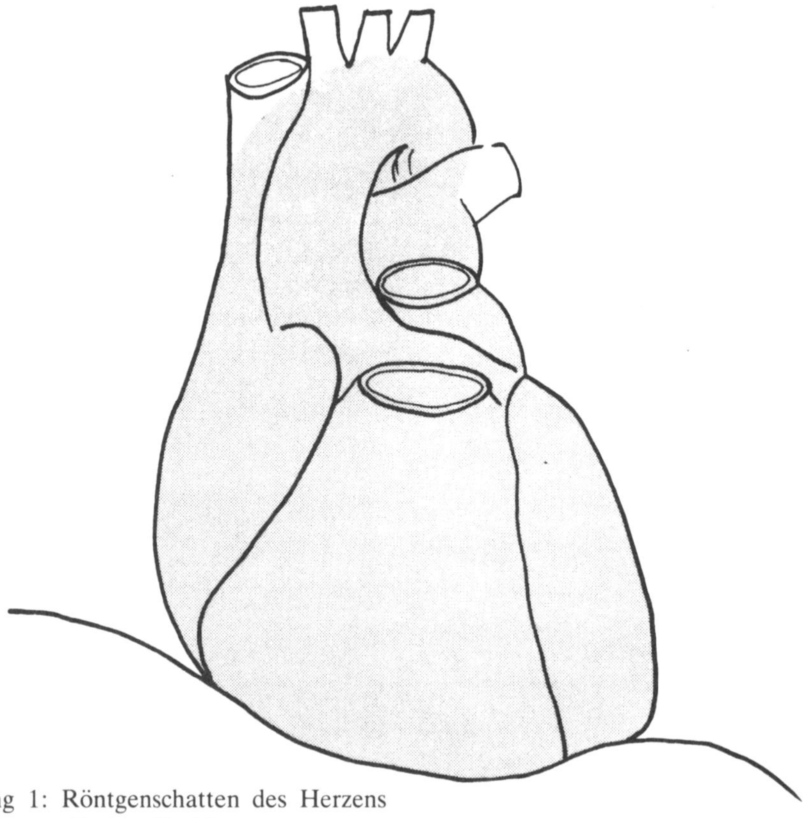

Abbildung 1: Röntgenschatten des Herzens im sagittalen Strahlengang

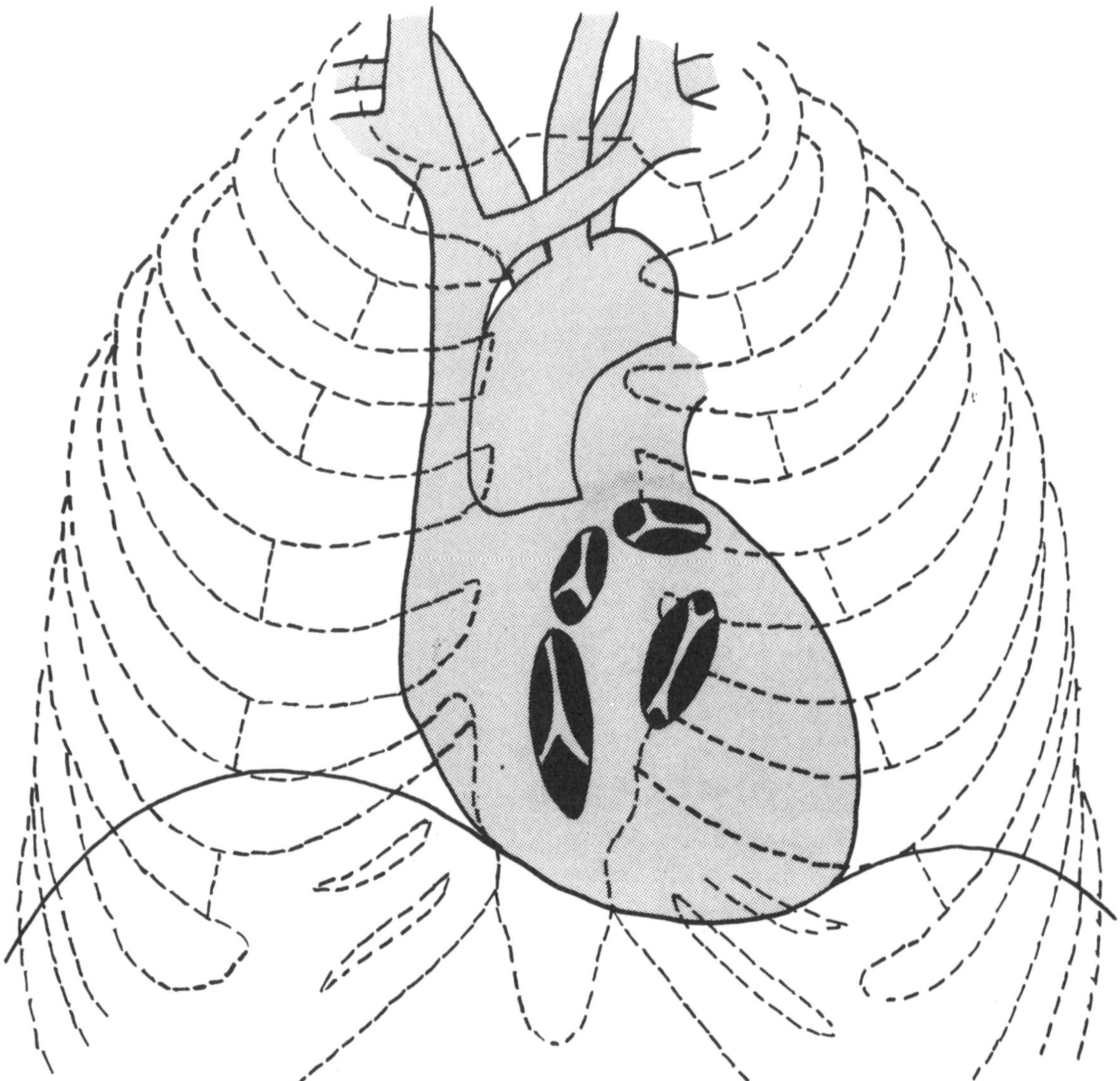

Abbildung 2: Projektionsorte der Herzklappen

Ordnen Sie in Abbildung 1 folgende Strukturen zu:

1 Vena cava superior
2 Atrium dextrum
3 Arcus aortae
4 Truncus pulmonalis
5 Atrium sinistrum
6 Ventriculus sinister

Markieren Sie die oval angedeuteten Projektionsstellen der vier Herzklappen:

T Valva tricuspidalis
P Valva trunci pulmonalis
M Valva mitralis
A Valva aortae

Deuten Sie durch Pfeile die Strömungsrichtung des durch die Klappen fließenden Blutes an und markieren Sie die Auskultationsstellen der Herzklappen!

1. Welcher der im Röntgenschatten des Mediastinums markierten Konturabschnitte entspricht demjenigen Teil des Herzens, in den das Blut aus dem großen Kreislauf einströmt?

2. Welcher der im Röntgenschatten des normalen Mediastinums markierten Konturabschnitte entspricht der Aorta (dorsoventraler Strahlengang, Jugendlicher)?

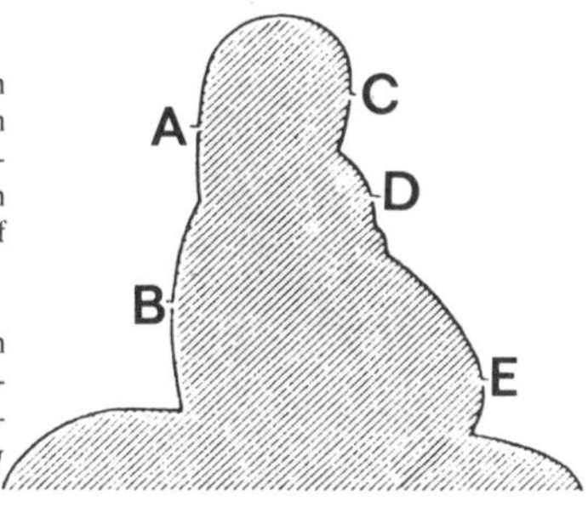

Von welchem Herzinnenraum aus Liste 2 sind die Klappen der Liste 1 zu sehen und zu tasten?

	Liste 1	Liste 2
3.	Valvula foraminis ovalis	(A) Ventriculus dexter
		(B) Ventriculus sinister
4.	Valvula venae cavae inferioris	(C) nur Atrium dextrum
		(D) nur Atrium sinistrum
		(E) Atrium dextrum et sinistrum

Ordnen Sie bitte den Strukturen des Herzens der Liste 1 das jeweils zutreffende Herzteil der Liste 2 zu!

	Liste 1	Liste 2
5.	Valvula mitralis	(A) linkes Herzohr
		(B) linke Vorhof-Kammer-Grenze
6.	Atrioventrikularknoten	(C) Herzspitze
		(D) rechtes Herzohr
		(E) rechte Vorhof-Kammer-Grenze

7. Welche Aussage trifft nicht zu? Am Herzröntgenbild können bei sagittalem Strahlengang folgende Konturen erkannt werden:

(A) die V. cava superior
(B) das linke Herzohr
(C) der rechte Vorhof
(D) die linke Kammer
(E) die rechte Kammer

Ordnen Sie bitte den in Liste 1 genannten Herzklappen den Kennbuchstaben zu, mit dem jeweils ihre typische Auskultationsstelle auf der vorderen Rumpfwand in der Abbildung bezeichnet ist.

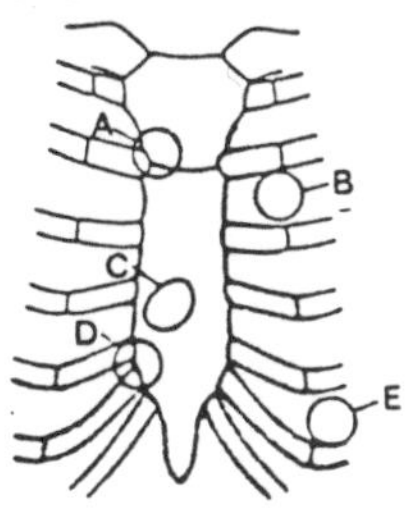

Liste 1

8. Valva atrioventricularis sinistra (V. mitralis)
9. Valva trunci pulmonalis

Wo befinden sich die Projektionsstellen der folgenden Klappen?

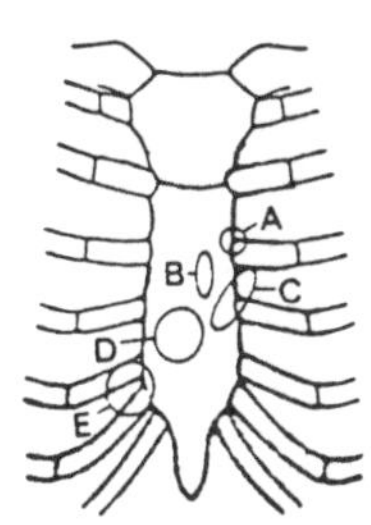

10. Valva atrioventricularis sinistra (Valva mitralis)
11. Valva trunci pulmonalis

12. Die Kontur des Herzens wird an der mit dem Pfeil bezeichneten Stelle gebildet von der/dem

(A) rechten Kammer
(B) rechten Vorhof
(C) Vena cava superior
(D) Vena cava inferior
(E) Keine der Aussagen (A-D) trifft zu.

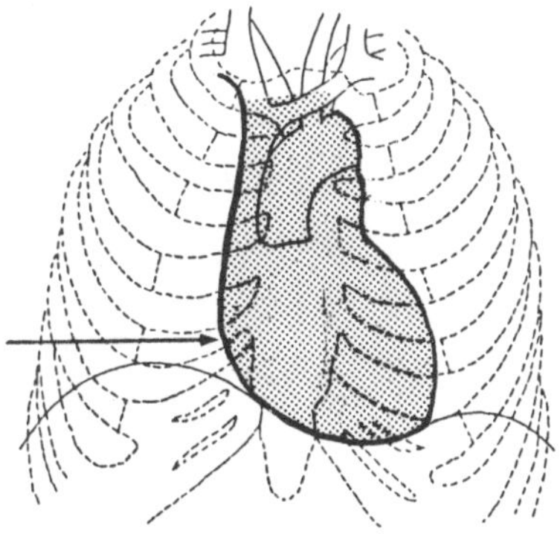

13. Welche Aussage über das Herz trifft zu?

(A) Die Facies diaphragmatica wird vom rechten Vorhof gebildet.
(B) Die Basis cordis wird durch die Wand der linken Herzkammer gebildet.
(C) Das Atrium sinistrum liegt (getrennt durch den Herzbeutel) dem Ösophagus dicht an.
(D) Die V. obliqua atrii sinistri markiert die Ansatzstelle des Mesocardium.
(E) Der Lymphabfluß des Herzens erfolgt direkt über den Ductus thoracicus.

14. Prüfen Sie bitte die folgenden Aussagen auf ihre Richtigkeit:

(1) Der rechte N. laryngeus recurrens schlingt sich um die A. subclavia dextra.
(2) Links vom Sternum, zwischen dem Sternalansatz der 4.-6. Rippe, ist in der Regel eine intrakardiale Injektion möglich, ohne den Pleuraraum zu durchstechen.
(3) Die rechte Herzgrenze wird in situ vom rechten Vorhof gebildet.
(4) Die linke Herzgrenze verläuft von der Sternalinsertion der linken 2. Rippe schräg abwärts in den linken 5. Interkostalraum, etwa einfingerbreit einwärts der Medioklavikularlinie.

(A) nur 1 ist richtig
(B) nur 2 und 3 sind richtig
(C) nur 2 und 4 sind richtig
(D) nur 1, 2 und 4 sind richtig
(E) 1 – 4 = alle sind richtig

1 B, 2 C, 3 E, 4 C, 5 B, 6 E, 7 E, 8 E, 9 B, 10 C, 11 A, 12 B, 13 C, 14 E

Herz III

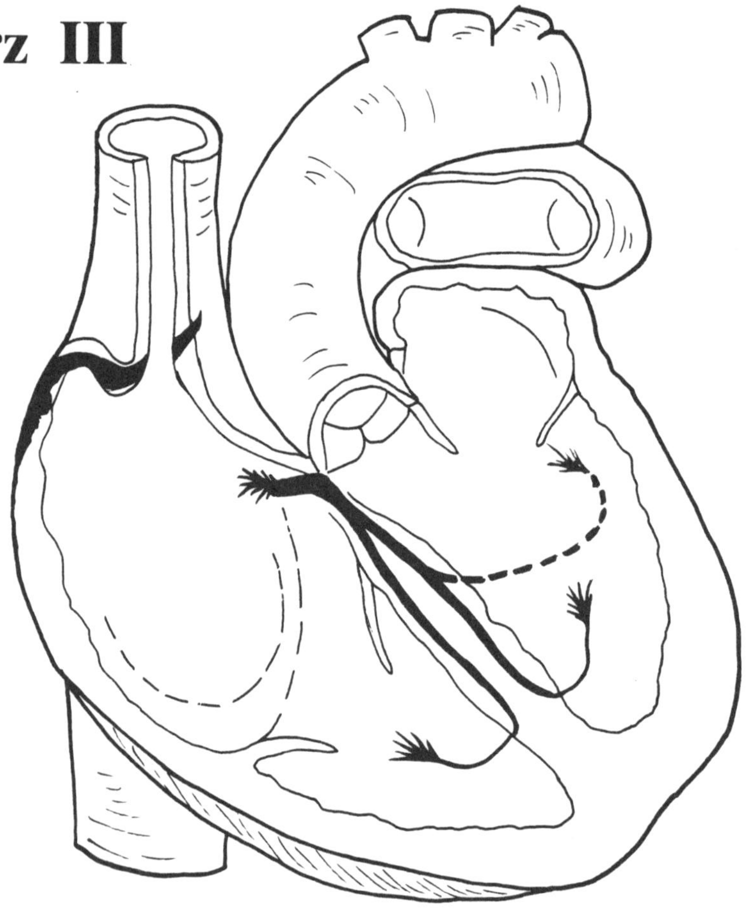

Abbildung 1: Frontalschnitt durch das Herz mit Erregungsleitungssystem

Klinische Bedeutung
Schrittmacher des Herzens ist der Sinusknoten mit einer Frequenz von 60-80/min. Beim Ausfall des Sinusknotens übernimmt der AV-Knoten (sekundäre Autonomie) die Schrittmacherfunktion mit einer Frequenz von 40-50/min. Fällt auch dieser aus, schlägt das Herz im Kammereigenrhythmus (tertiäre Autonomie) von 20-30/min.

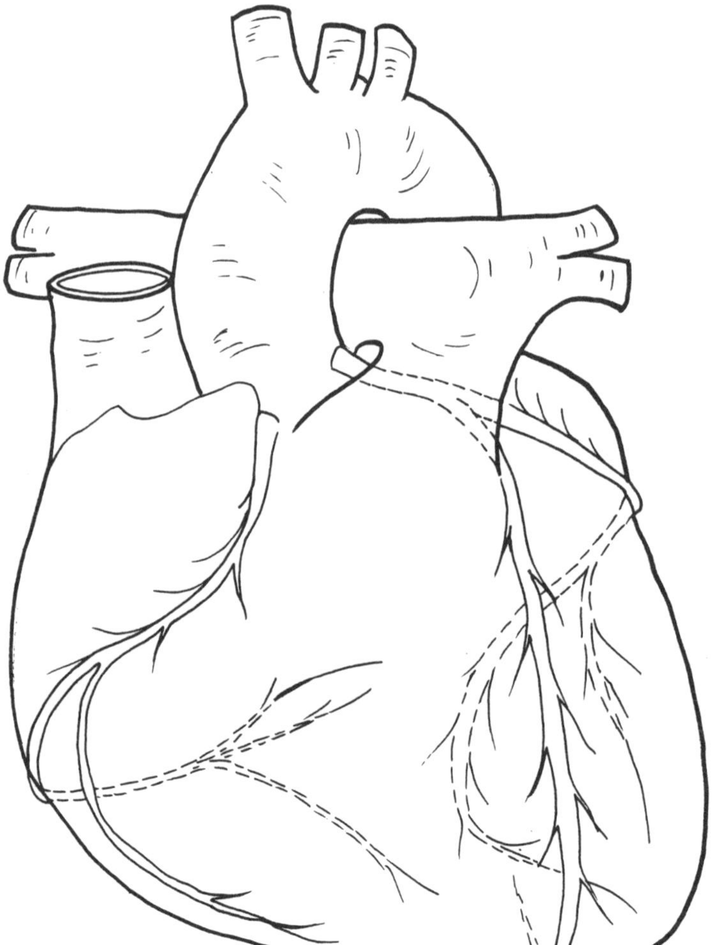

Abbildung 2: Herz von ventral mit Darstellung der Herzkranzgefäße

Koronare Herzkrankehit (KHK):
Synonym: Ischämische Herzerkrankung. Durch Einengung oder Verschluß von Herzkranzgefäßen hervorgerufene Verminderung der Blut- und damit der Sauerstoffzufuhr zum Herzmuskel. Leitsymptom: Angina pectoris mit vorwiegend retrosternal lokalisierten Schmerzen.

Myokardinfarkt:
Ischämische Myokardnekrose, meist auf dem Boden einer koronaren Herzerkrankung durch einen thrombotischen Koronararterienverschluß.

Ordnen Sie in Abbildung 1 zu:

1 Sinusknoten*
2 Atrioventricularknoten
3 His-Bündel
4 Rechter und linker Tawara-(Kammer-)Schenkel
5 Purkinjefasern

Kolorieren Sie in Abbildung 2 die

6 Arteria coronaria dextra*
7 Arteria coronaria sinistra
8 Ramus interventricularis anterior*
9 Ramus circumflexus sinister*

mit unterschiedlichen Farben!

Kolorieren Sie den rechten Ventrikel blau und den linken Ventrikel rot!

1. Welche Aussage trifft nicht zu?
Der Sinusknoten als Schrittmacher im menschlichen Herzen

(A) ist ein Relikt aus Teilen des embryonalen Sinus Venosus
(B) entsteht im embryonalen Herzen in der Wand des rechten Vorhofes
(C) dominiert mit seiner Frequenz der rhythmischen Erregung über die des atrioventrikulären Schrittmachers
(D) kann hinsichtlich der Frequenz der rhythmischen Erregung neuronal beeinflußt werden
(E) baut einen myogenen Rhythmus der Erregung auf

2. Der Sinusknoten

(A) liegt am Übergang der V. cava inferior in den rechten Vorhof
(B) liegt an der Hinterseite des linken Vorhofs
(C) liegt an der Einmündungsstelle der V. cava superior in den rechten Vorhof
(D) ist durch spezifische Fasern (Reizleitungssystem) mit dem Atrioventrikularknoten verbunden
(E) wird in den meisten Fällen arteriell von einem Ast der linken A. coronaria versorgt

3. Welche Aussagen über das Erregungs(Reiz)leitungssystem des Herzens treffen zu?

(1) Die Herzmuskelzellen des Erregungsleitungssystems gleichen beim Menschen histologisch den Herzmuskelzellen der Arbeitsmuskulatur.
(2) Der Sinusknoten (Nodus sinuatrialis) umgrenzt hufeisenförmig die Mündung des Sinus coronarius.
(3) Zwischen Sinusknoten und Atrioventrikularknoten (Nodus atrioventricularis) ist eine Verbindung durch spezifisches Herzmuskelgewebe nicht nachgewiesen.
(4) Das His-Bündel (Truncus fasciculi atrioventricularis) stellt eine muskuläre Verbindung zwischen Vorhof- und Kammermyokard dar.

(A) nur 1 und 2 sind richtig
(B) nur 1 und 3 sind richtig
(C) nur 2 und 3 sind richtig
(D) nur 3 und 4 sind richtig
(E) nur 2, 3 und 4 sind richtig

4. Welche Aussage trifft nicht zu?

(A) Die Herzspitze wird vom linken Ventrikel gebildet.
(B) Die Valvula tricuspidalis liegt zwischen rechtem Vorhof und rechtem Ventrikel.
(C) Der Sinusknoten liegt in der Wand des linken Vorhofs.
(D) Der Atrioventrikularknoten liegt in der Wand des rechten Vorhofs.
(E) Ein offenes Foramen ovale liegt im Vorhofsseptum.

5. Welche Aussage trifft nicht zu?
Im Sulcus coronarius cordis verlaufen

(A) A. coronaria dextra
(B) A. coronaria sinistra
(C) R. circumflexus der A. coronaria sinistra
(D) R. interventricularis posterior der A. coronaria dextra
(E) Sinus coronarius

6. Welche Aussage trifft nicht zu?
Für die Herzspitze gilt:

(A) Die Herzspitze wird (in der Regel) vom linken Ventrikel gebildet.
(B) Der Vortex cordis liegt an der Herzspitze.
(C) An der Herzspitze gehen die äußeren Längsmuskelzüge in tiefere Muskelschichten über.
(D) Die Herzspitze ist Endpunkt des linken Schenkels des Hiss-Bündels.
(E) Der »Herzspitzenstoß« ist im 5. Interkostalraum (Regelfall) tastbar.

7. Welche Aussage trifft zu?
Am in situ befindlichen Herzen

(A) liegt der Aortenursprung dorsal von der Ursprungsstelle des Truncus pulmonalis
(B) verläuft der Sulcus interventricularis anterior horizontal
(C) ist das linke Herzohr bei eröffnetem Herzbeutel von ventral nicht zu sehen
(D) wird die dem Zwerchfell zugewandte Fläche zum überwiegenden Teil vom rechten Ventrikel gebildet
(E) legt sich das rechte Herzohr der rechten Seiten- und der Vorderfläche des Truncus pulmonalis an

8. Welche Aussage über die Herzkranzgefäße (Regelfall) trifft nicht zu?

(A) Der Ramus interventricularis anterior entspringt aus der A. coronaria sinistra.
(B) Der Ramus interventricularis posterior der A. coronaria dextra verläuft an der Facies diaphragmatica bis zur Herzspitze.
(C) Von der A. coronaria dextra wird der Sinusknoten versorgt.
(D) Die A. coronaria sinistra ist an der arteriellen Versorgung der rechten Kammervorderwand beteiligt.
(E) Die A. coronaria dextra ist an der Versorgung der linken Vorhofwand beteiligt.

*) **sinus:** Vertiefung, Höhle; **corona:** Kranz; **ramus:** Ast, Zweig; **circumflexus:** rings um etwas gebogen

1 B, 2 C, 3 D, 4 C, 5 D, 6 D, 7 A, 8 E

Zwerchfell

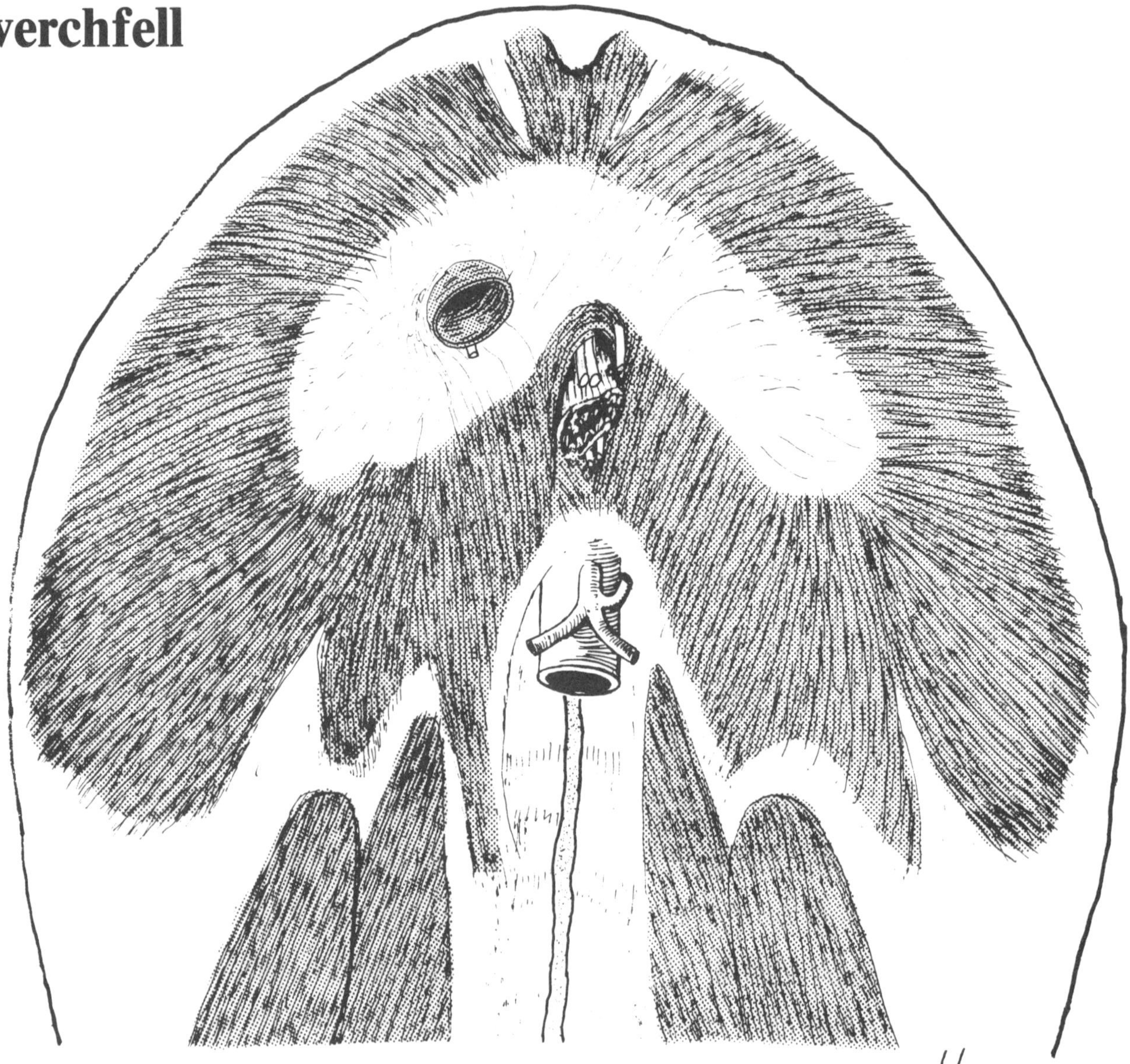

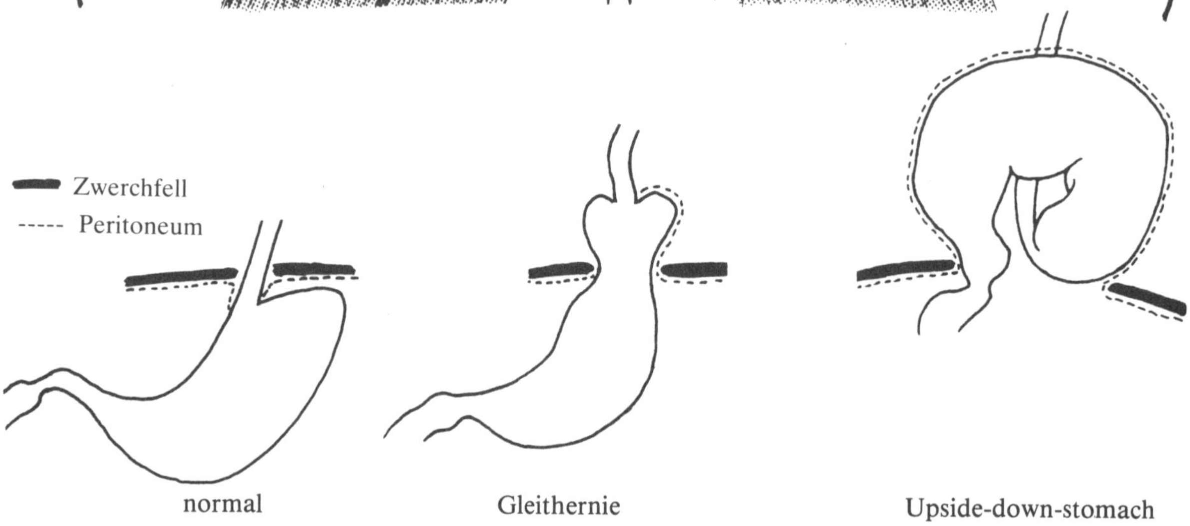

Zwerchfellhernien

— **angeboren** (z. B. totale Aplasie einer Zwerchfellhälfte)

— **traumatisch** (Zwerchfellruptur), die Bauchorgane fallen durch das zerrissene Zwerchfell in den Thorax. Keine eigentliche Hernie, weil der mit Peritoneum überzogene Bruchsack fehlt

— **Hiatushernie:** Durch den erschlafften Hiatus oesophageus tritt der Magen in den Thorax

— — axiale Gleithernie (sehr häufig, meistens ohne Symptome, dann nicht behandlungsbedürftig)

— — paraoesophageale Hernie, Extremfall: Upside-down-Magen

Klinische Bedeutung des **Bochdalekschen Dreiecks** und der **Larreyschen Spalte:** An diesen meist muskelfreien Bezirken treten Bauch- und Brustfell in unmittelbare Nachbarschaft, deshalb ist hier ein Überwandern pathologischer Prozesse möglich.

Kolorieren Sie mit verschiedenen Farben die drei muskulären Anteile des Zwerchfells (Inn.: Nervus phrenicus, Plexus cervicalis C_4):

1 Pars lumbalis*
2 Pars costalis
3 Pars sternalis

Ordnen Sie zu:

4 Centrum tendineum*
5 Bochdaleksches Dreieck
6 Larreysche Spalte
7 Foramen v. cavae
8 Hiatus oesophageus*
9 Hiatus aorticus

Kolorieren Sie die durch das Zwerchfell hindurchtretenden Leitungsbahnen mit denselben Farben wie auf der vorigen Seite.

Benennen Sie:

10 Vena cava
11 Aorta
12 Ductus thoracicus
13 Ösophagus
14 N. phrenicus
15 N. vagus

1. Bei der Inspiration sind folgende Muskeln beteiligt: – Welcher ist der wichtigste?

(A) Diaphragma
(B) M. intercostalis externus
(C) M. intercostalis internus
(D) Mm. subcostales
(E) M. sternocleidomastoideus

2. Welche Aussage trifft zu?

(A) Die Kontraktion des Zwerchfells führt zu einer Verkleinerung der Brusthöhle und wirkt somit exspiratorisch.
(B) Bei maximaler Exspiration erreicht die rechte Zwerchfellkuppel die Höhe des 8. Interkostalraums.
(C) Bei verstärkter Inspiration beteiligen sich die Mm. intercostales externi an der Rippenhebung.
(D) Die Aorta tritt vor der Wirbelsäule durch das Centrum tendineum des Zwerchfells.
(E) Die V. cava inferior tritt durch das Crus dextrum der Pars lumbalis des Zwerckfells.

3. Durch die im Centrum tendineum des Zwerchfells gelegene Öffnung zieht

(A) die V. cava inferior
(B) der Truncus vagalis anterior
(C) der Ductus thoracicus
(D) die V. azygos
(E) die V. hemiazygos

4. Der Ductus thoracicus tritt durch das Zwerchfell

(A) im Hiatus oesophageus
(B) zwischen Pars lumbalis und Pars costalis des Zwerchfells
(C) im Crus dextrum des Zwerchfells
(D) im Foramen V. cavae
(E) im Hiatus aorticus

5. Geben Sie bitte an, welche der folgenden Aussagen sie für zutreffend halten!

(1) Im Bochdalekschen Dreieck zwischen Pars lumbalis und Pars costalis des Zwerchfells treten Pleurahöhle und Nierenlager in enge topographische Beziehung zueinander.
(2) Ohne Mitwirkung des N. laryngeus recurrens ist eine wirkungsvolle Bauchpresse nicht möglich.
(3) Der Ductus thoracicus verläuft mit dem Ösophagus durch den Hiatus oesophageus (diaphragmatis).
(4) Hinter der Axillarlinie verläuft die A. intercostalis posterior geschützt im Sulcus costae.

(A) nur 1 ist richtig
(B) nur 2 und 3 sind richtig
(C) nur 2 und 4 sind richtig
(D) nur 1, 2 und 4 sind richtig
(E) 1 – 4 = alle sind richtig

6. Welche Aussage über das Zwerchfell trifft nicht zu?

(A) Die Vena cava inferior zieht zusammen mit dem R. phrenicoabdominalis des rechten N. phrenicus durch das Centrum tendineum des Zwerchfells.
(B) Der Ductus thoracicus zieht zusammen mit der Aorta durch den Hiatus aorticus des Zwerchfells.
(C) Der Ramus phrenicoabdominalis des linken N. phrenicus verläuft gemeinsam mit der Speiseröhre durch den Hiatus oesophageus.
(D) Die Aa. thoracicae internae bzw. die Aa. epigastricae superiores ziehen durch das Trigonum sternocostale.
(E) Die Nn. splanchnici majores durchbohren den lateralen Zwerchfellschenkel.

7. Truncus vagalis anterior et posterior treten im Zwerchfell durch

(A) den Hiatus aorticus
(B) das Foramen venae cavae
(C) den Hiatus oesophageus
(D) das Trigonum lumbocostale
(E) die Psoasarkade

Ordnen Sie den in Liste 1 genannten Zwerchfellöffnungen die jeweils zutreffende Struktur der Liste 2 zu!

Liste 1
8. Hiatus aorticus
9. Foramen v. cavae

Liste 2
(A) Trunci vagales
(B) Ductus thoracicus
(C) Fortsetzung der A. thoracica interna als A. epigastrica superior
(D) R. phrenicoabdominalis des N. phrenicus dexter
(E) Nn. splanchnici

*) **lumbus:** Lende; **tendo:** Sehne; **foramen:** Loch; **hiatus:** Spalt; **oesophageus:** (gr.) Speiseröhre

1 A, 2 C, 3 A, 4 E, 5 D, 6 E, 7 C, 8 B, 9 D

Arterielle Versorgung der Bauchorgane

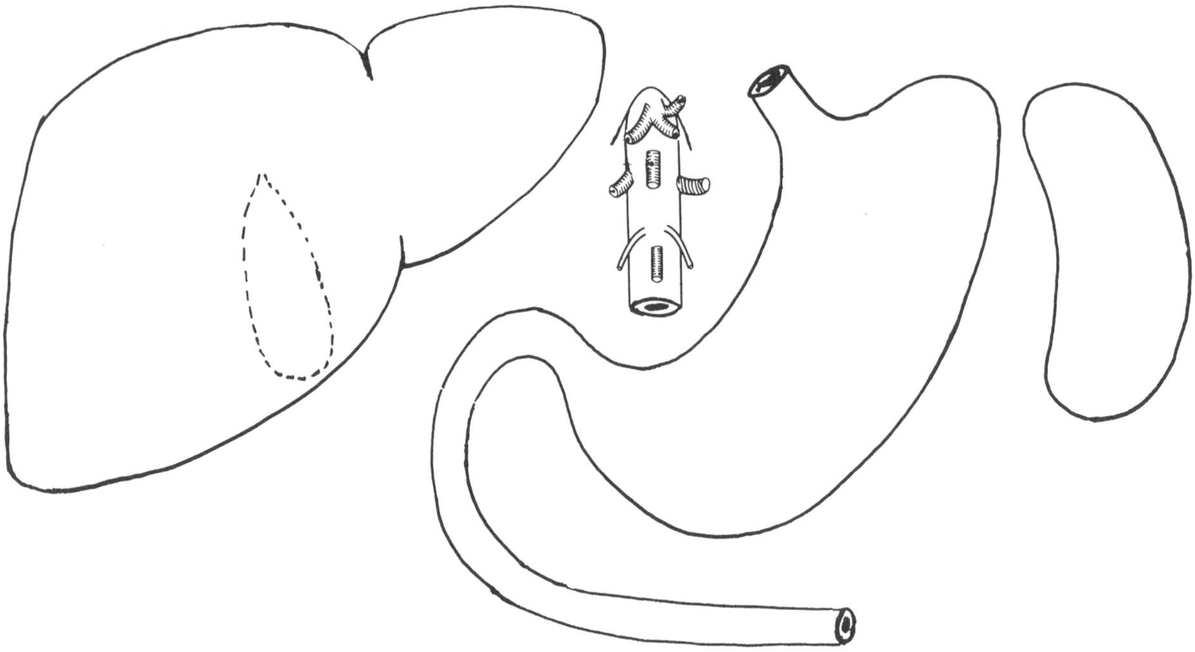

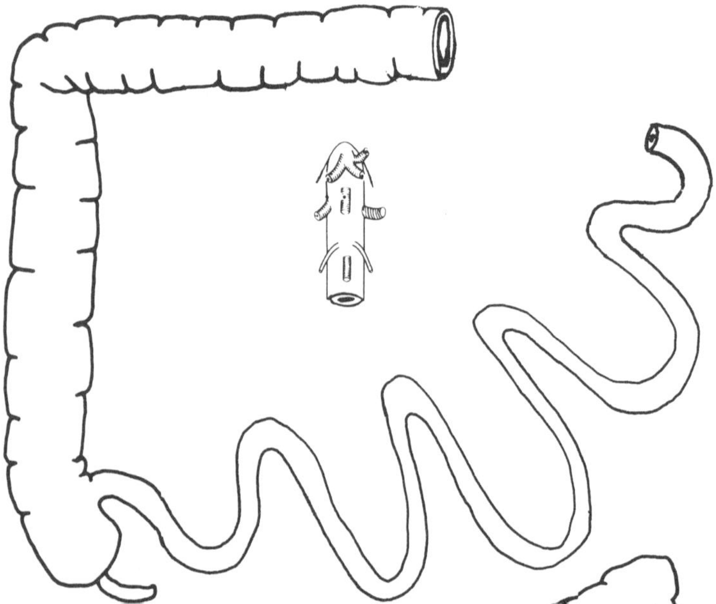

Truncus coeliacus
- A. gastrica sinistra (kleine Kurvatur)*
- A. hepatica communis
  - A. gastrica dextra (kleine Kurvatur)*
  - A. hepatica propria*
    - R. sinister et dexter (Leber)
    - A. cystica (Gallenblase)*
  - A. gastroduodenalis*
  - A. gastroepiploica dextra (große Kurvatur)
- A. lienalis (Milz)
  - A. gastroepiploica sinistra (große Kurvatur)

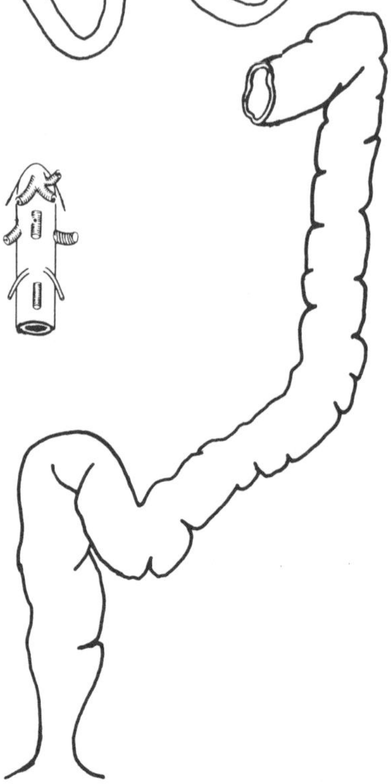

A. mesenterica superior
- Aa. jejunales (Jejunum)*
- Aa. ilei (Ileum)*
- A. ileocolica
  - A. appendicularis (Appendix)
  - A. ascendens (Colon ascendens)*
- A. colica dextra (Colon ascendens)
- A. colica media (Colon transversum)
- Aa. pancreaticoduodenales

Aa. renales (Nieren)

Aa. testiculares/ovaricae*

A. mesenterica inferior*
- A. colica sinistra (Colon descendens)
- Aa. sigmoideae (Colon sigmoideum)*
- A. rectalis superior (Rektum)*

Stellen Sie die arterielle Versorgung der dargestellten Organe her.

Welcher Ast der Bauchaorta führt u.a.

1. zur A. colica sinistra?
2. zur A. gastroduodenalis?
3. zur A. rectalis superior?
4. zur Leber
5. zum Jejunum
6. zum Appendix
7. zum Colon sigmoideum
8. zum Colon ascendens
9. zur A. gastroepiploica sinistra?
10. zur A. ileocolica?
11. zur Niere
12. zum Ovar
13. zur Milz
14. zur A. gastrica sinistra

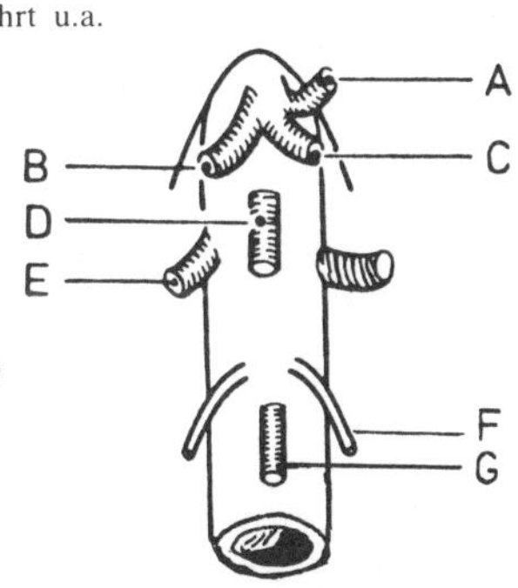

Geben sie bitte an, aus welchen Gefäßstämmen (Liste 2) die in Liste 1 genannten Arterien entspringen:

Liste 1	Liste 2
15. A. ovarica	(A) A. mesenterica inferior
16. A. rectalis superior	(B) Aorta abdominalis
17. A. gastroduodenalis	(C) A. pudenda interna
18. A. gastrica sinistra	(D) A. iliaca externa
	(E) A. iliaca interna
	(F) A. hepatica communis
	(G) Truncus coeliacus
	(H) A. hepatica propria

19. Welche Aussage trifft nicht zu?

(A) Die A. gastroduodenalis läuft hinter dem Pylorus.
(B) Die A. gastroepiploica sinistra ist ein Ast der A. lienalis.
(C) Die A. cystica kommt aus der A. hepatica propria.
(D) Die A. appendicularis kommt aus der A. ileocolica.
(E) Die A. gastrica sinistra kommt aus der A. hepatica propria.

20. Die Gefäßarkaden am Kopf des Pankreas werden aus folgenden Arterien gespeist:

(1) A. mesenterica superior
(2) A. gastrica sinistra
(3) A. splenica (= A. lienalis)
(4) A. gastro-omentalis sinistra(= A. gastroepiploica sinistra)
(5) A. gastroduodenalis

(A) nur 1 ist richtig
(B) nur 1 und 3 sind richtig
(C) nur 1 und 5 sind richtig
(D) nur 1, 3 und 5 sind richtig
(E) 1 – 5 = alle sind richtig

21. An der Hauptgefäßversorgung des Magens ist im Regelfall nicht beteiligt:

(A) Truncus coeliacus
(B) A. splenica (lienalis)
(C) A. mesenterica sup.
(D) V. mesenterica sup.
(E) V. splenica (lienalis)

22. Der Begriff »Endarterie« besagt, daß diese Arterie ein Gebiet versorgt, das nur unzureichend von Kollateralen erreicht wird. Welche der folgenden Arterien zählt/zählen nicht zu den Endarterien?

(A) A. labyrinthi
(B) A. centralis retinae
(C) A. gastrica sinistra
(D) Aa. thalamostriatae (Aa. centrales anterolaterales)
(E) Aa. segmentales der Niere

*) **gaster:** Bauch, Magen; **sinister:** links; **dexter:** rechts; **hepar:** (gr.) Leber; **proprius:** eigen; **cystis:** Blase; **duodenum:** Zwölffingerdarm (tatsächlich etwa 12 Finger breit); **epiploicus:** zum großen Netz gehörend; **jejunum:** Leerdarm (weil bei der Sektion meist leer); **ileum:** Krummdarm; **colon:** (gr.) Dickdarm; **ascendere:** aufsteigen; **testis:** Hoden; **ovarium:** Eierstock; **mesenterium:** Gekröse; **mesos:** (gr.) mittlerer; **enteron:** (gr.) Eingeweide; **sigmoideus:** dem griechischen Buchstaben sigma ähnlich; **rectum:** Enddarm

1 G, 2 B, 3 G, 4 B, 5 D, 6 D, 7 G, 8 D, 9 C, 10 D, 11 E, 12 F, 13 C, 14 A, 15 B, 16 A, 17 F, 18 G, 19 E, 20 C, 21 C, 22 C

4. Kapitel: Kopf und Hals
Skalenusgruppe

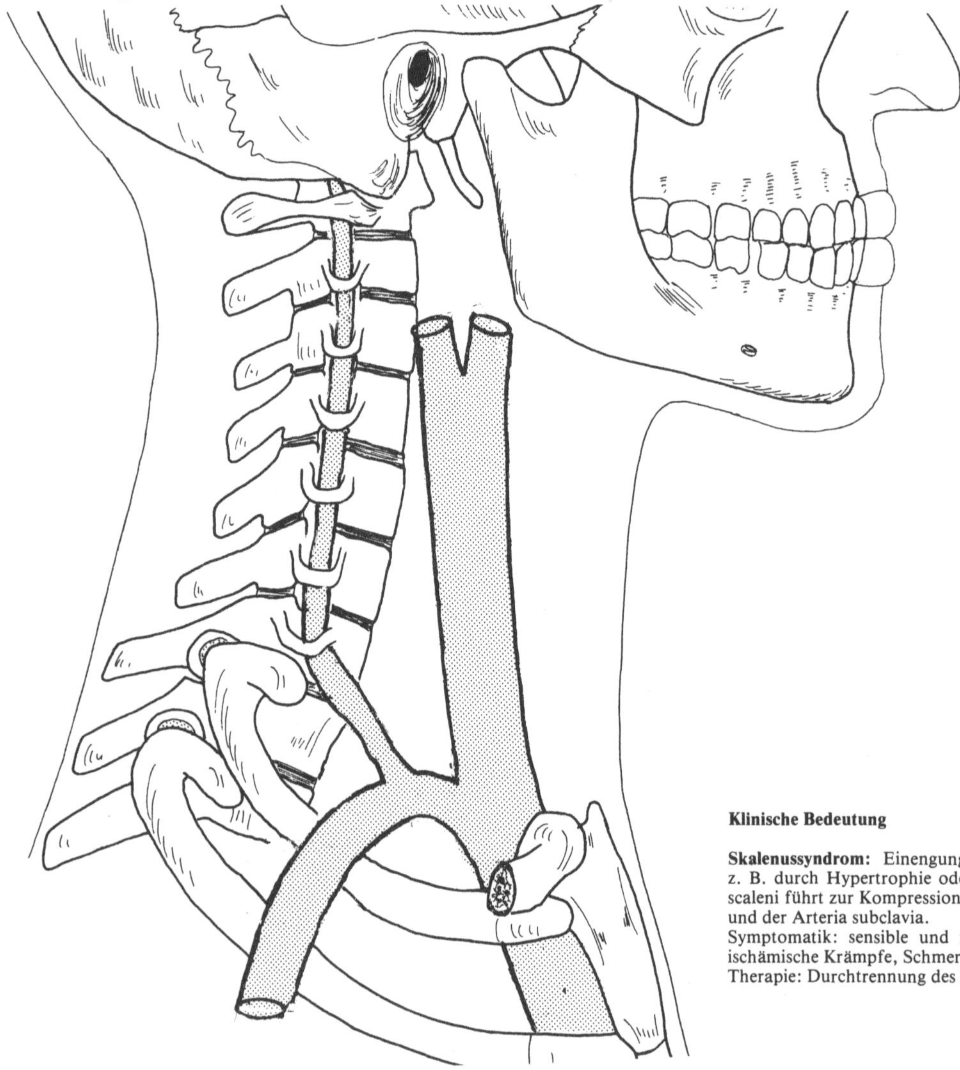

Klinische Bedeutung

Skalenussyndrom: Einengung der Skalenuslücke z. B. durch Hypertrophie oder Spasmen der Mm. scaleni führt zur Kompression des Plexus brachialis und der Arteria subclavia.
Symptomatik: sensible und motorische Ausfälle, ischämische Krämpfe, Schmerzen.
Therapie: Durchtrennung des M. scalenus anterior.

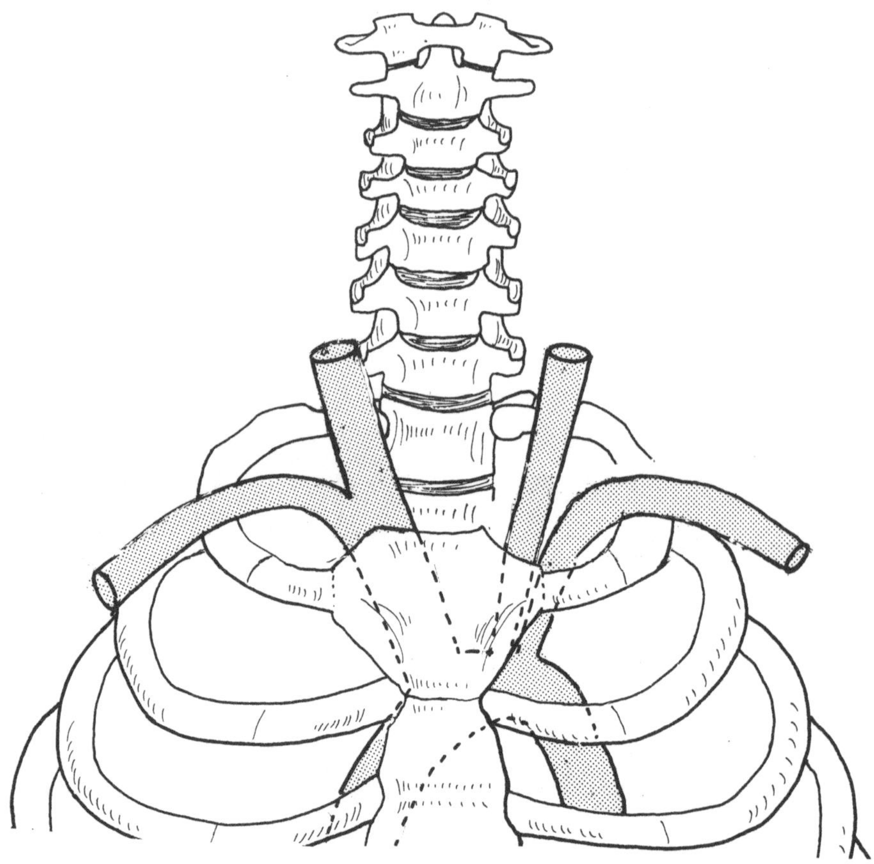

Zeichnen Sie
1 M. scalenus anterior* (C_4—C_8)
2 M. scalenus medius (C_4—C_8)
3 M. scalenus posterior (C_4—C_8)
4 M. sternocleidomastoideus* (N. accessorius, Pl. cervicalis)
5 Platysma* (N. facialis)
Wie wird die Skalenuslücke begrenzt?

nach ventral ....

nach dorsal ....

Was zieht hindurch? ....
Tragen Sie schematisch den Plexus brachialis und die Vena subclavia ein.

1. Welche Aussage über den M. sternocleidomastoideus ist falsch?

(A) Er entspringt von Sternum und Clavicula.
(B) Er hebt bei aufrechter Körperhaltung den Kopf in den Nacken.
(C) Er dreht den Kopf zur gleichen Seite hin.
(D) Er beugt den Kopf nach vorn, wenn man in Rückenlage auf einem Kopfkissen liegt.
(E) Er wird vom N. accessorius und Plexus cervicalis innerviert.

2. Welche Aussage trifft nicht zu?
Der M. scalenus anterior

(A) wirkt (bei fixierter Halswirbelsäule) als Rippenheber
(B) inseriert an der 1. Rippe
(C) wird von einem Ast der Nn. supraclaviculares innerviert
(D) zieht vor der A. subclavia abwärts
(E) verläuft hinter der V. subclavia

3. Das Platysma bewirkt:

(1) Mienenspiel
(2) Neigung des Kopfes nach hinten
(3) Neigung des Kopfes nach der Seite
(4) leichten Kieferzug nach unten

(A) nur 2 und 3 sind richtig
(B) nur 1 und 3 sind richtig
(C) nur 1 und 4 sind richtig
(D) nur 1, 2 und 4 sind richtig
(E) nur 1, 3 und 4 sind richtig

4. Welche Aussage trifft nicht zu?
Ventral des linken M. scalenus anterior verlaufen

(A) der Ductus thoracicus
(B) die A. cervicalis ascendens
(C) die A. subclavia sinistra
(D) die A. cervicalis superficialis
(E) der N. phrenicus

5. Welche der Aussagen treffen zu?

(1) Die V. subclavia verläuft zwischen M. scalenus anterior und M. scalenus medius.
(2) Der N. phrenicus verläuft auf dem M. scalenus anterior.
(3) Die A. subclavia verläuft zwischen M. scalenus medius und M. scalenus posterior.
(4) Der Plexus brachialis tritt durch die Lücke zwischen M. scalenus anterior und M. scalenus medius.

(A) nur 1 und 3 sind richtig
(B) nur 1 und 4 sind richtig
(C) nur 2 und 4 sind richtig
(D) nur 3 und 4 sind richtig
(E) 1 – 4 = alle sind richtig

6. In welcher der genannten Höhen liegt die Teilungsstelle der Arteria carotis communis?

(A) am Oberrand des 4. Halswirbels
(B) am Unterrand des 2. Halswirbels
(C) in Höhe des 3. Halswirbels
(D) in Höhe des Angulus mandibulae
(E) in der Regio sublingualis

7. Krankhafte Verkürzung (Kontraktur) eines M. sternocleidomastoideus (»Schiefhals«) führt zu einer:

(1) Drehung des Kopfes zur Seite der Kontraktur
(2) Drehung des Kopfes zur Gegenseite
(3) Neigung des Kopfes zur Seite der Kontraktur
(4) Neigung des Kopfes zur Gegenseite

(A) nur 2 ist richtig
(B) nur 1 und 3 sind richtig
(C) nur 1 und 4 sind richtig
(D) nur 2 und 3 sind richtig
(E) nur 2 und 4 sind richtig

8. Am Hinterrand des M. sternocleidomastoideus tritt im Punctum nervosum durch die Lamina superficialis der Fascia cervicalis

(A) der N. auriculotemporalis
(B) der N. phrenicus
(C) der Ramus colli nervi facialis
(D) der N. occipitalis major
(E) der N. transversus colli

9. Welche Aussage trifft nicht zu?
Bei der Drehbewegung des Kopfes zur rechten Seite

(A) bedeckt der linke M. sternocleidomastoideus weitgehend auch den kranialen Abschnitt des Gefäßnervenstranges der linken Halsseite
(B) führt der linke M. splenius capitis den Kopf in die Extremstellung
(C) kann der linke M. sternocleidomastoideus aktiv mitwirken
(D) kann der M. obliquus capitis inferior der rechten Seite die Feineinstellung des Kopfes bewirken
(E) findet eine Bewegung im Gelenk zwischen Atlas und Dens axis statt.

*) **scalenos:** (gr.) ungleichseitig, dreieckiger Muskel; **sternon:** (gr.) Brustbein; **clavis:** Schlüssel; **mastos:** (gr.) Brustwarze; **platys:** (gr.) breit

1 C, 2 C, 3 C, 4 C, 5 C, 6 A, 7 D, 8 E, 9 B

Querschnitt in Höhe des 6. HW

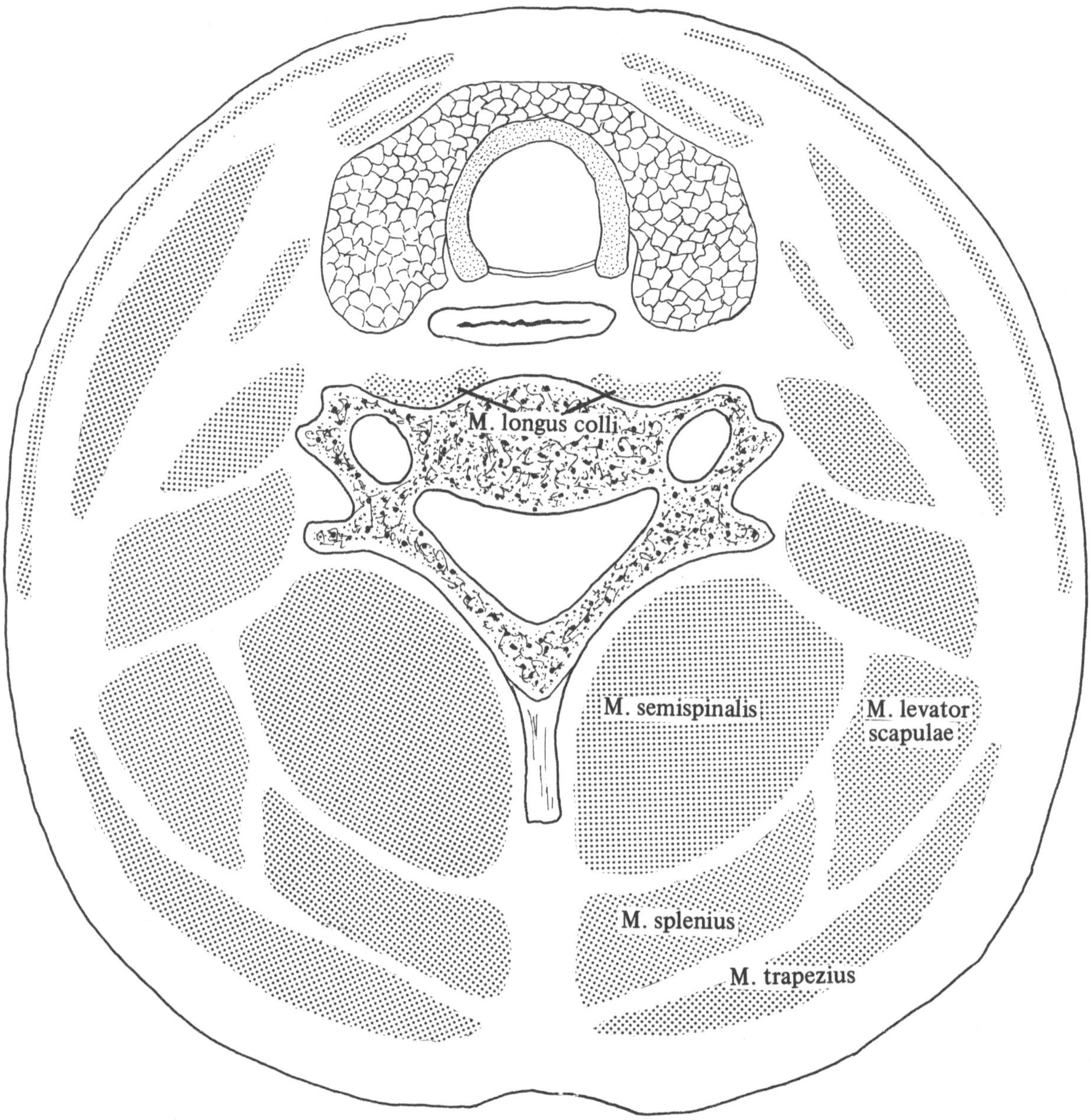

Neck-Dissection
Radikale Ausräumung der Lymphknoten des Halses bei Verdacht auf Metastasen eines malignen Tumors. Es werden die seitlichen Halsweichteile en bloc mit den darin befindlichen Lymphknoten entfernt, erhalten bleiben jedoch die A. carotis, der N. vagus, die Mm. scaleni und nach Möglichkeit der N. accessorius (M. trapezius).

Zeichnen Sie mit verschiedenen Farben:

1 Lamina superficialis fasciae cervicalis* (»oberflächliche Halsfaszie«)
2 Lamina praetrachealis fasciae cervicalis* (»mittlere Halsfaszie«)
3 Lamina praevertebralis fasciae cervicalis (»tiefe Halsfaszie«)

Ordnen Sie zu:

4 Platysma
5 M. sternohyoideus*
6 M. sternothyroideus*
7 M. omohyoideus*
8 M. sternocleidomastoideus
9 M. scalenus anterior
10 M. scalenus medius et posterior
11 Schilddrüse
12 Luftröhre
13 Speiseröhre

Zeichnen Sie außerdem ein:

14 A. carotis communis*
15 V. jugularis interna*
16 N. vagus*
17 A. vertebralis
18 V. vertebralis
19. N. recurrens*
20 N. phrenicus*
21 Truncus sympathicus*
22 V. jugularis externa

Ordnen Sie bitte die zutreffenden Buchstaben (A-E) der Abbbildung zu!

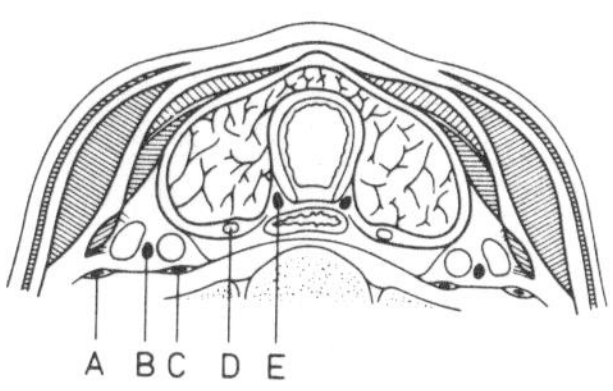

1. Truncus sympathicus
2. Glandua parathyroidea (inferior)
3. N. vagus
4. N. laryngeus recurrens

5. Prüfen Sie bitte die folgenden Aussagen!

(1) Das Platysma liegt auf der Lamina supericialis der Fascia cervicalis.
(2) Die Lamina praetrachealis der Halsfascie breitet sich zwischen den beiden Mm. omohyoidei aus.
(3) Die Lamina praevertebralis der Fascia cervicalis liegt dorsal vom Gefäß-Nerven-Strang des Halses.
(4) Der zwischen der Lamina praetrachealis und den Halseingeweiden gelegene Verschiebespalt setzt sich nach kaudal in das Mediastinum fort.

(A) nur 2 und 4 sind richtig
(B) nur 3 und 4 sind richtig
(C) nur 1, 2 und 3 sind richtig
(D) nur 2, 3 und 4 sind richtig
(E) 1 – 4 = alle sind richtig

6. In der Gefäßnervenscheide des Halses (Vagina carotica) können verlaufen

(1) die V. jugularis interna
(2) der Truncus sympathicus
(3) der N. vagus
(4) die Radix inferior ansae cervicalis

(A) nur 1 ist richtig
(B) nur 1 und 3 sind richtig
(C) nur 2 und 3 sind richtig
(D) nur 1, 3 und 4 sind richtig
(E) 1 – 4 = alle sind richtig

7. Prüfen Sie bitte, welche der folgenden Aussagen zutreffen!

(1) Am Vorderrand des M. sternocleidomastoideus läßt sich der Puls der A. carotis communis tasten.
(2) Die A. carotis läßt sich durch Andrücken gegen das Tuberculum anterius des 6. Halswirbelfortsatzes (Tuberculum caroticum) komprimieren.
(3) Die V. jugularis externa verläuft unter der Lamina superficialis fasciae cervicalis und mündet in die V. brachiocephalica.
(4) Die Prominentia laryngea läßt sich beim Erwachsenen mittleren Alters in Höhe des 5. Halswirbels durch die Haut tasten.

(A) nur 1 ist richtig
(B) nur 2 und 3 sind richtig
(C) nur 2 und 4 sind richtig
(D) nur 1, 2 und 4 sind richtig
(E) 1 – 4 = alle sind richtig

8. Außer dem N. laryngeus recurrens hat enge topographische Beziehung zur Schilddrüse:

(A) N. accessorius
(B) N. phrenicus
(C) Plexus cervicalis
(D) A. vertebralis
(E) A. carotis communis

9. Welche Aussagen zum N. phrenicus treffen zu?

(1) Er entspringt vorwiegend aus dem Plexus cervicalis bei C1 und C2.
(2) Er liegt auf dem M. scalenus anterior.
(3) Er liegt ventral der Lungenwurzel.
(4) Er innerviert Teile des Peritoneums.
(5) Bei seinem Ausfall kommt es auf der gleichen Seite zum Zwerchfellhochstand.

(A) nur 2 und 4 sind richtig
(B) nur 1, 2 und 5 sind richtig
(C) nur 2, 3 und 5 sind richtig
(D) nur 2, 3, 4 und 5 sind richtig
(E) 1 – 5 = alle sind richtig

10. Welche Aussage(n) über die Speiseröhre trifft (treffen) zu?

(1) Die Speiseröhre wird auf der ganzen Länge von Nn. vagi begleitet.
(2) Die Speiseröhre liegt dem rechten Vorhof des Herzens an.
(3) Die Speiseröhre ist mit dem Zwerchfell unverschieblich verwachsen.
(4) Die obere Enge der Speiseröhre liegt dorsal von der Cartilago cricoidea.

(A) nur 4 ist richtig
(B) nur 1 und 2 sind richtig
(C) nur 1 und 4 sind richtig
(D) nur 2 und 3 sind richtig
(E) nur 3 und 4 sind richtig

11. Welche der folgenden Aussagen über den N. vagus treffen zu?

(1) Der N. vagus verläuft am Halse in Begleitung der V. jugularis interna und der A. carotis communis.
(2) Er steigt im Thorax hinter der Lungenwurzel verlaufend zum hinteren Mediastinum ab.
(3) Seine Fasern ziehen mit der Aorta descendens in den Bauchraum.
(4) Der Vagus führt unter anderem präganglionäre parasympathische Fasern für die Innervation der Dünndarmmuskulatur.

(A) nur 1 und 4 sind richtig
(B) nur 2 und 3 sind richtig
(C) nur 2 und 4 sind richtig
(D) nur 1, 2 und 3 sind richtig
(E) nur 1, 2 und 4 sind richtig

12. Welche Aussage trifft nicht zu?
Auf einem Querschnitt durch den Hals in Höhe des 6. Halswirbels werden beim Erwachsenen angetroffen

(A) die A. thyreoidea superior bzw. deren Äste
(B) die Aa. vertebrales
(C) das Glomus caroticum
(D) der Grenzstrang
(E) der N. vagus

*) **lamina:** Plattenschicht; **superficialis:** oberflächlcih; **cervix:** Hals; **trachea:** Luftröhre; **hyoideus:** zum Zungenbein gehörig; **thyroideus:** (gr.) schildartig; **omos:** (gr.) Schulter; **carotis:** (gr.) Kopfschlagader; **jugulum:** Drosselgrube; **vagus:** umherschweifend; **recurrere:** zurücklaufen; **phrenes:** (gr.) Zwerchfell; **truncus:** stamm; **syn:** (gr.) mit; **pathos:** (gr.) Leid

1 C, 2 D, 3 B, 4 E, 5 E, 6 D, 7 D, 8 E, 9 D, 10 A, 11 E, 12 C

Untere Zungenbeinmuskulatur

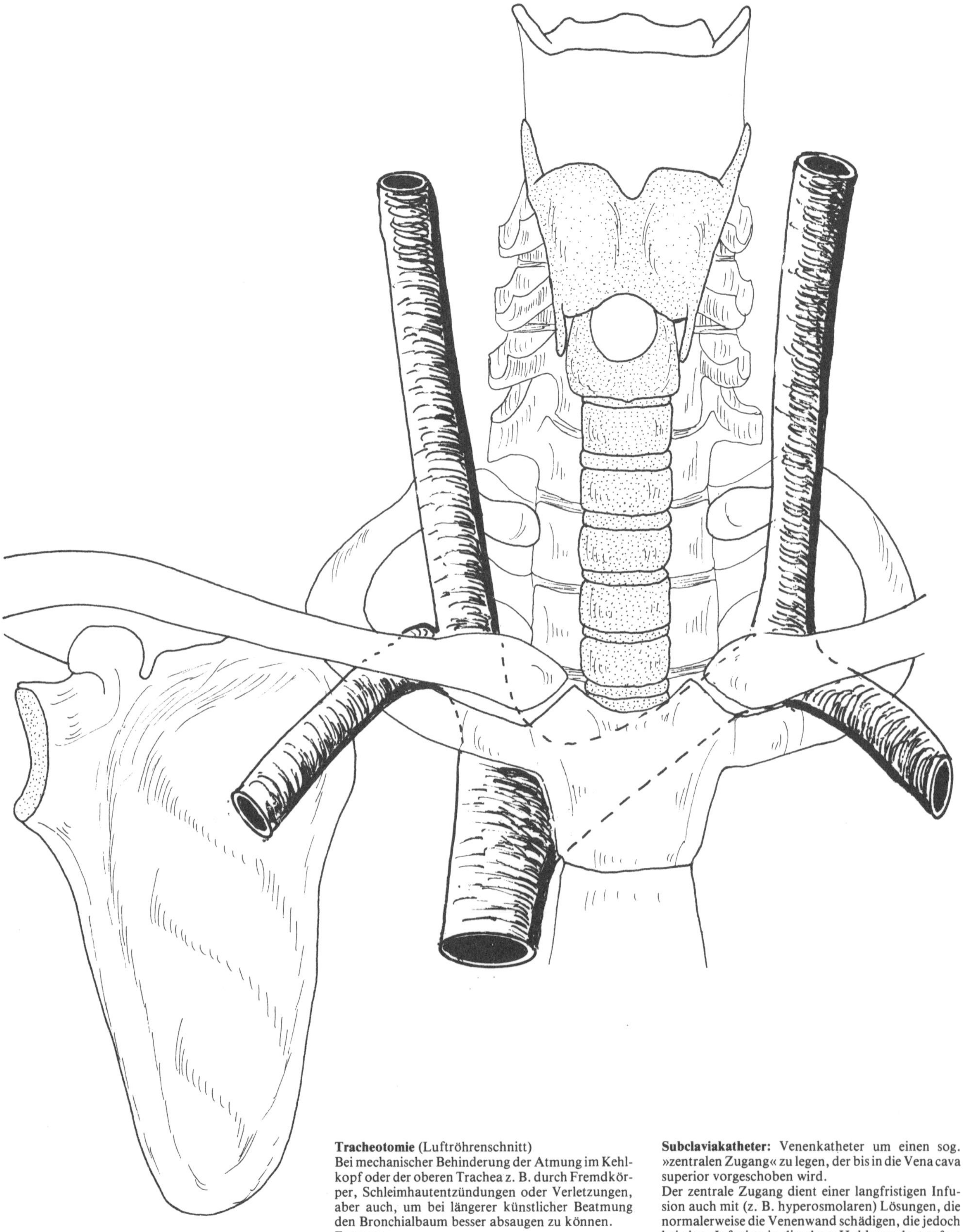

Tracheotomie (Luftröhrenschnitt)
Bei mechanischer Behinderung der Atmung im Kehlkopf oder der oberen Trachea z. B. durch Fremdkörper, Schleimhautentzündungen oder Verletzungen, aber auch, um bei längerer künstlicher Beatmung den Bronchialbaum besser absaugen zu können.
Formen:

a) Coniotomie: Als Nottracheotomie.
   Eingehen zwischen dem Ringknorpel und dem gut zu tastenden Schildknorpel (s. übernächste Seite)
b) Obere Tracheotomie in Höhe des 2 Trachealringes
   Der Schilddrüsenisthmus muß nach unten verdrängt oder durchtrennt werden.
c) Untere Tracheotomie oberhalb des Jugulums.

Subclaviakatheter: Venenkatheter um einen sog. »zentralen Zugang« zu legen, der bis in die Vena cava superior vorgeschoben wird.
Der zentrale Zugang dient einer langfristigen Infusion auch mit (z. B. hyperosmolaren) Lösungen, die normalerweise die Venenwand schädigen, die jedoch bei einer Infusion in die obere Hohlvene dort sofort verdünnt werden und dort zu keiner Schädigung der Venenwand führen.
Über einen zentralen Zugang kann außerdem der »zentrale Venendruck« gemessen werden, der zur Steuerung der Infusionsmenge wichtig ist.
Gefahren eines Subclaviakatheters:

a) beim Legen: Katheter kann sich in die V. jugularis verirren, Pneumo-, Haemato- und Hydrothorax, Entstehung eines Hämatoms.
b) beim bereits gelegten Katheter: Wundinfektion Kathetersepsis.

Zeichnen Sie ein (Innervation für alle Muskeln: Ansa cervicalis)*:

1 M. sternohyoideus
2 M. omohyoideus
3 M. sternothyroideus
4 M. thyrohyoideus

Welche Funktionen haben die oben genannten Muskeln?

Ordnen sie die mit A-E bezeichneten Muskeln des abgebildeten Halsquerschnitts den Fragen der Liste 1 zu:

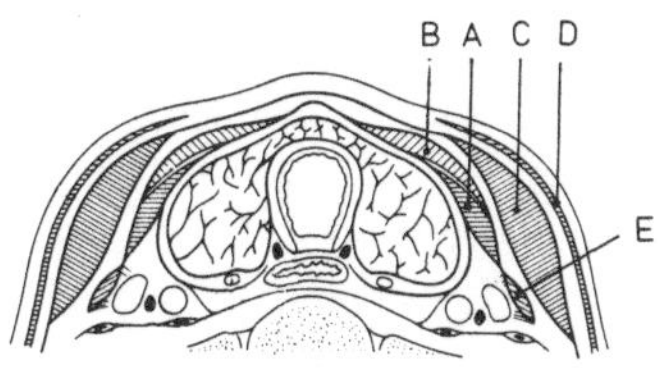

Liste 1

1. Welcher der Muskeln inseriert am Schildknorpel und kann den Kehlkopf nach unten ziehen?
2. Welcher Muskel heftet sich nahe der Medianebene am Zungenbeinkörper an und kann das Zungenbein abwärts ziehen?
3. Welcher der Muskeln vermag die Lamina praetrachealis der Fascia cervicalis anzuspannen und das Lumen der V. jugularis interna zu erweitern?
4. Welcher der Muskeln wird vorwiegend vom N. accessorius innerviert?
5. Welcher der Muskeln wird vom N. facialis innerviert.

6. Der M. omohyoideus kann bei seiner Kontraktion das Lumen der V. jugularis interna erweitern,

   weil

   der M. omohyoideus von der Lamina praevertebralis der Fascia cervicalis eingescheidet wird.

7. Der linke N. laryngeus recurrens schlingt sich um

   (A) die linke Lungenwurzel
   (B) die V. subclavia sinistra
   (C) die A. subclavia sinistra
   (D) das Lig. arteriosum und den Aortenbogen
   (E) die V. brachiocephalica sinistra

8. Prüfen Sie bitte, welche der nachfolgenden Aussagen zutreffen: Das Trigonum caroticum wird u.a. begrenzt durch

   (1) den M. omohyoideus
   (2) das Zungenbein
   (3) den Vorderrand des M. sternocleidomastoideus
   (4) den Oberrand des Sternums

   (A) nur 1 ist richtig
   (B) nur 1 und 2 sind richtig
   (C) nur 1 und 3 sind richtig
   (D) nur 3 und 4 sind richtig
   (E) nur 1, 3 und 4 sind richtig

9. Geben Sie bitte an, welche Aussagen über die Nerven des Halsbereiches zutreffen!

   (1) Die sensiblen Äste des Plexus cervicalis werden von Rr. dorsales der Nn. cervicales I-IV gebildet.
   (2) Der N. phrenicus enthält u.a. sensible Fasern, die Erregungen aus dem Peritonealüberzug des Zwerchfells leiten.
   (3) Im Gefäßnervenstrang des Halses verläuft zwischen A. carotis communis und V. jugularis interna der N. vagus.
   (4) In der Ansa cervicalis (profunda) ziehen Fasern des N. hypoglossus zum N. transversus colli, der sie zum M. geniohyoideus weiterleitet.

   (A) nur 1 ist richtig
   (B) nur 2 und 3 sind richtig
   (C) nur 2 und 4 sind richtig
   (D) nur 1, 2 und 4 sind richtig
   (E) 1 – 4 = alle sind richtig

10. Die Ansa cervicalis (profunda) innerviert den

    (A) M. stylohyoideus
    (B) M. styloglossus
    (C) M. stylopharyngeus
    (D) M. cricoarytaenoideus lateralis
    (E) M. sternohyoideus

11. Prüfen Sie bitte, welche Aussagen über die Nerven des Halsbereiches zutreffen!

    (1) Der N. hypoglossus tritt medial vom M. hyoglossus in den Muskelkörper der Zunge.
    (2) Die der Ansa cervicalis (profunda) über die Radix superior zugeführten Fasern stammen aus Rr. ventrales der ersten beiden Zervikalnerven.
    (3) Der N. phrenicus geht aus dem supraclaviculären Anteil des Plexus brachialis hervor.
    (4) Rr. musculares aus dem Plexus cervicalis innervieren u.a. die M. scaleni und prävertebralen Halsmuskeln.

    (A) nur 1 ist richtig
    (B) nur 2 und 3 sind richtig
    (C) nur 2 und 4 sind richtig
    (D) nur 1, 2 und 4 sind richtig
    (E) 1 – 4 = alle sind richtig

*) **ansa:** Henkel, Öse

1 A, 2 B, 3 E, 4 C, 5 D, 6 C, 7 D, 8 C, 9 B, 10 E, 11 C (Antwortschema für Verknüpfungsfragen auf Seite 122)

Kaumuskulatur

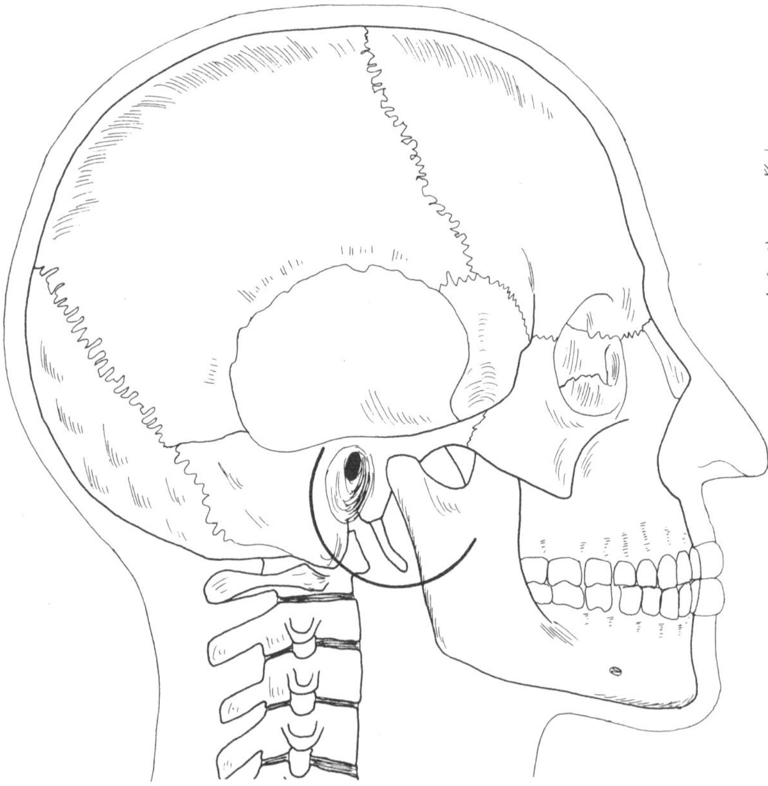

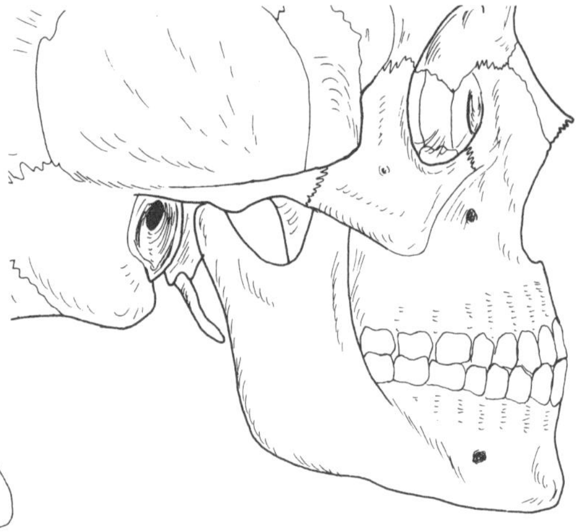

Die Totenstarre und der Tetanus (Wundstarrkrampf) befallen zuerst die Kaumuskulatur.

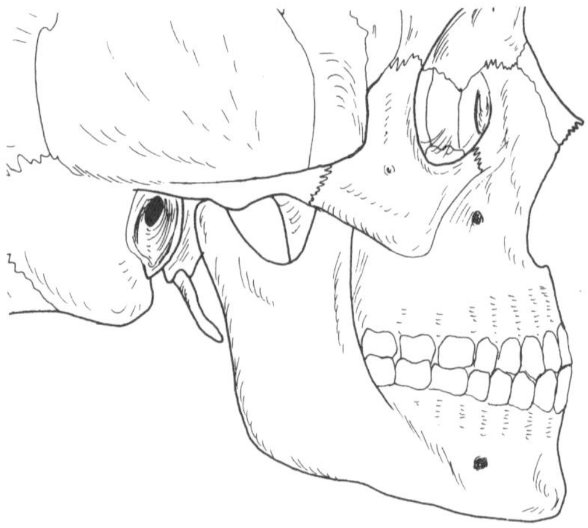

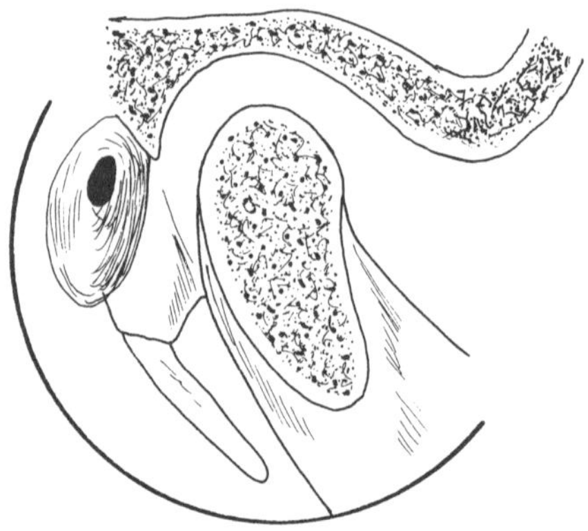

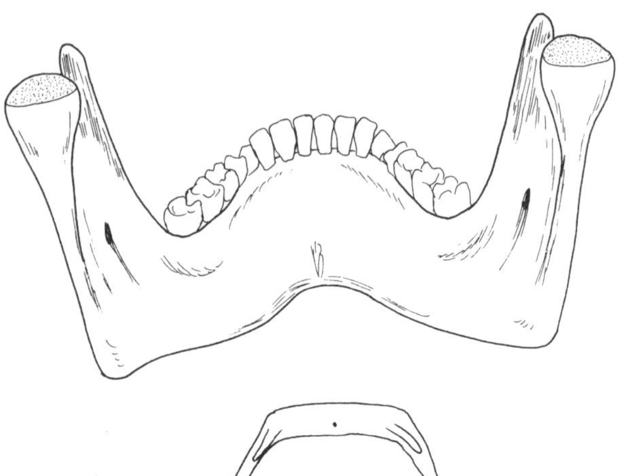

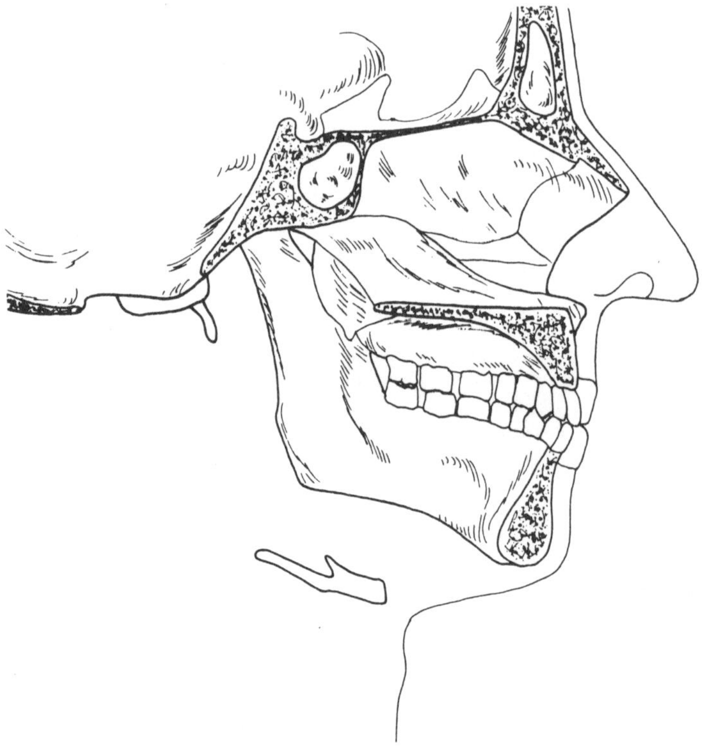

Zeichnen Sie den Discus articularis* und die Capsula articularis des Kiefergelenkes sowie das Lig. stylomandibulare und das Lig. laterale. Kennzeichnen Sie das Tuberculum articulare.
Stecken Sie den kleinen Finger in Ihren äußeren Gehörgang, und fühlen Sie, wie das Caput mandibulare* beim Öffnen des Mundes nach vorne und beim Schließen des Mundes nach hinten rutscht.
Zeichnen Sie folgende Muskeln ein, und definieren Sie ihre Wirkung auf das Kiefergelenk:

	Unterkiefer			
	Hebung	Senkung	Vorgleiten	Rückgleiten
Kaumuskeln (Innervation: N. mandibularis V_3)				
1 M. masseter*				
2 M. temporalis*				
3 M. pterygoideus medialis*				
4 M. pterygoideus lateralis				
Obere Zungenbeinmuskeln				
5 M. digastricus*, venter ant. (N. mylohyoideus)				
6 M. digastricus, venter post. (N. facialis)				
7 M. mylohyoideus (N. mylohyoideus)				
8 M. geniohyoideus* (N. hypoglossus)				
9 M. stylohyoideus* (N. facialis)				

1. Welche Aussage trifft nicht zu?
Am Kiefergelenk
(A) unterteilt ein Discus articularis die Gelenkhöhle in eine obere und eine untere Kammer
(B) ist die Gelenkkapsel relativ schlaff
(C) bildet die Fossa mandibularis der Pars squamosa des Schläfenbeins die Gelenkpfanne
(D) verhindert das Lig. laterale übermäßige Verschiebungen des Gelenkkopfes in Richtung auf den äußeren Gehörgang
(E) liegt das Tuberculum articulare außerhalb der Gelenkkapsel

2. Die folgenden Muskeln wirken mit Faserteilen beim Vorschieben des Unterkiefers zusammen. Welcher von ihnen erfüllt diese Funktion am besten?
(A) M. masseter
(B) M. pterygoideus lateralis
(C) M. pterygoideus medialis
(D) M. temporalis
(E) M. buccalis

3. Bei der Öffnung des Mundes können mitwirken
(1) der M. digastricus
(2) der M. genioglossus
(3) der M. pterygoideus lateralis
(4) der M. pterygoideus medialis
(A) nur 1 und 3 sind richtig
(B) nur 2 und 3 sind richtig
(C) nur 2 und 4 sind richtig
(D) nur 1, 2 und 4 sind richtig
(E) 1 – 4 = alle sind richtig

Ordnen sie bitte jedem der in der Abbildung mit Zahlen bezeichneten Muskeln den ihn innervierenden Hirnnerven der Liste 2 zu.

Liste 1
4. Markierung mit 1
5. Markierung mit 2
6. Markierung mit 3

Liste 2
(A) N. mandibularis
(B) N. maxillaris
(C) N. facialis
(D) N. accessorius
(E) N. hypoglossus

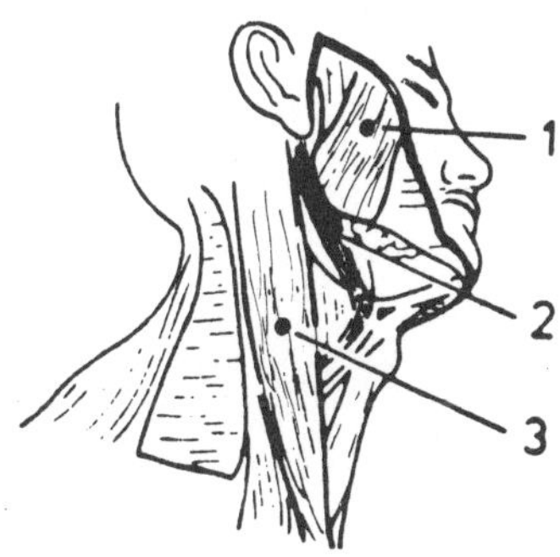

Ordnen Sie den in Liste 1 genannten Mundbodenmuskeln den sie versorgenden Nerven (A-E) der Liste 2 zu:

Liste 1
7. M. stylohyoideus
8. M. mylohyoideus

Liste 2
(A) N. facialis
(B) N. hypoglossus
(C) N. mandibularis
(D) N. glossopharyngeus
(E) N. maxillaris

9. Die arterielle sowie die motorische nervöse Versorgung des M. temporalis erfolgt durch
(A) A. facialis, N. auriculotemporalis
(B) A. facialis, N. mandibularis
(C) A. facialis, N. maxillaris
(D) A. temporalis superficialis, N. mandibularis
(E) A. temporalis superficialis, N. auriculotemporalis

10. Das Zungenbein bleibt beim Schluckakt unbewegt,
weil
das Zungenbein mit der Schädelbasis durch das nicht kontraktionsfähige Lig. stylohyoideum verbunden ist.

*) **discos:** (gr.) Wurfscheibe; **articulatio:** Gelenk; **mandibula:** Unterkiefer; **masseter:** (gr.) Kauer; **tempus:** Schläfe; **pterygoides:** (gr.) flügelähnlich; **digastricus:** zweibäuchig; **genu:** Knie; **stylo:** Griffel

1 E, 2 B, 3 A, 4 A, 5 C, 6 D, 7 A, 8 C, 9 D, 10 D (Antwortschema für Verknüpfungsfragen auf Seite 122)

Kehlkopf I

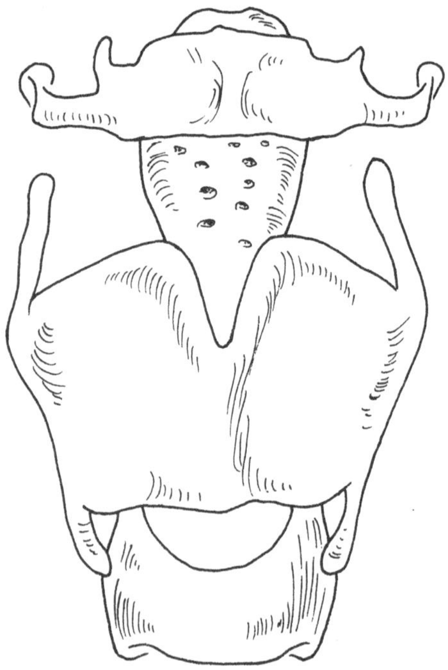

a

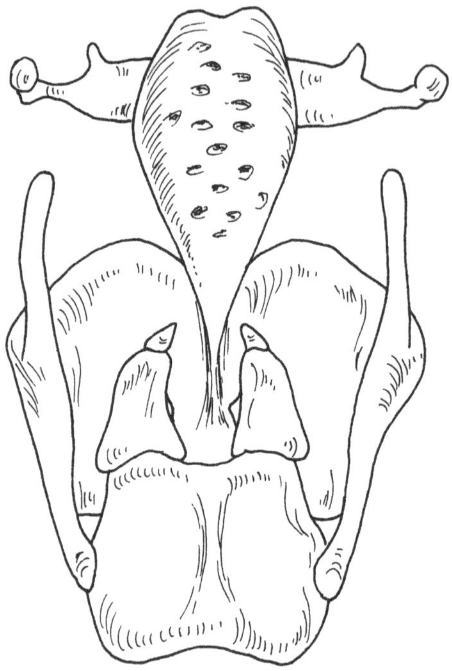

b

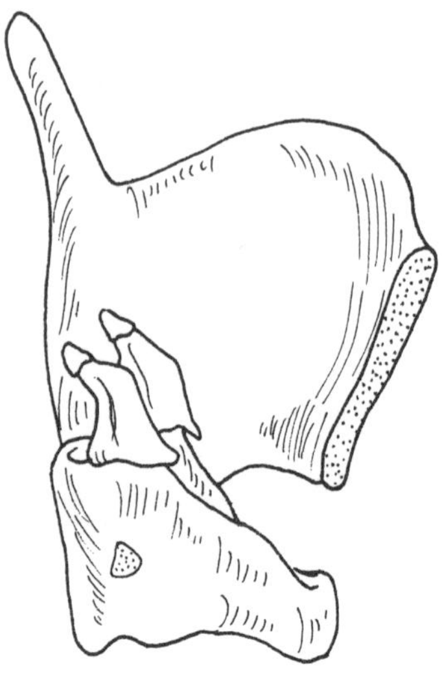

c

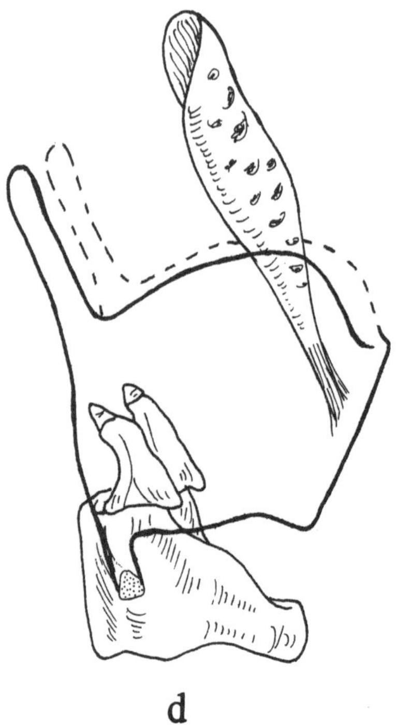

d

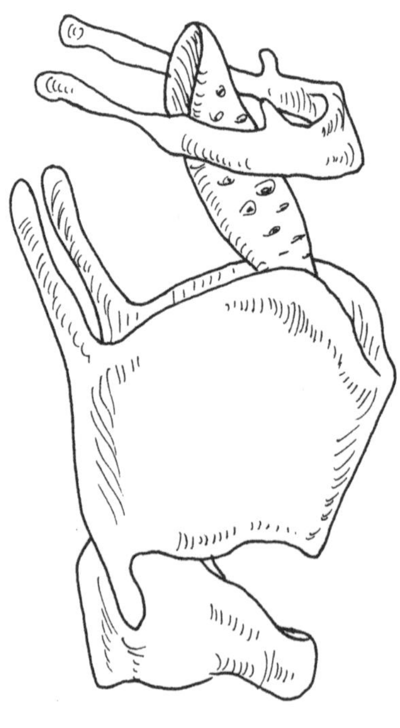

e

Aus welcher Perspektive sieht man die Abb. a—e? Malen Sie die Kehlkopfknorpel mit unterschiedlichen Farben an:

1 Cartilago thyroidea*
2 Cartilago cricoidea
3 Cartilago arytenoidea*
4 Cartilago corniculata*
5 Cartilago epiglottica*

Zeichnen Sie folgende Strukturen ein:

In a) 6 Membrana thyrohyoidea
u. e) 7 A. laryngea superior
8 N. laryngeus sup.
9 M. cricothyroideus (R. ext. des N. laryngeus sup.)

In b) 10 M. thyroarytenoideus (Der Nervus laryngeus inf. versorgt diesen Muskel sowie alle folgenden)
11 M. arytenoideus obliquus und transversus
12 M. cricoarytenoideus posterior (Posticus)

In c) 13 M. vocalis
14 M. cricoarytenoideus lateralis
15 M. cricoarytenoideus posterior

In d) 16 M. thyroepiglotticus
17 M. aryepiglotticus
18 Plica aryepiglottica
19 M. vocalis

1. Prüfen Sie bitte, welche Aussagen über die Morphologie des Larynx zutreffen!

(1) Die Epiglottis enthält elastischen Knorpel; sie ist daher der biegsamste Teil des Kehlkopfskeletts.
(2) Durch Drehung der Aryknorpel auf dem Ringknorpel kann die Stimmritze weit oder eng gestellt werden.
(3) M. cricoarytenoideus lateralis und Mm. arytenoidei schließen die Stimmritze.
(4) M. cricothyroideus und M. vocalis regulieren die Spannung der Stimmbänder.

(A) nur 1 ist richtig
(B) nur 2 und 3 sind richtig
(C) nur 2 und 4 sind richtig
(D) nur 1, 2 und 4 sind richtig
(E) 1 – 4 = alle sind richtig

2. Welche Aussage trifft nicht zu? Der in der Abbildung (innere Kehlkopfmuskeln von dorsal betrachtet) markierte Muskel (1)

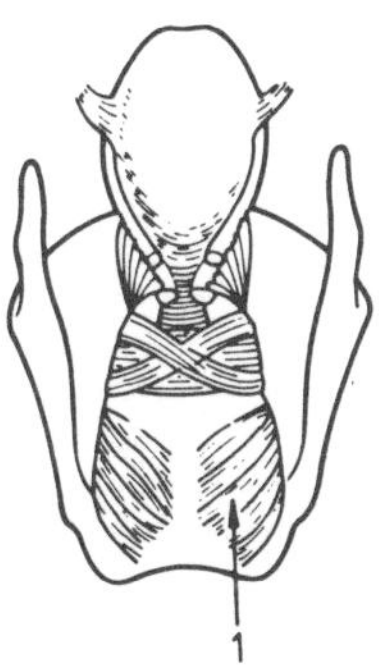

(A) entspringt von der Ringknorpelplatte
(B) setzt am Processus vocalis des Arytenoidknorpels (Stellknorpel) an
(C) erweitert die Stimmritze
(D) wird vom N. laryngeus inferior innerviert
(E) kontrahiert sich bei tiefer Inspiration.

3. Welche Aussage trifft nicht zu? Bei der Einstellung der Glottis wie in der Abbildung (Kehlkopfspiegelbild der Glottis) dargestellt kontrahieren sich der

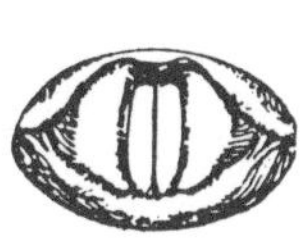

(A) M. vocalis
(B) M. arytaenoideus obliquus
(C) M. arytaenoideus transversus
(D) M. cricoarytaenoideus lateralis
(E) M. cricoarytaenoideus posterior

4. Welche Aussage trifft zu? Die in der Abbildung (Kehlkopfspiegelbild der Glottis) gezeigte Glottisstellung wird hauptsächlich bewirkt durch die beiderseitige. Kontraktion des

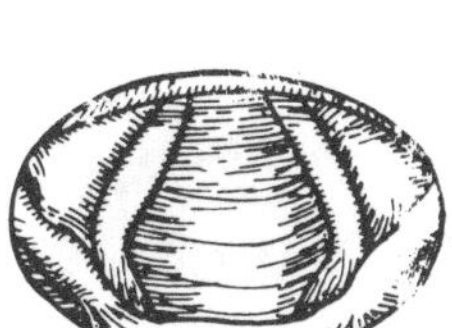

(A) M. cricothyroideus
(B) M. thyreoarytaenoideus
(C) M. vocalis
(D) M. cricoarytaenoideus posterior
(E) M. cricoarytaenoideus lateralis

5. Welcher der in dem abgebildeten Frontalschnitt durch den Kehlkopf mit (A) bis (E) bezeichneten Muskeln vermag unmittelbar Spannung und Dicke der Stimmfalte zu modifizieren?

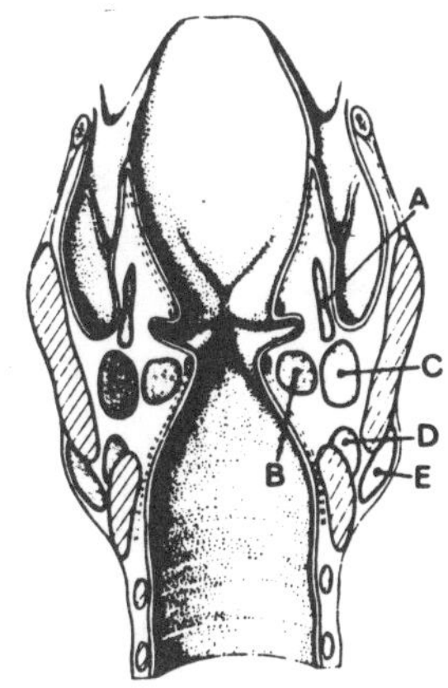

6. Welche Aussage trifft nicht zu? Der N. laryngeus inferior innerviert den

(A) M. cricoarytaenoideus posterior
(B) M. cricoarytaenoideus lateralis
(C) M. thyroarytaenoideus
(D) M. cricothyroideus
(E) M. arytaenoideus transversus

Ordnen Sie bitte den in Liste 1 aufgeführten Nerven das für sie typische Versorgungsgebiet (Liste 2) zu!

Liste 1
7. R. colli n. facialis
8. N. laryngeus recurrens

Liste 2
(A) M. omohyoideus
(B) Haut vor dem Ohr bis gegen den Scheitel
(C) M. cricothyroideus
(D) M. cricoarytaenoideus lateralis

9. Der R. externus des N. laryngeus superior versorgt

(A) die Kehlkopfschleimhaut sensibel bis zur Rima glottidis
(B) die Mm. arytaenoidei
(C) den M. constrictor pharyngis superior
(D) den M. aryepiglotticus
(E) den M. cricothyreoideus

10. Bei einer Lähmung des N. laryngeus inferior ist die Sensibilität unterhalb der Stimmritze aufgehoben,

weil

der N. laryngeus superior nur motorische Fasern führt.

11. Bei einer Durchtrennung des N. laryngeus inferior ist die Sensibilität oberhalb der Stimmritze aufgehoben,

weil

der N. laryngeus inferior die gesamte Kehlkopfschleimhaut sensibel innerviert.

*) **cartilago:** Knorpel; **cricoideus:** ringförmig; **arytaenoideus:** gießbeckenähnlich; **corniculatus:** mit einem Hörnchen versehen; **epiglottis:** Kehldeckel

1 E, 2 B, 3 E, 4 D, 5 B, 6 D, 7 E, 8 D, 9 E, 10 C, 11 E (Antwortschema für Verknüpfungsfragen auf Seite 122)

Kehlkopf II

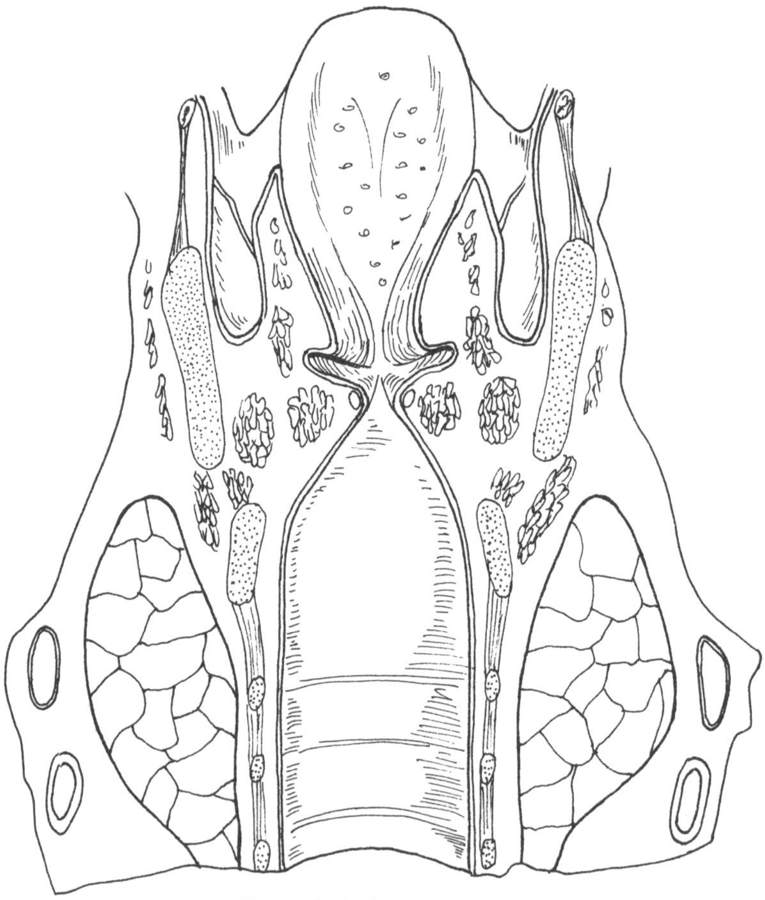

Frontalschnitt von hinten

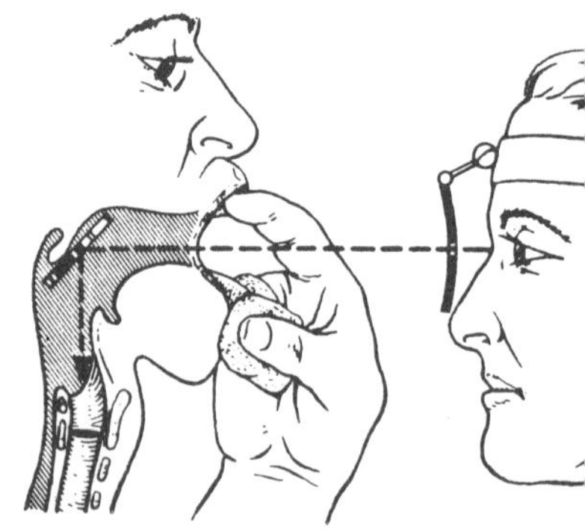

(nach Boenninghaus)

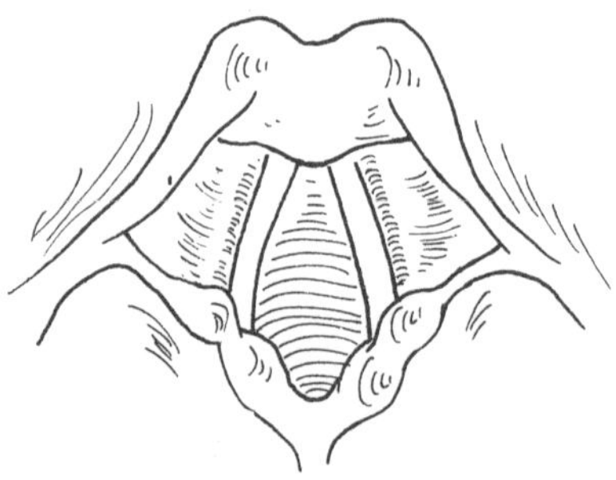

Kehlkopf gespiegelt

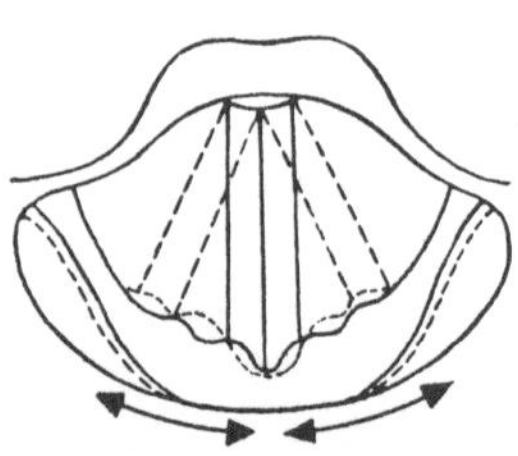

normale Beweglichkeit der Stimmbänder

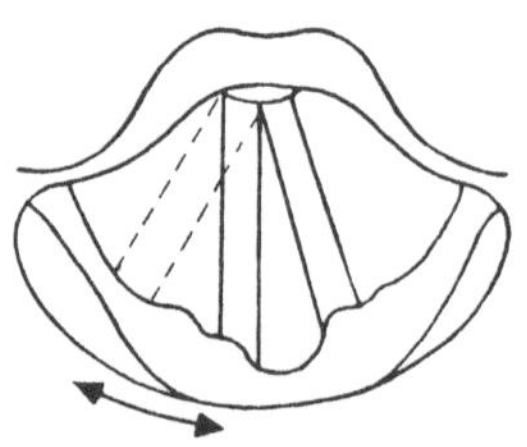

Intermediärstellung links

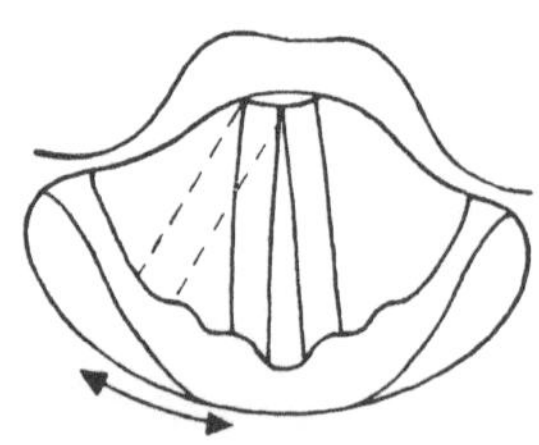

Paramedianstellung links

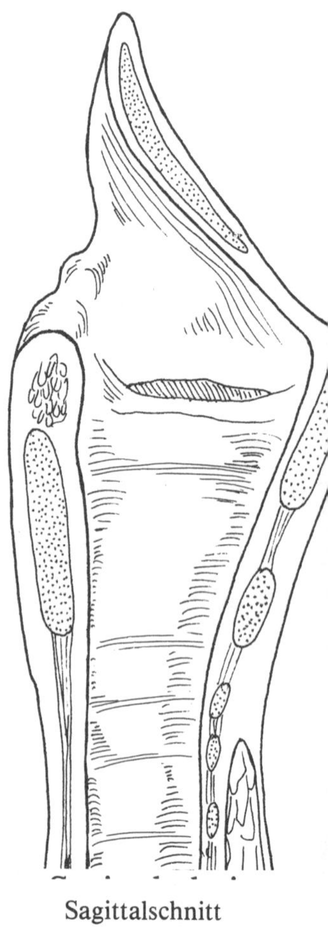

Sagittalschnitt

N. recurrens Lähmung
Häufige (1—2%) Komplikation von Schilddrüsenoperationen (bei Zweiteingriffen wegen den zwischenzeitlichen Verwachsungen wesentlich häufiger), Vorkommen jedoch auch bei Mediastinaltumoren, Bronchialkarzinom, Aortenaneurisma, Neuritiden (Verlauf des N. recurrens s. S. 18).

Stimmbandlähmungen
Bei der gleichseitigen Lähmung des N. laryngeus sup. und des N. laryngeus inf. (N. recurrens) steht das gelähmte Stimmband in der **Intermediärstellung**, bei alleiniger Lähmung des N. recurrens in der **Paramedianstellung,** weil der intakte M. cricothyreoideus das gelähmte Stimmband durch seine Spannfunktion in die Mittellinie zieht.
Die Unfähigkeit, die Stimmritze zu schließen, bedeutet **Heiserkeit**, besonders bei der Intermediärstellung.
Die Unfähigkeit, die Stimmritze zu erweitern, bedeutet **Atemnot** (inspiratorischen Stridor), besonders bei beidseitiger Recurrenslähmung.

Malen Sie die Knorpel mit denselben Farben an wie auf der vorherigen Seite! Bezeichnen Sie:

1 Vestibulum laryngis
2 Ventriculus laryngis
3 Cavum infraglotticum
4 Plica vestibularis
5 Plica vocalis
6 Plica aryepiglottica
7 Recessus piriformis*
8 M. vocalis

Ordnen Sie bitte die zutreffenden Buchstaben (A-F) des abgebildeten Frontalschnittes durch den Kehlkopf den aufgeführten Begriffen zu.

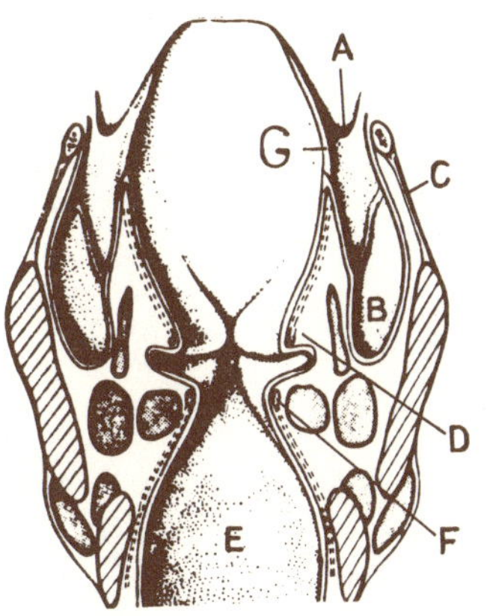

1. Recessus piriformis
2. Cavum infraglotticum
3. Plica aryepiglottica
4. Plica vestibularis
5. Membrana thyrohyoidea
6. Ligamentum vocale

7. Bei einer Durchtrennung des N. laryngeus inferior ist die Sensibilität oberhalb der Stimmritze aufgehoben,

weil

der N. laryngeus inferior die gesamte Kehlkopfschleimhaut sensibel innerviert.

Ordnen Sie bitte den in Liste 1 aufgeführten Organabschnitten die sie üblicherweise versorgenden Gefäße oder Nerven (Liste 2) zu!

Liste 1
8. Unterer Pol und Dorsalseite der Gl. thyroidea
9. Kehlkopfschleimhaut oberhalb der Stimmritze

Liste 2
(A) A. cervicalis ascendens
(B) N. laryngeus superior
(C) N. laryngeus recurrens
(D) A. thyroidea superior
(E) A. thyroidea inferior

10. Prüfen Sie bitte, welche Aussagen über die Morphologie des Laryngs zutreffen!

(1) Der R. internus des N. laryngeus superior tritt mit der A. laryngea superior durch die Membrana thyrohyoidea zur Kehlkopfschleimhaut oberhalb der Rima glottidis.
(2) Die sensible Versorgung der Kehlkopfschleimhaut unterhalb der Plica vocalis erfolgt durch Äste des N. laryngeus recurrens.
(3) Die Durchtrennung des N. laryngeus superior lähmt alle Kehlkopfmuskeln mit Ausnahme des M. cricoarytenoideus posterior.
(4) A. laryngea superior und A. laryngea inferior bilden regelmäßig Anastomosen untereinander.

(A) nur 1 ist richtig
(B) nur 2 und 3 sind richtig
(C) nur 2 und 4 sind richtig
(D) nur 1, 2 und 4 sind richtig
(E) 1 – 4 = alle sind richtig

11. Die Kontraktion des M. cricothyroideus führt zur

(A) Öffnung der Stimmritze
(B) Schließung der Stimmritze
(C) Spannung der Stimmbänder
(D) Lockerung der Stimmbänder
(E) Belüftung des Ventriculus laryngis

12. Welche der folgenden Strukturen gehört nicht zum Epipharynx (pars nasalis pharyngis)?

(A) Ostium pharyngeum tubae auditivae
(B) Recessus pharyngeus
(C) Tonsilla pharyngea
(D) Recessus piriformis
(E) Torus levatorius (Levatorwulst)

13. Welcher der in dem abgebildeten Frontalschnitt durch den Kehlkopf mit A-E bezeichneten Muskeln vermag unmittelbar Spannung und Dicke der Stimmfalte zu modifizieren?

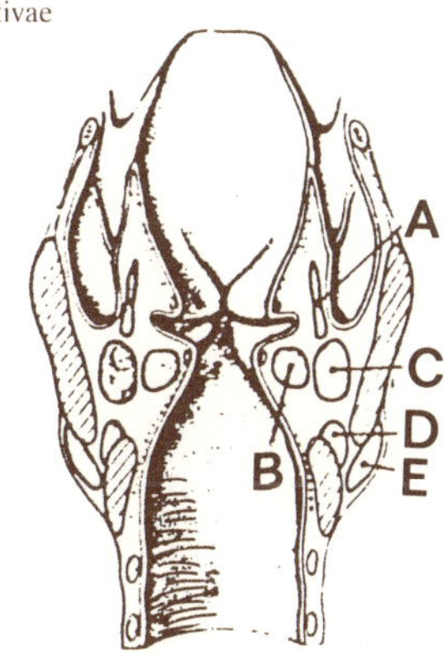

14. In der Abbildung (Darstellung der Arterien und Nerven des Kehlkopfes, Ansicht von dorsal) ist bezeichnet

(1) mit 1 ein Nerv, der sensible Fasern zur Kehlkopfschleimhaut oberhalb der Stimmritze abgibt
(2) mit 2 eine Arterie, die aus der A. carotis externa entspringt
(3) mit 3 ein Muskel, bei dessen beiderseitiger Lähmung die Stimmritze weit offen steht
(4) mit 4 ein Nerv, der die inneren Kehlkopfmuskeln innerviert

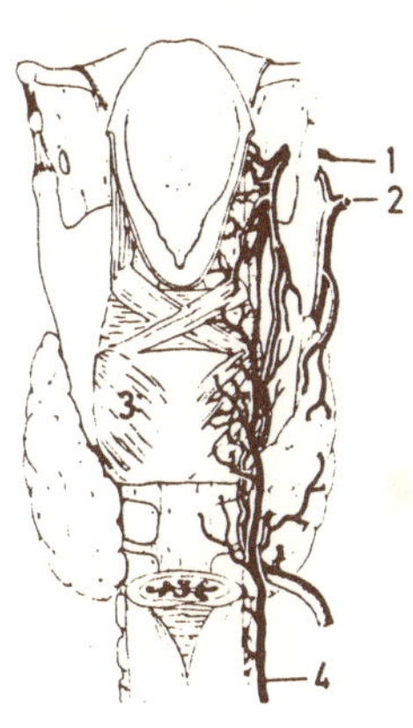

(A) nur 1 und 3 sind richtig
(B) nur 2 und 4 sind richtig
(C) nur 1, 2 und 4 sind richtig
(D) nur 2, 3 und 4 sind richtig
(E) 1 – 4 = alle sind richtig

*) **recessus:** Vertiefung

1 B, 2 E, 3 G, 4 D, 5 C, 6 F, 7 E, 8 E, 9 B, 10 D, 11 C, 12 D, 13 B, 14 C (Antwortschema für Verknüpfungsfragen auf Seite 122)

Nasennebenhöhlen

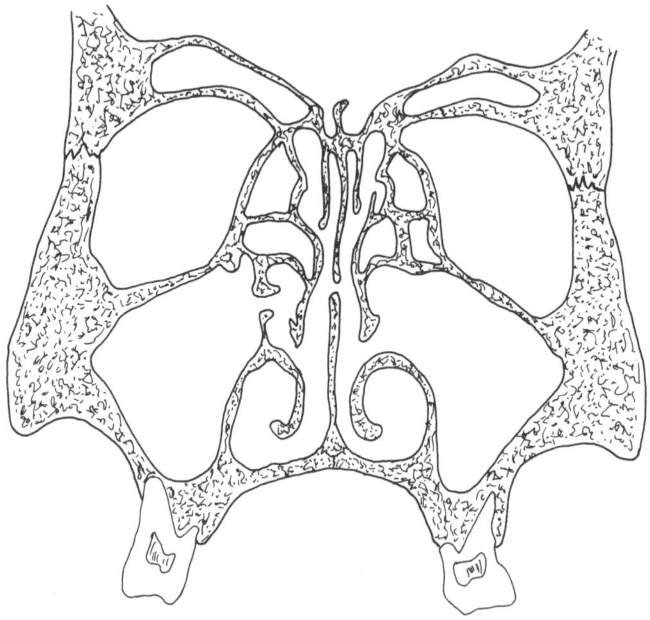

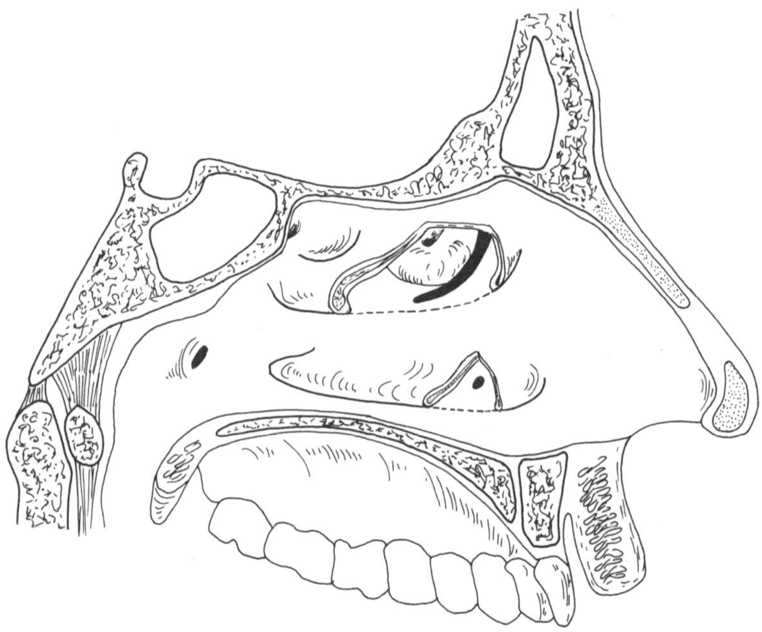

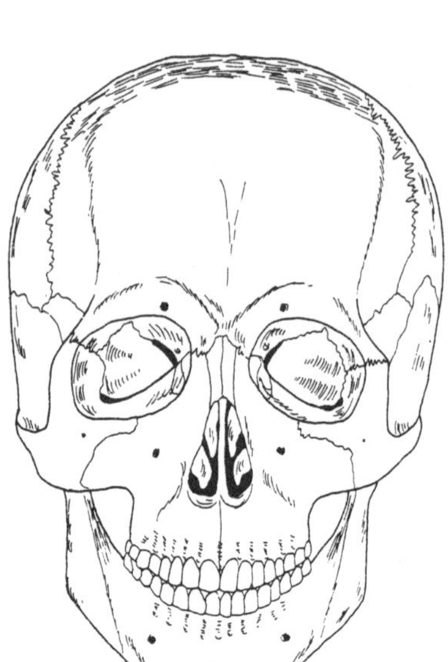

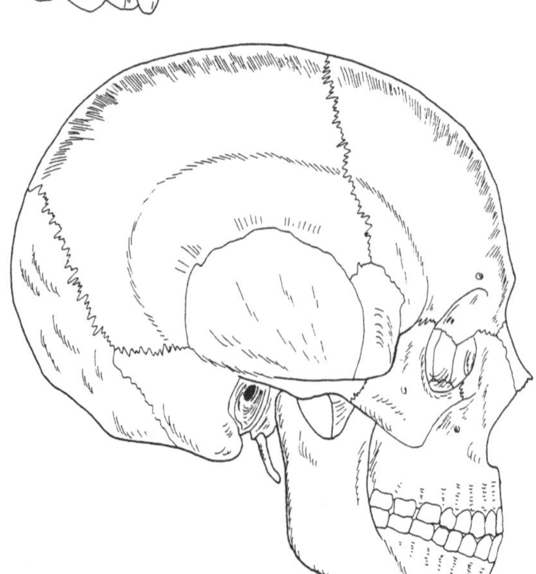

Zeichnen Sie in den beiden oberen Skizzen das Os ethmoidale farbig, und suchen Sie folgende Strukturen auf:

1 Concha nasalis sup., med. u. inf.*	7 Canalis nasolacrimalis*
2 Meatus nasi sup., med. u. inf.	8 Ostium pharyngeum tubae
3 Orbita	9 Hiatus semilunaris
4 Sinus frontalis*	10 Bulla ethmoidalis*
5 Sinus sphenoidalis*	11 Processus uncinatus*
6 Sinus maxillaris	12 Recessus sphenoethmoidalis

Zeichnen Sie im mittleren Bild ein, wie man von der Nasenöffnung her den Sinus frontalis, Sinus maxillaris und Sinus sphenoidalis sondieren kann; außerdem den Weg des Ductus nasolacrimalis!

Malen Sie in den beiden unteren Bildern die Projektion von Siebbeinzellen, Kiefer- und Stirnhöhle farbig ein!

Ordnen Sie jeder der in Liste 1 genannten Öffnungen der Nasenschleimhaut die entsprechende systematische oder topographische Beziehung aus Liste 2 zu.

Liste 1
1. Hiatus semilunaris
2. Mündung des Ductus nasolacrimalis

Liste 2
(A) Concha nasalis superior
(B) Sinus maxillaris
(C) Meatus nasopharyngeus
(D) Meatus nasi inferior
(E) Vestibulum nasi

In welchen Raum (Liste 2) führt die Mündung der nach Liste 1 markierten Nasennebenhöhlen (s. Abbildung)?

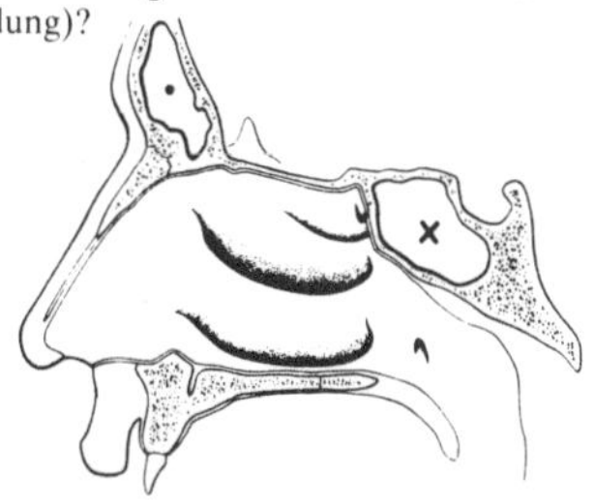

Liste 1
3. Markierung durch einen Punkt
4. Markierung durch ein Kreuz

Liste 2
(A) Meatus nasi inferior
(B) Meatus nasi medius
(C) Meatus nasi superior
(D) Recessus sphenoethmoidalis
(E) Epipharynx

5. Überprüfen Sie bitte die Aussagen über die Morphologie der Nasennebenhöhlen auf ihre Richtigkeit.

(1) Der Sinus maxillaris steht durch den Hiatus semilunaris mit dem Meatus nasi medius in Verbindung.
(2) Das Skelett der oberen und mittleren Nasenmuschel wird vom Os ethmoidale gebildet.
(3) In das Epithel der Nasenschleimhaut sind im Bereich der beiden unteren Muscheln zahlreiche Riechzellen eingelagert.
(4) Durch die Lamina cribrosa des Siebbeins tritt der N. ethmoidalis anterior in die Nasenhöhle ein.

(A) nur 1 ist richtig
(B) nur 2 und 3 sind richtig
(C) nur 2 und 4 sind richtig
(D) nur 1, 2 und 4 sind richtig
(E) 1 – 4 = alle sind richtig

6. Welche Aussage trifft nicht zu?
Zu den Nasennebenhöhlen gehören

(A) der Sinus sphenoidalis
(B) der Sinus frontalis
(C) die Cellulae ethmoidales
(D) die Cellulae mastoideae
(E) der Sinus maxillaris

7. Der Sinus frontalis mündet mit seinem Ausführungsgang in den

(A) Meatus nasi superior
(B) Meatus nasi medius
(C) Meatus nasi inferior
(D) Recessus sphenoethmoidalis
(E) Meatus nasopharyngeus

Ordnen Sie den Strukturen der Liste 1 die in Liste 2 genannten Teile der Nasenhöhle zu, in die hinein sie münden!

Liste 1	Liste 2
8. Bulla ethmoidalis	(A) Recessus sphenoethmoidalis
	(B) oberer Nasengang
9. Ductus nasolacrimalis	(C) mittlerer Nasengang
	(D) unterer Nasengang
	(E) Meatus nasopharyngeus

Ordnen Sie bitte den in Liste 1 aufgeführten Knorpelarten die jeweils zutreffende Struktur der Liste 2 zu.

Liste 1	Liste 2
10. Hyaliner Knorpel	(A) Cartilago septi nasi
	(B) Discus intervertebralis
11. Elastischer Knorpel	(C) Symphysis pubica
	(D) Cartilago epiglottica
	(E) Discus articularis articulationis temporomandibularis

12. Welche der genannten Strukturen besteht nicht aus hyalinem Knorpel?

(A) Gelenkknorpel
(B) Nasenknorpel
(C) Luftröhrenknorpel
(D) Schildknorpel
(E) Knorpel der Ohrmuschel

Ordnen Sie die in Liste 2 mit A-E bezeichneten Räume den mit Punkt bzw. Kreuz bezeichneten Pfeilen der Abbildung zu. In der Abbildung ist die mittlere Nasenmuschel teilweise entfernt.

Liste 1
13. Der durch den Punkt markierte Pfeil führt (aus der Nasenhöhle) in
14. Der durch das Kreuz markierte Pfeil führt (aus der Nasenhöhle) in

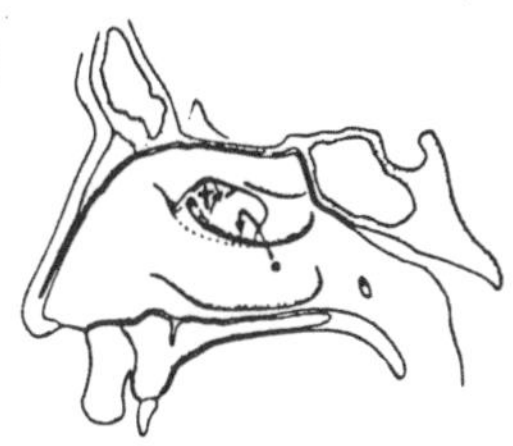

Liste 2
(A) den Sinus maxillaris
(B) die Cellulae ethmoidales anteriores
(C) den Sinus frontalis
(D) den Sinus sphenoidalis
(E) die Tuba auditiva

15. Welche Aussage trifft nicht zu? Der Sinus maxillaris hat ausgedehnte topographische Beziehungen

(A) zum Meatus nasi inferior
(B) zum Meatus nasi medius
(C) zu den Zähnen des Oberkiefers
(D) zum N. infraorbitalis
(E) zur A. maxillaris

*) **concha:** Muschel; **meatus:** Gang; **sinus:** Vertiefung; **sphenoides:** keilförmig; **lacrima:** Träne; **bulla:** Blase, Kapsel; **uncus:** Haken

1 B, 2 D, 3 B, 4 D, 5 D, 6 D, 7 B, 8 C, 9 D, 10 A, 11 D, 12 E, 13 A, 14 B, 15 E

Durchtrittsstellen für Nerven und Gefäße

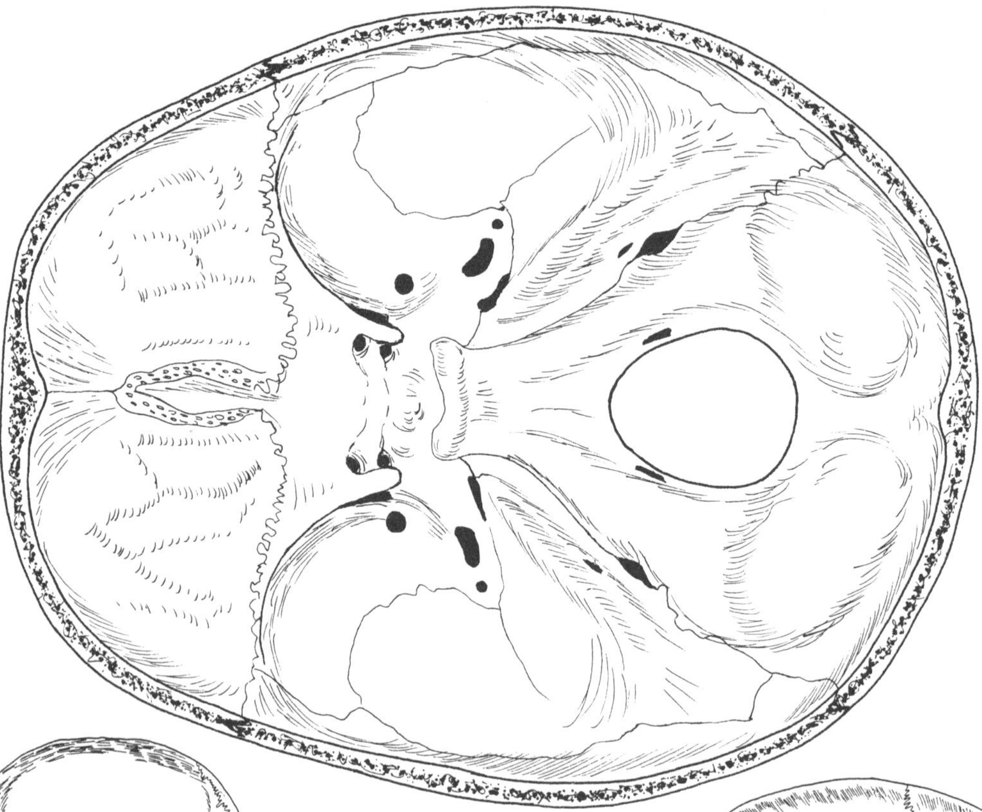

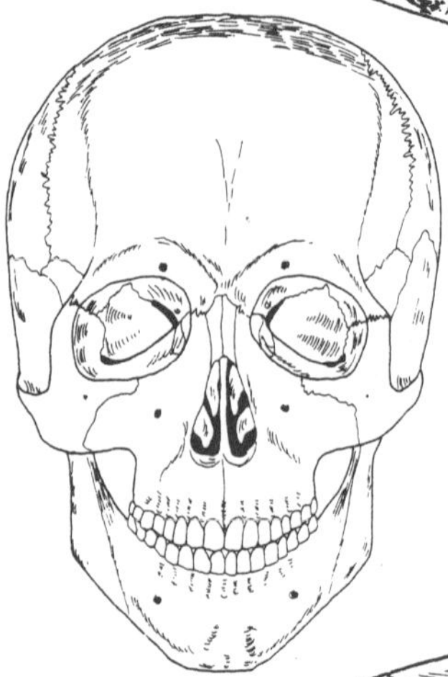

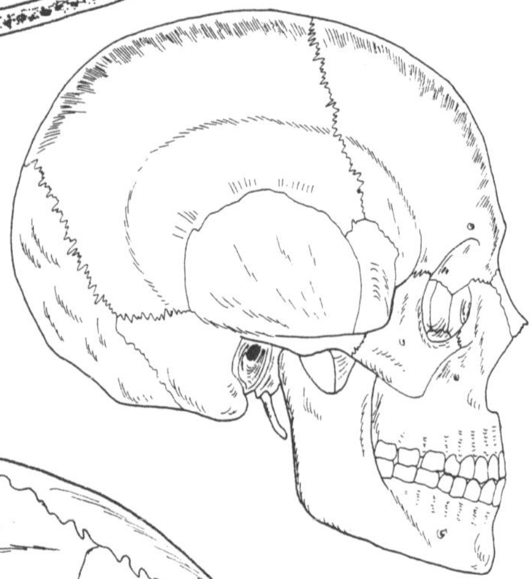

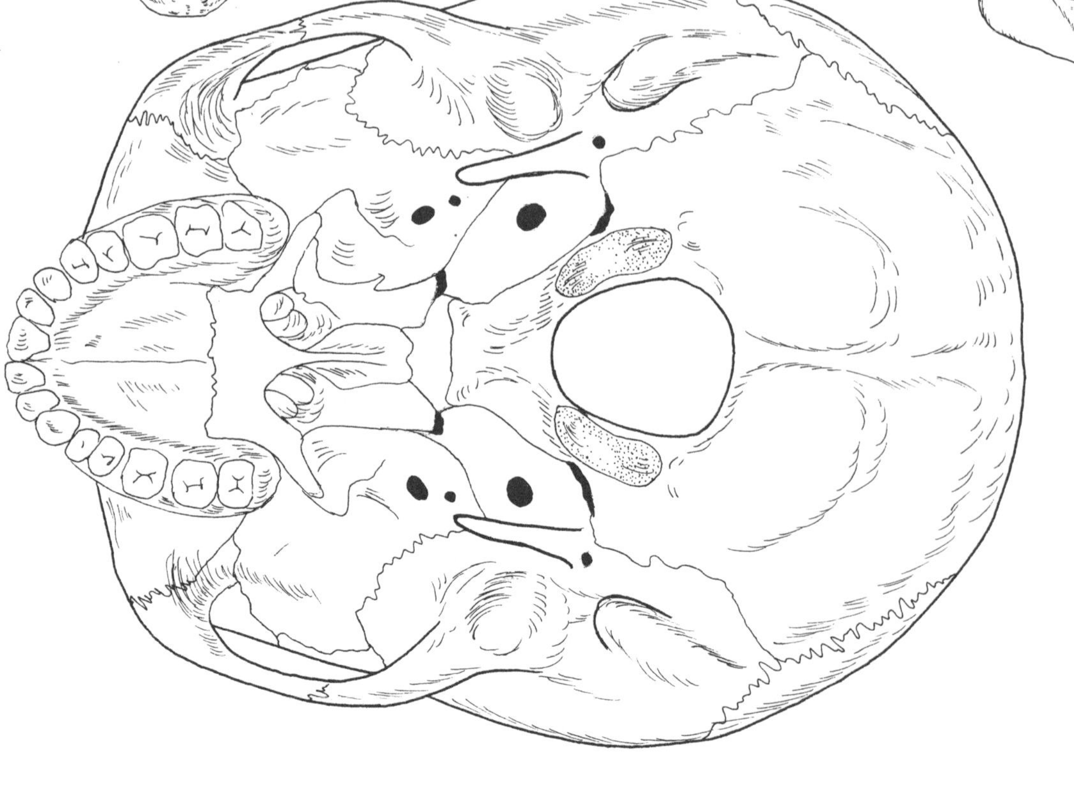

Kolorieren Sie die untenstehenden Schädelknochen mit verschiedenen Farben, und markieren Sie folgende Durchtrittsstellen:

Siebbein: Nn. olfactorii (I)*

Keilbein
— Canalis opticus: N. opticus (II), A. ophthalmica*
— Fissura orbitalis superior: N. oculomotorius (III), N. trochlearis (IV), N. ophthalmicus (V_1), N. abducens (VI)*
— Foramen rotundum: N. maxillaris (V_2)*
— Foramen ovale: N. mandibularis (V_3), rete venosus
— Foramen spinosum: A. meningea media
— Foramen lacerum: A. carotis interna, Pl. sympathicus

Schläfenbein
— Porus acusticus internus: N. facialis (VII), N. vestibulocochlearis (VIII)*

Zwischen Schläfen- und Hinterhauptsbein:
— Foramen jugulare: N. glossopharyngeus (IX), N. vagus (X), N. accessorius (XI), V. jugularis.*

Hinterhauptsbein
— Canalis hypoglossi: N. hypoglossus (XII)*
— Hinterhauptsloch: Aa. vertebrales, Rückenmark

1. Welche Aussage trifft nicht zu? Folgende Ein- oder Austrittsstellen für die Nerven und Gefäße liegen im Os sphenoidale
(A) Foramen ovale
(B) Fissura orbitalis superior
(C) Canalis facialis
(D) Foramen rotundum
(E) Canalis opticus

2. Die A. ophthalmica tritt durch
(A) das Os frontale
(B) die Ala major sphenoidalis
(C) das Os ethmoidale
(D) zwischen Ala major und minor
(E) keine der genannten Öffnungen

3. Der Canalis hypoglossi für den Austritt des N. hypoglossus liegt
(A) im Os temporale
(B) im Os sphenoidale
(C) im Os occipitale
(D) zwischen Os sphenoidale und Os temporale rostral vom Foramen ovale

4. Die A. meningea media tritt in die Schädelhöhle ein durch
(A) das Foramen rotundum
(B) das Foramen ovale
(C) das Foramen spinosum
(D) das Foramen lacerum
(E) keine der genannten Strukturen

5. Die Austrittsstelle der V. jugularis interna aus der Schädelhöhle ist
(A) das Foramen ovale
(B) das Foramen magnum
(C) im Os sphenoidale
(D) zwischen Os temporale und Os occipitale
(E) im Os temporale

6. Durch die Fissura orbitalis superior zieht
(A) der N. zygomaticus
(B) die A. ophthalmica
(C) die A. infraorbitalis
(D) der N. petrosus major
(E) der N. trochlearis

7. Durch den Canalis opticus zieht unter anderem
(A) der N. ophthalmicus
(B) der N. lacrimalis
(C) der N. frontalis
(D) die A. ophthalmica
(E) die V. ophthalmica superior

8. Die Orbita steht in Verbindung
(A) über den Canalis opticus mit der vorderen Schädelgrube
(B) über die Fissura orbitalis superior mit der mittleren Schädelgrube
(C) über Fissura orbitalis inferior mit dem Spatium parapharyngeum
(D) über den Canalis infraorbitalis mit dem Sinus maxillaris
(E) über Foramina ethmoidalia mit der mittleren Schädelgrube

Ordnen sie den in Liste 1 genannten Schädelöffnungen die Nerven der Liste 2 zu, die hindurchtreten!

Liste 1	Liste 2
9. Foramen jugulare	(A) N. hypoglossus
	(B) N. mandibularis
10. Foramen ovale	(C) N. facialis
	(D) N. vagus
	(E) N. abducens

Bitte geben Sie für die Durchtrittsstellen der Schädelbasis (Liste 1) die mit A-E bezeichneten durchtretenden Leitungsbahnen der Abbildung an.

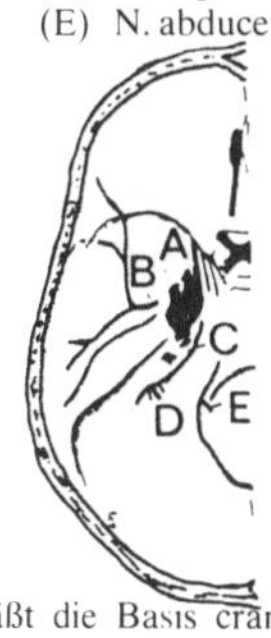

Liste 1
11. Porus acusticus internus
12. Canalis hypoglossi
13. Foramen jugulare
14. Foramen spinosum

15. Der Stamm des N. facialis verläßt die Basis cranii durch
(A) die Fissura petrooccipitalis
(B) das Foramen spinosum
(C) das Foramen stylomastoideum
(D) die Fissura sphenopetrosa
(E) das Foramen rotundum

*) **olfacere:** riechen; **ophthalmos:** (gr.) Auge; **fissura:** Spalte; **trochlea:** (gr.) Rolle; **abducere:** wegführen; **maxilla:** Oberkiefer; **lacer:** zerrissen; **vestibulum:** Vorhof; **glossa:** (gr.) Zunge; **pharynx:** (gr.) Schlund, Rachen; **accedere:** hinzukommen; **hypo:** (gr.) unter.

1 C, 2 D, 3 C, 4 C, 5 D, 6 E, 7 D, 8 B, 9 D, 10 B, 11 C, 12 E, 13 D, 14 B, 15 C

Sinus

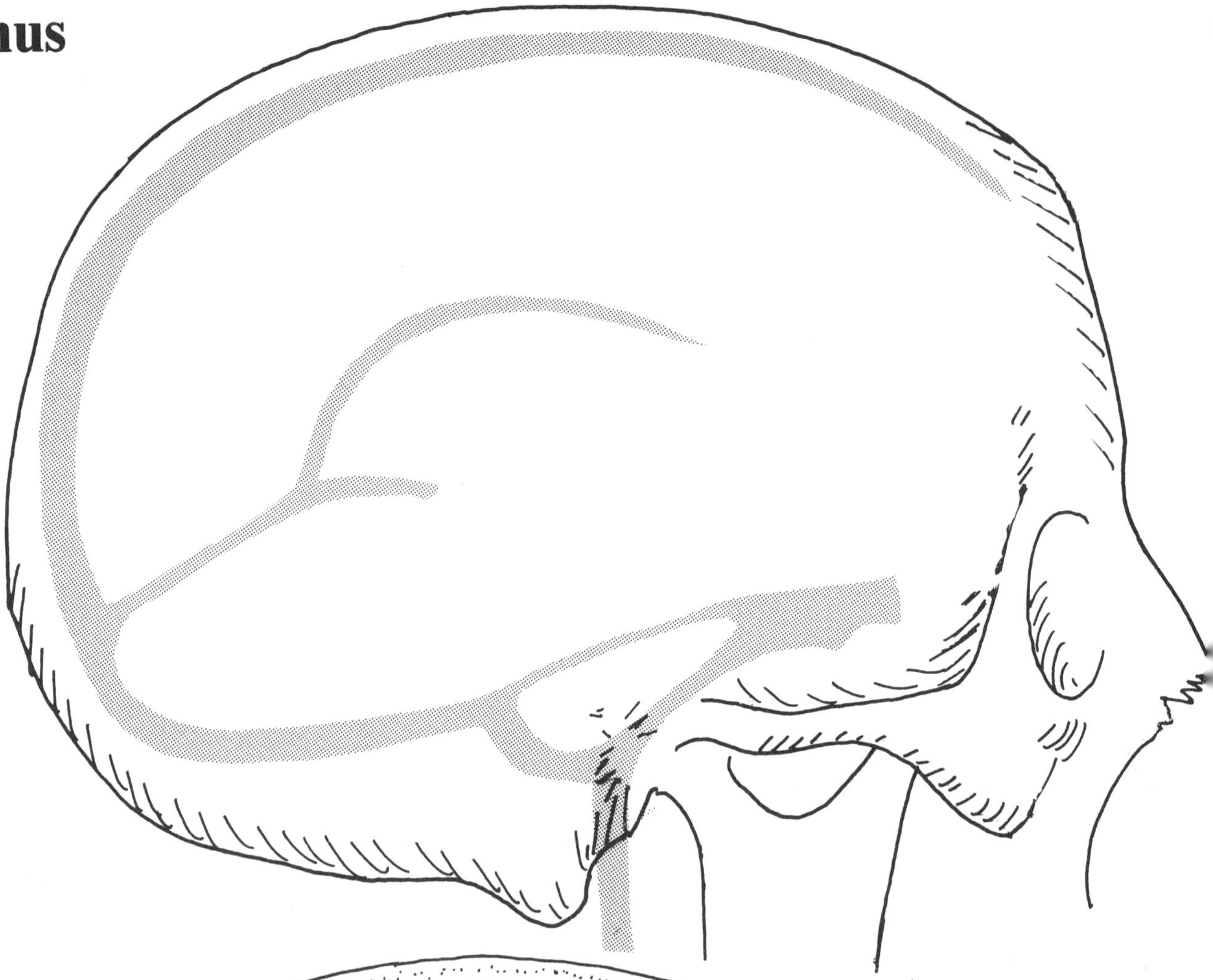

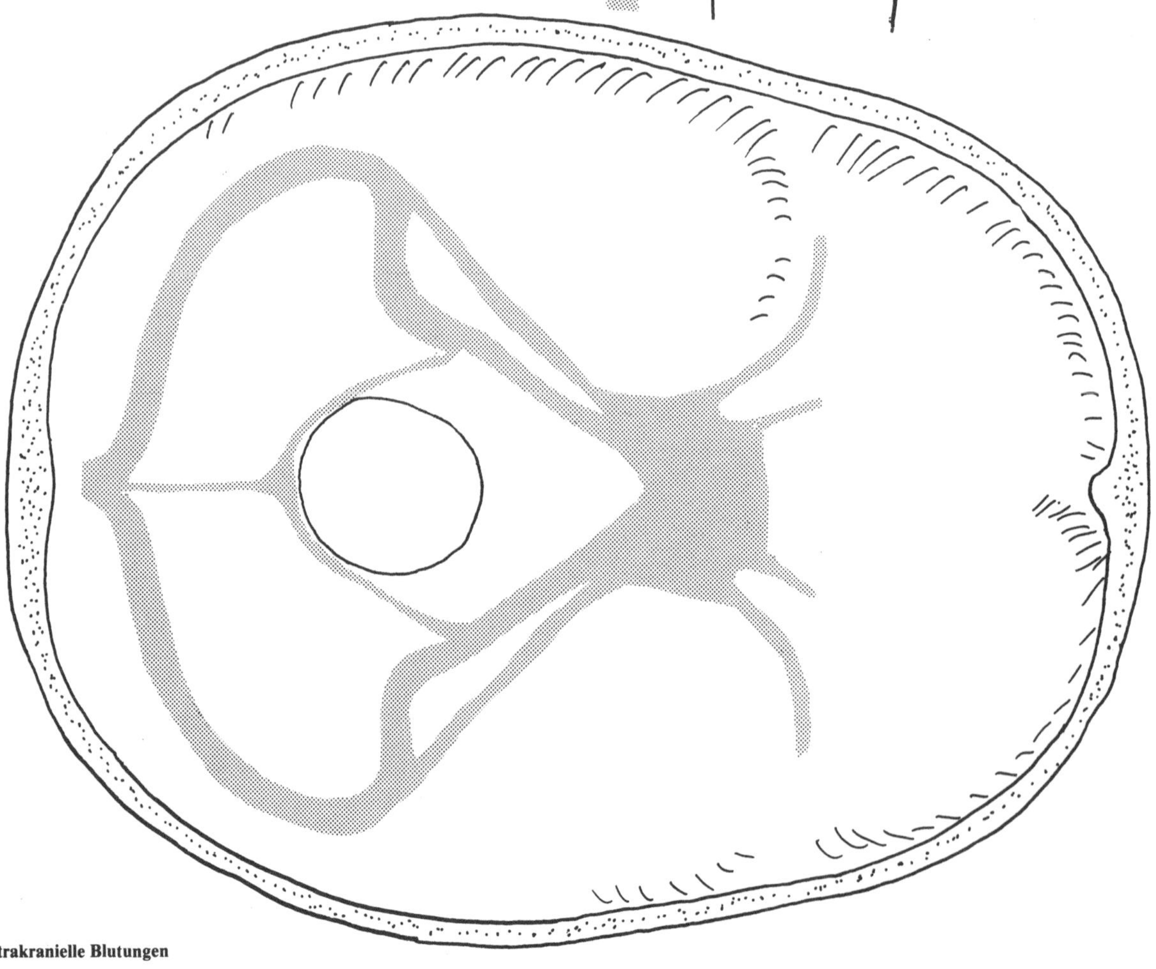

Intrakranielle Blutungen

Subdurale Blutung
Venöse traumatisch bedingte Blutung zwischen der Dura mater und Arachnoidea, die nach einem längeren beschwerdearmen Intervall (bis Wochen) zu Hirndruckerscheinungen (Bewußtlosigkeit, neurologische Ausfallserscheinungen) führt. Liquor ist nicht blutig.

Epidurale Blutung: Arterielle Blutung zwischen Dura mater und Schädeldach, beschwerdearmes Intervall nur kurz (Stunden bis höchstens 2 Tage), Liquor ebenfalls nicht blutig.

Subarachnoidale Blutung: Arterielle Blutung z schen Arachnoidea und weicher Hirnhaut, hä Aneurysmen der Hirnbasisarterien, akuter Verl kein symptomarmes Intervall, Liquor blutig.

Kolorieren Sie folgende Sinus in beiden Abbildungen, und machen Sie sich über die Richtung des Blutflusses Gedanken.

1 Sinus sagittalis superior *
2 Sinus sagittalis inferior
3 Sinus rectus
4 Sinus sigmoideus
5 Sinus petrosus inferior *
6 Sinus petrosus superior
7 Sinus transversus
8 Sinus cavernosus *

In der Abbildung sind Sinus durae matris im Bereich der Schädelbasis markiert (A-E)

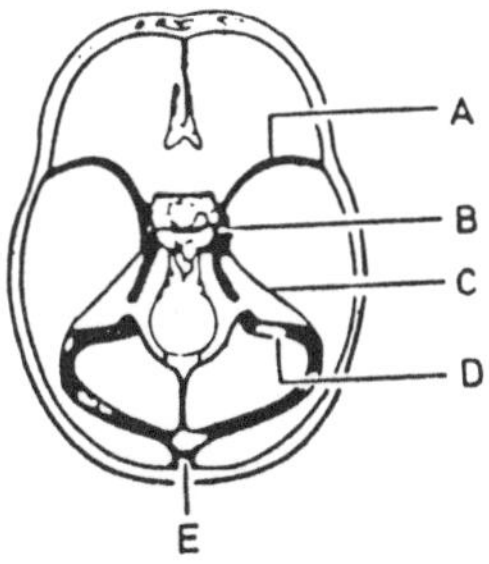

1. Welcher Sinus mündet direkt in die V. jugularis interna?
2. Welcher Sinus steht über Venen der Orbita in Verbindung mit Venen des Gesichtes (Abb.)?
3. An welcher Stelle des Sinussystems mündet der Sinus sagittalis superior?
4. Welcher Sinus liegt an der Oberkante des Felsenbeines?
5. Welcher Sinus liegt an der Oberkante des kleinen Keilbeinflügels?

6. Das Blut des Sinus rectus fließt normalerweise über

(A) Confluens sinuum - Sinus transversus - Sinus sigmoideus
(B) Confluens sinuum - Sinus occipitalis - V. emissaria occipitalis
(C) Sinus sagittalis inferior - V. cerebri magna - Bulbus V. jugularis
(D) Confluens sinuum - Sinus sagittalis superior - V. emissaria parietalis
(E) Sinus petrosus superior - Sinus cavernosus - Sinus petrosus inferior

7. Welche Aussage trifft nicht zu?
Die Sinus cavernosi

(A) liegen beiderseits der Sella turcica
(B) haben untereinander keine Verbindung
(C) werden jeder von einem Hirnnerven durchzogen, der in die Orbita eintritt
(D) erhalten Zuflüsse von basalen Hirnvenen
(E) besitzen Abflußwege über die Sinus petrosi superiores und inferiores

Ordnen Sie jedem der in Liste 1 genannten Blutleiter das systematisch oder topographisch zugehörige Objekt aus Liste 2 zu.

Liste 1	Liste 2
8. Sinus cavernosus	(A) Tentorium cerebelli
	(B) N. abducens
9. Sinus sagittalis	(C) V. cerebri magna
	(D) Foramen jugulare
	(E) Falx cerebri

10. Prüfen Sie bitte, welche Aussagen über die Hirnhäute zutreffen.

(1) Bei intracraniellen Blutungen aus der A. meningea media wird die Dura mater vom Knochen abgehoben mit der Folge einer Kompression des Gehirns.
(2) Die Arachnoidea ist eine zarte gefäßlose Haut, die über alle Einsenkungen der Hirnoberfläche hinwegzieht.
(3) Bei Rupturen der A. communicans anterior kommt es zu Blutungen in den Subduralraum.
(4) Die Pia mater liegt der Oberfläche des Gehirns dicht an und führt die feineren Äste der Hirngefäße.

(A) nur 1 und 4 sind richtig
(B) nur 2 und 3 sind richtig
(C) nur 1, 2 und 4 sind richtig
(D) nur 2, 3 und 4 sind richtig
(E) 1 – 4 = alle sind richtig

11. Welche Aussage trifft nicht zu?

(A) Bei einer Lumbalpunktion wird der Liquor cerebrospinalis aus der Cisterna lumbalis entnommen.
(B) Ein Epiduralraum ist nur im Bereich des Wirbelkanals, nicht jedoch in der Schädelhöhle ausgebildet.
(C) Die Cisterna cerebellomedullaris ist eine Erweiterung des Subarachnoidalraums.
(D) Die Sinus durae matris liegen im Raum zwischen Dura mater und Arachnoidea.
(E) Blutungen nach Verletzungen der A. meningea media breiten sich im Raum zwischen Dura mater und Schädelknochen aus.

12. Der Sinus cavernosus

(A) ist hauptsächlicher Blutabfluß des Gehirns
(B) steht mit extrakraniellen Venen in Verbindung
(C) wird vom N. ophthalmicus durchzogen
(D) zieht von der mittleren bis in die vordere Schädelgrube
(E) schließt das Ganglion trigeminale in sein Lumen ein

13. Die Cellulae mastoideae haben enge Nachbarbeziehungen zum/zur

(A) Ganglion trigeminale
(B) A. meningea media
(C) A. carotis externa
(D) Sinus sigmoideus
(E) N. accessorius

*) **sagitta:** Pfeil; **caverna:** Höhle; **petra:** (gr.) Felsen

1 D, 2 B, 3 E, 4 C, 5 A, 6 A, 7 B, 8 B, 9 E, 10 C, 11 D, 12 B, 13 D

Sensible Innervation im Kopf- und Halsbereich

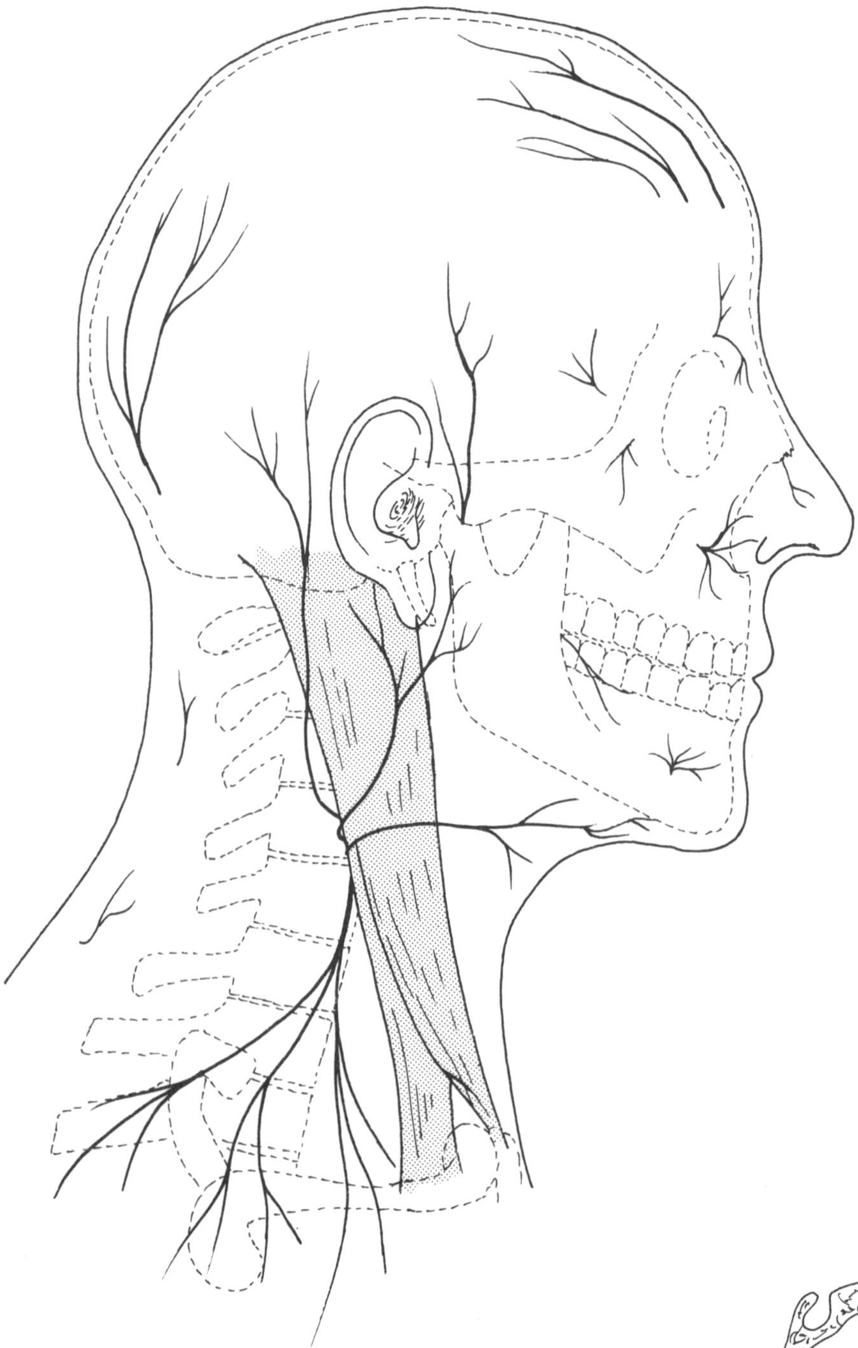

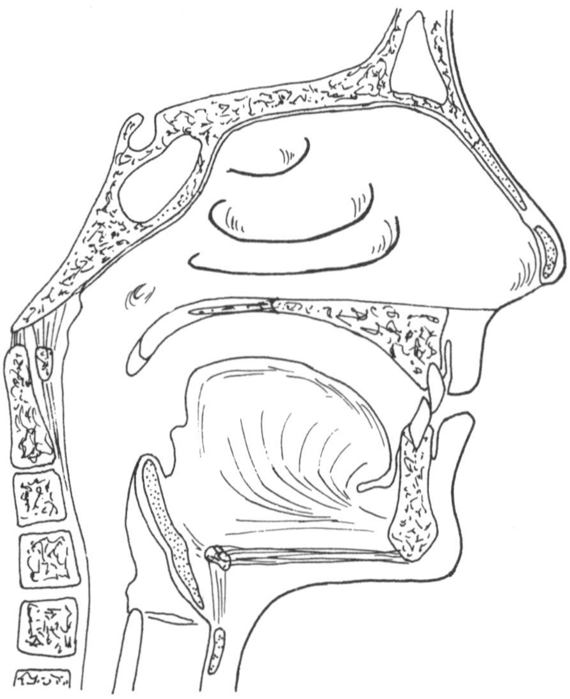

Benennen Sie die eingezeichneten Nerven und kolorieren Sie die Versorgungsgebiete folgender Nerven:

1 N. ophthalmicus
2 N. maxillaris
3 N. mandibularis
4 N. glossopharyngeus
5 N. vagus
6 Nerven des Plexus cervicalis
7 Rr. dorsales der Cervicalnerven

Eine vollständige Aufhebung der Berührungsempfindung in dem markierten Hautareal spricht für eine kombinierte Schädigung im Bereich folgender Nerven:

1. (1) N. Ophthalmicus
(2) N. maxillaris
(3) N. mandibularis
(4) Rr. buccales des N. facialis

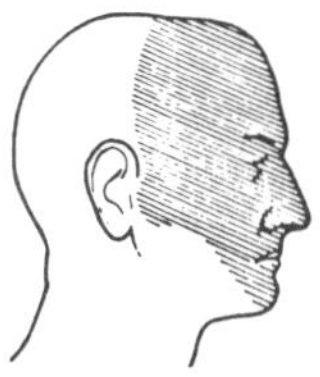

(A) nur 1 und 2 sind richtig
(B) nur 1, 2 und 3 sind richtig
(C) nur 1, 2 und 4 sind richtig
(D) nur 2, 3 und 4 sind richtig
(E) 1 – 4 = alle sind richtig

2. (1) N. ophthalmicus
(2) N. maxillaris
(3) Rr. buccales des N. facialis
(4) N. mandibularis

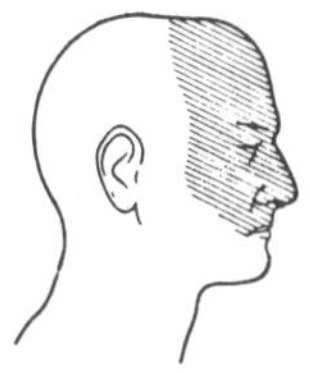

(A) nur 1 und 2 sind richtig
(B) nur 2 und 3 sind richtig
(C) nur 1 und 4 sind richtig
(D) nur 1, 2 und 3 sind richtig
(E) nur 1, 2 und 4 sind richtig

3. (1) N. accessorius
(2) N. auricularis magnus
(3) N. occipitalis minor
(4) N. occipitalis major

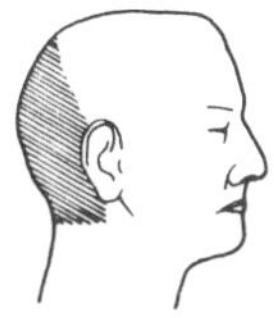

(A) nur 1 und 2 sind richtig
(B) nur 1 und 3 sind richtig
(C) nur 2 und 3 sind richtig
(D) nur 2 und 4 sind richtig
(E) nur 3 und 4 sind richtig

4. (1) N. auricularis magnus
(2) N. maxillaris
(3) N. mandibularis
(4) Rr. buccales des N. facialis

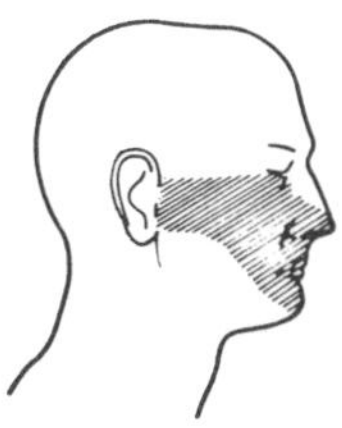

(A) nur 2 und 3 sind richtig
(B) nur 2 und 4 sind richtig
(C) nur 3 und 4 sind richtig
(D) nur 2, 3 und 4 sind richtig
(E) 1 – 4 = alle sind richtig

Bei der ärztlichen Untersuchung wird (durch Fingerdruck) die Schmerzhaftigkeit von »Nervenaustrittspunkten« geprüft. Geben Sie bitte zu den Nervenstämmen der Liste 1 die zutreffende Austrittsstelle von Endästen dieser Nervenstämme aus Liste 2 an.

Liste 1
5. N. maxillaris
6. N. mandibularis

Liste 2
(A) Foramen frontale
(B) Foramen stylomastoideum
(C) Foramen supraorbitale
(D) Foramen infraorbitale
(E) Foramen mentale

Welche Aussage trifft zu?
Eine vollständige Aufhebung der Berührungsempfindung in dem schraffierten Hautareal spricht für eine Schädigung im Bereich des

7. (A) N. accessorius
(B) N. occipitalis major
(C) N. occipitalis minor
(D) N. auriculotemporalis
(E) N. facialis (N. auricularis posterior)

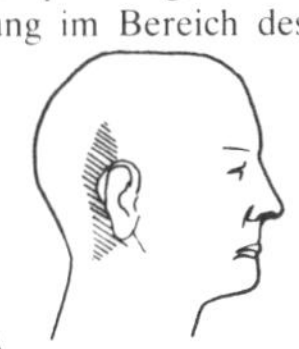

8. (A) N. accessorius
(B) N. auricularis magnus
(C) R. colli n. facialis
(D) N. maxillaris
(E) N. mandibularis

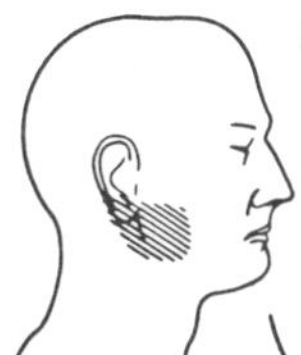

9. (A) N. transversus colli
(B) R. colli n. facialis
(C) N. accessorius
(D) Ansa cervicalis
(E) N. mandibularis

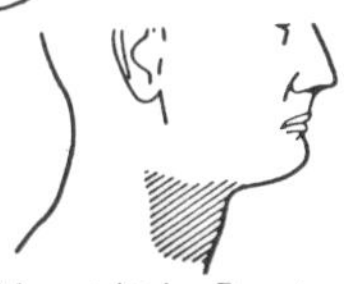

10. Am Hinterrand des M. sternocleidomastoideus tritt im Punctum nervosum durch die Lamina superficialis der Fascia cervicalis

(A) der N. auriculotemporalis
(B) der N. phrenicus
(C) der Ramus colli n. facialis
(D) der N. occipitalis major
(E) der N. transversus colli

Geben Sie bitte für die in Liste 1 genannten Nerven das zugehörige Haut- bzw. Schleimhautareal (Liste 2) an!

Liste 1
11. N. ethmoidalis anterior
12. N. sublingualis
13. N. buccalis

Liste 2
(A) Haut- und Schleimhaut der Wange, buccales Zahnfleisch des 2. Prämolaren und 1. Molaren des Unterkiefers
(B) Haut über dem Jochbein
(C) Schleimhaut der Mundhöhle im Bereich der Plica sublingualis
(D) Schleimhaut im vorderen Abschnitt der lateralen und septalen Nasenhöhlenwand und Haut des Nasenrückens
(E) Haut und Schleimhaut der Unterlippe

14. Welche Aussage(n) zur Sensibilität der Mundhöhle trifft (treffen) zu?

(1) Die Empfindung heiß/kalt der Zungenspitze wird über den N. lingualis und das Ganglion trigeminale geleitet.
(2) Die Empfindung süß/sauer der Zungenspitze wird über die Chorda tympani und das Ganglion geniculi geleitet.
(3) Die Empfindung spitz/stumpf des harten Gaumens wird über Äste des N. maxillaris und das Ganglion trigeminale geleitet.
(4) Die Empfindung süß/sauer am weichen Gaumen wird über den N. glossopharyngeus geleitet.

(A) nur 2 ist richtig
(B) nur 1 und 2 sind richtig
(C) nur 2 und 4 sind richtig
(D) nur 1, 2 und 3 sind richtig
(E) 1 – 4 = alle sind richtig

1 B, 2 A, 3 E, 4 A, 5 D, 6 E, 7 C, 8 B, 9 A, 10 E, 11 D, 12 C, 13 A, 14 D

Anhang

Antwortschema für Verknüpfungsfragen

Antwort	Aussage 1	Aussage 2	Verknüpfung
A	richtig	richtig	richtig
B	richtig	richtig	falsch
C	richtig	falsch	–
D	falsch	richtig	–
E	falsch	falsch	–

Abbildungsnachweis

Benninghoff/Goerttler, Lehrbuch der Anatomie des Menschen. Hg. und neu bearbeitet von Helmut Ferner und Jochen Staubesand. Urban & Schwarzenberg, Münster; die bekannten Abbildungen auf den Seiten 16, 24, 26, 30, 32, 62, 70, 82, 90.

Boenninghaus, Hans Georg, Hals-Nasen-Ohrenheilkunde. Heidelberger Taschenbücher. Springer Verlag Heidelberg, 4. überarb. Auf. 1977; Abbildung auf Seite 112.

Delank, Heinz Walter, Neurologie. 2. neu bearb. Aufl. 1981. Enke Verlag Stuttgart; Abbildungen auf den Seiten 36, 38, 44, 48, 70, 82.

Smellie, William, Anatomische Tafeln zur Hebammenkunst. 1. dt. Aufl. Nürnberg 1785; Abbildung auf Seite 60.

Turek, Samuel, Orthopaedics, Principles and their Application. 3. Aufl. Lippincott Company, Philadelphia, Toronto 1977; Abbildungen auf den Seiten 14 und 78.

Vesalius, Andreas, "De humani corporis fabrica". 1. Aufl. Basel 1543; Abbildungen auf dem Umschlag, auf den Umschlagsinnenseiten und auf den Seiten 6 und 128.

Alle übrigen Abbildungen wurden teils nach eigenen Präparaten, teils nach Abbildungen in einschlägigen Lehrbüchern und Atlanten gezeichnet. In der Regel wurden mehrere Vorlagen gleichzeitig verwendet; sofern sich eine Abbildung hauptsächlich an einer bestimmten Vorlage orientiert, wurde dies vermerkt.

Leserumfrage

Im Interesse der Verbesserung und Weiterentwicklung der Zeichenvorlagen bin ich an Ihrer Meinung und Erfahrung interessiert und bitte um Ihre Zuschrift an:

Dr. med. Frauke Harms
Heikendorfer Weg 118
24248 Mönkeberg

Inhalt:

1) Sie haben die Anatomischen Zeichenvorlagen benutzt zur:

- ☐ Mitschrift während der Vorlesung
- ☐ Häuslichen Nachbereitung des Vorlesungsstoffes
- ☐ Vorbereitung auf den Präparierkurs
- ☐ Während des Präparierkurses
- ☐ Vorbereitung auf die Ärztliche Vorprüfung

2) Nach welchen Büchern haben Sie gearbeitet?

3) Haben Sie alle Aufgaben bearbeitet?
Ja
Ja, aber einige Aufgaben nur teilweise
Ich bin mit der Bearbeitung noch nicht fertig und beabsichtige,
das Buch vollständig zu bearbeiten
einige Aufgaben auszulassen

4) Welche Aufgaben haben Sie ausgelassen?
Seite ....

5) Empfangen Sie die zu den Zeichnungen gestellten Aufgaben in der Regel als
zu leicht angemessen zu schwer

6) Welche Gebiete sind Ihrer Meinung nach zu knapp oder zu ausführlich behandelt worden?

7) Würden Sie noch mehr Abbildungen begrüßen?

8) Ergaben sich Schwierigkeiten und Probleme beim Bearbeiten der Zeichenvorlagen?

9) Haben Sie Druck- oder Sachfehler gefunden? Welche?

Qualität der Ausstattung

	sehr gut	gut	genügend	ungenügend
Druck				
Papier				
Abbildungen				
Gliederung				
Einband				

Der Preis des Buches ist

zu hoch angemessen günstig

Bemerkungen:

Name, Vorname

Adresse

Semesterzahl

Register

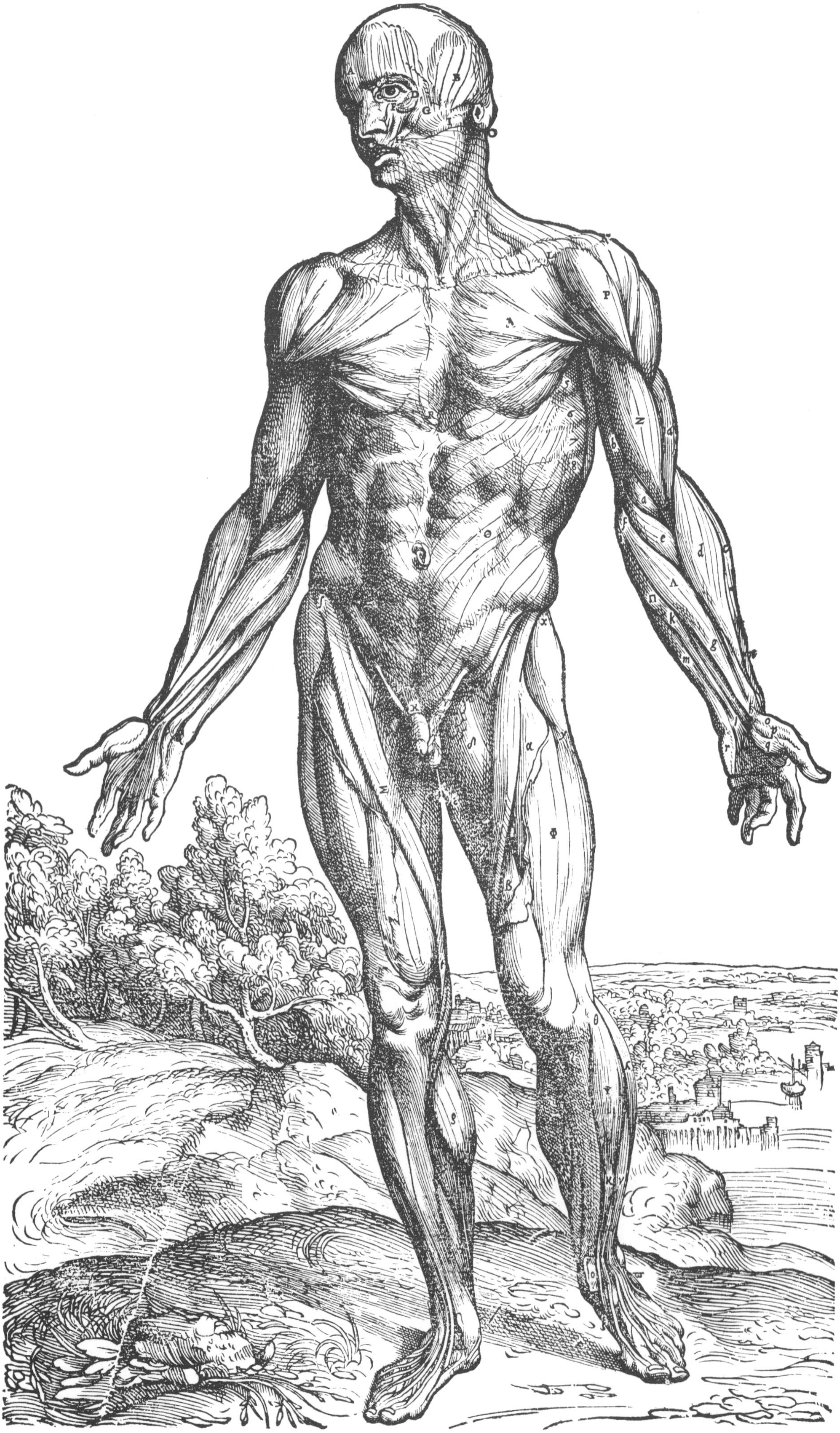